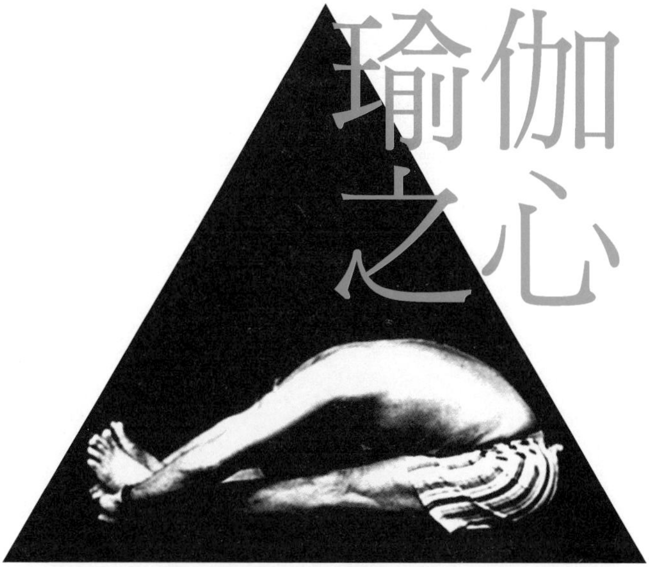

瑜伽之心

The Heart of Yoga:Developing A Personal Practice

德悉卡恰（T.K.V. Desikachar）著
陳麗舟、朱怡康 譯

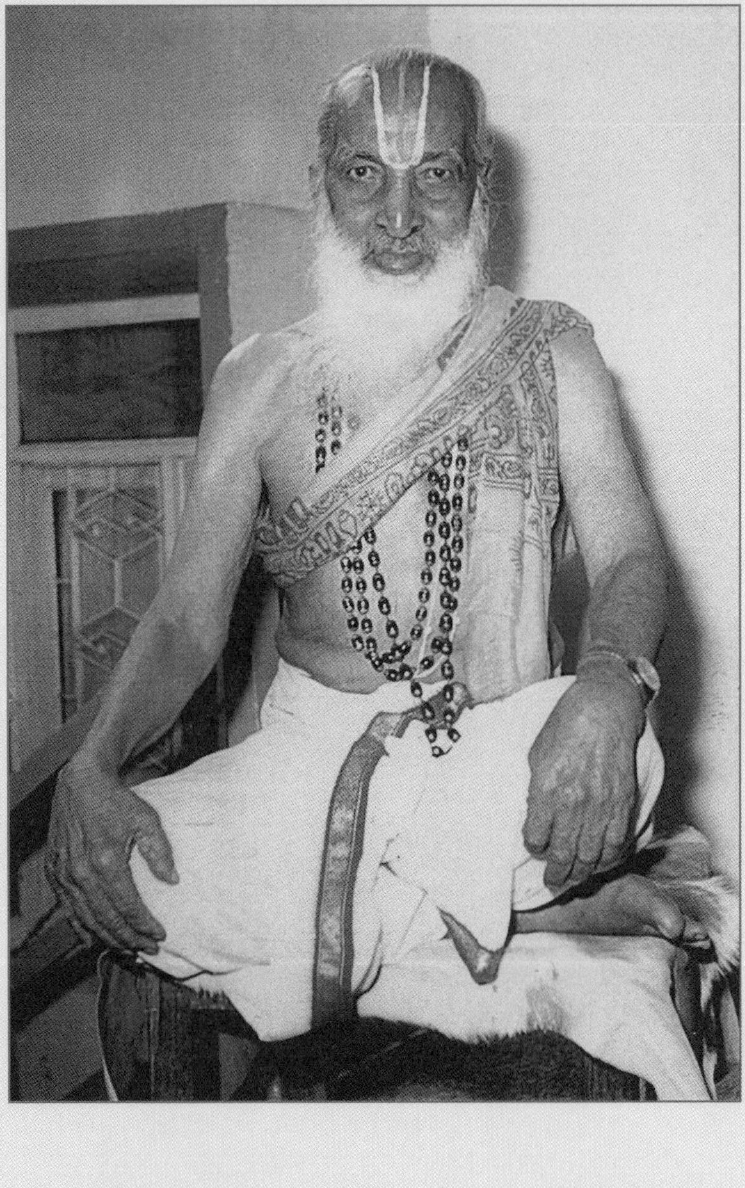

奎師那阿闍梨。

我將此《瑜伽之心》獻給克里須那穆提（J. Krishnamurthi）*，

是他教我如何成為一位好的瑜伽弟子。

* 全名為基度·克里須那穆提（Jiddu Krishnamurti），和本書的羅馬拼音略有不同，但皆可。一八九五年生於印度婆羅門家庭，為二十世紀聞名西方的精神導師。其年十四，神智學會（Theosophical Society）即奉之為「世師」（world teacher），著作等身，中文譯本眾多。Krishnamurti這個複合詞可解析成Krishna-murti，murti是梵文的mūrti，有「形體」、「化身」之義，此名意味其為奎師那神的化身。

本書注釋中若未加「原書注」，即表「譯注」。

目次

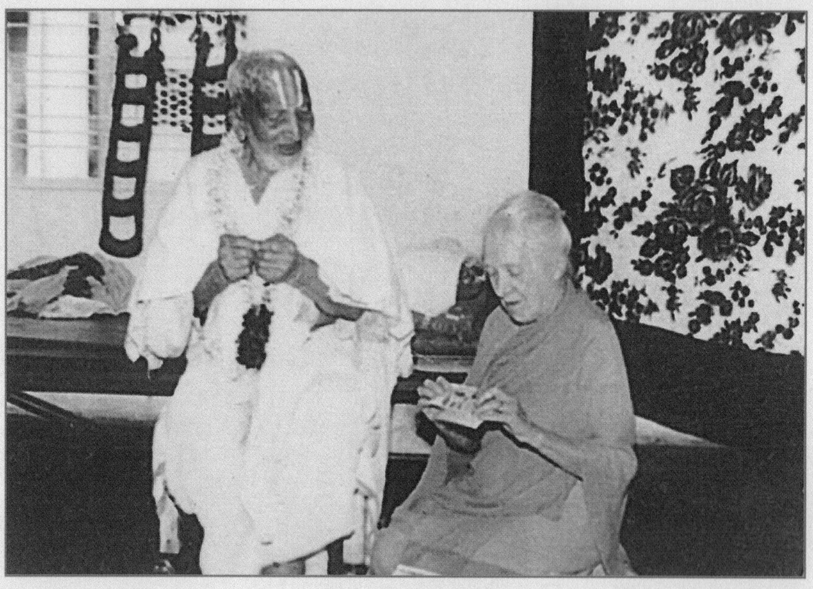

奎師那阿闍梨和茵佐・戴衛，攝於奎師那阿闍梨的百歲大壽慶典。

祝福

本書由德悉卡恰先生所著，是一本關於瑜伽理論和修練的資料來源，價值不可言喻。瑜伽學生和老師都應該人手一本。德悉卡恰本身就是一位出類拔萃的老師，遵循著他的父親奎師那阿闍梨的傳承。奎師那阿闍梨是他那個時代最卓越的老師之一，我很幸運被他收為入門弟子，雖然我不是他門下唯一的外國人，卻是唯一的女性。

願這本書成為世世代代熱愛瑜伽者的指導與靈感。

——來自茵佐・戴衛（Indra Devi）衷心的祝福，願光和愛常伴

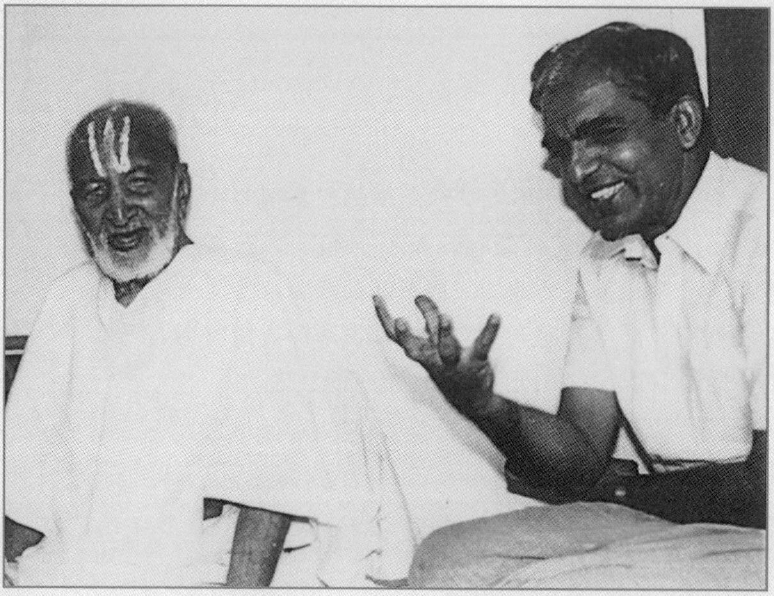

奎師那阿闍梨百歲時與其子德悉卡恰。

序言

我很高興有這個機會提筆介紹這位非凡的老師德悉卡恰，也很樂意花一點篇幅來彰顯德悉卡恰教導的重要性。

德悉卡恰是一位多麼高尚的人啊！人們總是被他吸引，和他相處充滿愉悅。純真簡樸是他非凡的人格特質之一，他從不矯揉做作。在當今世界，能遇見這樣一位知識廣博又虛懷若谷的人，令人精神為之一振。謙遜，是一種非常珍貴的特質，純真簡樸即來自於此。只有少數人能真實體現這種特質，而德悉卡恰正是其中一位。

德悉卡恰在大學攻讀工程學位的時光並不形成一種障礙。相反地，我曾問過他什麼對他現在所從事的助益最大，他回答說：「我的工程學。」感覺就像是工程學的訓練激發出他才智的火光，稍後給予他在傳授教義上精準確實的能力。當德悉卡恰說話時，他的表達方式自然平易，他的語言風格我們每一個人都能理解，也跟得上。他步履輕盈地走向你，他那燦爛的笑容映入你的眼簾，你即刻明瞭：他的心是開放的。

有一天，他為我和我的朋友吟誦祈禱文時，我收到一份珍貴的禮物。他嘹亮的聲音帶有一種細膩且具穿透力的律動，那是慈愛充滿的音色。那種共鳴滿室繚繞，創造出一種迷人的氛圍，即使在他離去後，仍不絕於耳。

德悉卡恰幫助我們了解修練瑜伽時基本且重要的就是呼吸，因為每一個姿勢、每一個動作都源於此。平衡的結合會帶給身心和諧與秩序。

他傳達瑜伽教義的方式是獨特的：他極尊重他所傳達的知識課題和他所交流的對象，不會強人所難，而是溫和地引導你來到那扇門，最終而無預期地，那扇門也許會打開讓你進入。

——瑜伽大師芳達・史卡拉維利（Vanda Scaravelli）於義大利佛羅倫斯

承先啟後的瑜伽大師傳奇
——奎師那阿闍梨[1]

不論師承世界知名瑜伽大師帕達比・究依思（Pattabhi Jois）的阿斯坦加串聯瑜伽（Asthanga Yoga）、艾揚格（B.K.S. Iyengar）的正位法、茵佐・戴衛的經典體位，或維尼瑜伽（Viniyoga）體系的串聯體位，你修習的瑜伽全源自一位百年前誕生於南印度小村莊，身高僅五尺二吋的婆羅門——帝如瑪萊・奎師那阿闍梨（Tirumalai Krishnamacharya）。

奎師那阿闍梨一生從未飄洋過海，他的瑜伽卻傳遍歐洲、亞洲和美洲，如今已找不到未曾受到他影響的瑜伽體位法。你的瑜伽老師或許不遵循奎師那阿闍梨的傳承，卻仍可能接受過艾揚格、阿斯坦加串聯瑜伽或維尼瑜伽的訓練。

事實上，在今日瑜伽重視體位練習的特色上，即可清楚看見奎師那阿闍梨的足跡。在他之前，恐怕沒有其他瑜伽修行者曾如此蓄意發展肢體修行，他將原本晦澀冷僻的哈達瑜伽改造成今日的主流瑜伽。瑜伽能在印度復甦，必須歸功於他在一九三〇年代數不盡的演講和示範之旅，而他的四位著名門徒究依思、艾揚格、戴衛和他的兒子德悉卡恰，則扮演了使瑜伽普及於西方世界的重要角色。

統合各派傳承，普及瑜伽不遺餘力

奎師那阿闍梨誕生於一八八八年，當時的瑜伽與今日所知的瑜伽迥然不同。印度在大不列顛殖民統治的壓力下，哈達瑜伽幾乎消失殆盡，只剩一小群瑜伽士仍堅持修習。但十九世紀中至二十世紀初期，印度信仰復興運動為印度的傳承帶來了新氣息。年輕的奎師那阿闍梨在此時學習諸多印度經典學科，包括梵文、邏輯、儀式、法律和印度醫藥入門。日後，他將廣泛的學習背景注入瑜伽研究，從傳統學科中鍛鍊出智慧。

根據奎師那阿闍梨晚年寫下的傳記筆記，他五歲時父親引他入瑜伽之

1 阿闍梨：源自ācārya，本書的拼音已英文化，阿闍梨為梵語的音譯，意譯為軌範師，意即教授弟子，使之行為端正合宜，而自身又堪為弟子楷模之師，故又稱導師。原為古印度教中婆羅門教授弟子有關吠陀祭典規矩、行儀之師，指能教授弟子法式，糾正弟子行為，並為其模範的人。

門，開始教導他帕坦伽利（Patañjali）的《瑜伽經》（*Yaga Sutra*）。儘管父親在他青春期前即過世，卻在他心中植下渴求知識的種子，尤其是對研習瑜伽的渴望，因此孩童時期，他便已學會二十四式的體位法。十六歲前往位於阿爾法爾堤魯納加里（Alvar Tirunagari）的納特穆尼神廟朝拜，並在一場靈視中，遇見了傳說中的祖先那塔牟尼。那塔牟尼為他唱頌失傳千年的《瑜伽密義》[2]，他將之背誦在心，並於日後書寫下來。奎師那阿闍梨創新教學法中的許多元素，都可在此經中找到根源。奎師那阿闍梨有個重要的性格特質，那就是他從未宣稱自己是原創者。在他眼中，瑜伽屬於神界。他將所有的想法，原創與否，都歸功於古老典籍或其導師。

他曾經師事精鍊三千種體式的哈達瑜伽大師阿闍梨——師利．羅摩默罕（Śrī Ramamohan Brahmachari），學成後，羅摩默罕要求這位忠誠的學生回到家鄉教導瑜伽並結婚成家，作為教學的報酬。古代的瑜伽士是不婚主義者，生活在森林中，既無家人也無歸所。但導師期望他能學習家庭生活，教導能使現代家庭受惠的瑜伽。

奎師那阿闍梨取得哲學、邏輯學、神學和音樂等學位，學養豐富，足以任教於許多有名望的學校，但他選擇實踐導師在餞別前的請求，回到家鄉。一九二〇年代，教瑜伽無法牟利，奎師那阿闍梨生活困頓，不得不到咖啡園擔任工頭謀生，休假時則在各地旅行，演說並示範教導瑜伽。他想藉由示範瑜伽士超自然的身體能力，包括停止心跳、徒手擋車、以牙齒吊重物等困難體式，推廣瑜伽，因為他認為要教導瑜伽，必須先引起人們的注意與興趣。

因材施教，當今世界級瑜伽大師之宗師

奎師那阿闍梨的運氣在一九三一年獲得改善，他受邀至位於邁索爾邦（Mysore）的梵文學院（Sanskrit College）教學。這份教職不僅提供優渥薪資，也使他得以全心投入瑜伽教學。然而學生受不了他的嚴格紀律，沒多久他便欲求去。但是邁索爾邦王公不希望失去奎師那阿闍梨的友誼與忠告，於是提供宮殿的體育館作為他的瑜伽學校。奎師那阿闍梨從此展開最多產富饒的時期，並在這段期間發展出今日所知的

2 *Yoga Rahasya*：梵文rahasya，有「祕密、祕密教義」之意。

阿斯坦加串聯瑜伽，每一動作搭配特定的呼吸法與「凝視點」（gaze points），並逐漸進入靜心冥想的專注狀態。

如今，阿斯坦加串聯瑜伽已成為最普遍的瑜伽風格，而一切歸功於奎師那阿闍梨最忠誠也最有名的學生，帕達比．究依思。阿斯坦加串聯瑜伽是奎師那阿闍梨的遺產中，影響最深的一支。或許這種原為青少年設計的方法，為我們這個高能量、專注於外在世界的文化，帶來走向深度靈性的可行之道。

奎師那阿闍梨在邁索爾邦宮殿只教授年輕人和男孩，但他的瑜伽公開示範活動卻吸引了各階層群眾。他在文化、宗教與階級差異之間搭起橋樑的同時，面對女性，仍維持一貫的父權思想。然而第一位將他的瑜伽帶到世界舞台的學生，不僅是位穿著紗麗的女性，還是一個西方人，茵佐．戴衛。最初，奎師那阿闍梨拒絕戴衛的求教，但戴衛並不放棄，說服了邁索爾邦王公進行勸說，奎師那阿闍梨才不情願教授她瑜伽課程，不過卻指派嚴格的飲食內容和艱難的練習時程，想打消她的念頭。戴衛成功完成奎師那阿闍梨的每項挑戰，最終更成為他的好友與模範學徒，還因此寫下第一本關於哈達瑜伽的暢銷書《永恆的青春》（*Forever Young*）。在跟隨奎師那阿闍梨多年後，戴衛在中國上海成立了第一所瑜伽學校，蔣宋美齡也成為她的學生；她還說服了蘇聯領袖，為瑜伽打開蘇聯大門；並於一九四七年移居美國，居住在好萊塢，成為知名的「瑜伽第一女士」，吸引了瑪麗蓮．夢露等人。因為戴衛，奎師那阿闍梨的瑜伽首度享有知名度。

雖然都是師承奎師那阿闍梨，但戴衛的瑜伽與究依思的阿斯坦加串聯瑜伽不太一樣，戴衛修習的是較為溫和的形式，用以適應、同時挑戰她的生理限制。不過她仍運用奎師那阿闍梨的次第進程原則，配合呼吸控制法，從立式體位開始，逐漸進入中心體位，接著是輔助姿勢，最後以休息畫下結尾。

奎師那阿闍梨在教導戴衛與究依思的期間，也曾短暫教導過一位名為艾揚格的男孩，他日後成為把哈達瑜伽帶到西方世界最重要的角色。若無艾揚格的貢獻，尤其是他對每一體位精準的系統化表現，對瑜伽治療運用的研究，以及在他嚴苛的多層次訓練系統下造就的許多具影響力的老師，很難想像今日的瑜伽會是什麼模樣。

艾揚格也如其導師，從不躊躇於革新，隨著學生的增加而調整各種體式，以適應學生的需求。他大幅拋棄了導師的串聯式學習，轉而研究內在調和的本質，在發展每一體式時，都詳加考慮對身體每一部位，乃至皮膚的影響。由於他的學生在體能上不如奎師那阿闍梨的年輕學生，所以他學會使用道具協助學生。也因為許多學生帶有疾病，他開始將體位法發展為療癒法，創造出特定的治療課程。艾揚格身為老師與療癒者的聲譽持續在一九三〇至五〇年代不斷擴張，學生包括了知名的哲人基度・克里須那穆提（Jiddhu Krishnamurti）和小提琴家曼紐音（Yehudi Menuhim）。後者為他吸引來大批西方學生。到了一九六〇年代，瑜伽已成為世界文化的一部分，而艾揚格則是公認的主要傳播大使。

一個呼吸，永續傳承

由於學生個人健康狀態各異，奎師那阿闍梨於是根據學生的能力變化體位法的時間長度、頻率與順序，幫助他們達到特定短期目標，如從某一疾病中復原，同時也變化呼吸法來適應學生的需求。

根據德悉卡恰的說法，奎師那阿闍梨認為呼吸的循環是一種降服：「吸氣，神走向你；屏氣，神在你身邊；吐氣，你走向神；止氣，降服於神。」奎師那阿闍梨在晚年開始在瑜伽練習中引入《吠陀經》的誦念，這個技術協助學生維持專注，幫助他們進一步進入靜心冥想之中。

奎師那阿闍梨對過往有無限的尊重，對於實驗與創新卻也從不遲疑。透過發展與修改各種不同方法，他使數百萬人得以接觸瑜伽。而這正是他最偉大的遺產。儘管奎師那阿闍梨的傳承非常多元，但每一傳承都有一共通承襲，也就是對於瑜伽的熱情與信念。在他的教導中隱含著一項訊息，瑜伽不是一項固滯的傳承，而是一項活生生的呼吸藝術，會隨著每位修行者的經驗持續成長。

導論

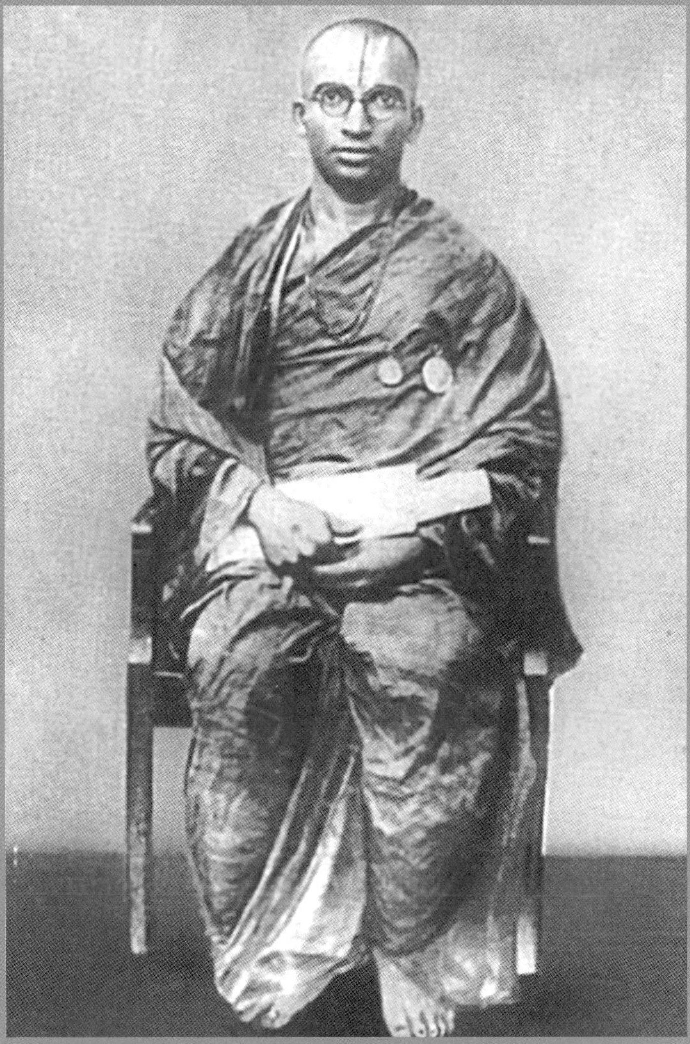

奎師那阿闍梨於1925年完成他的大學學業。

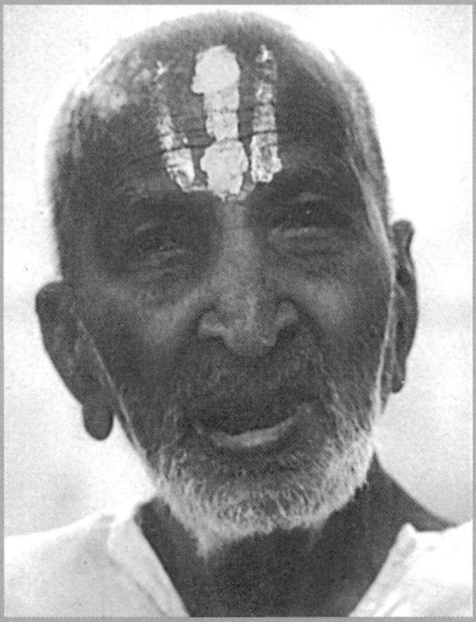

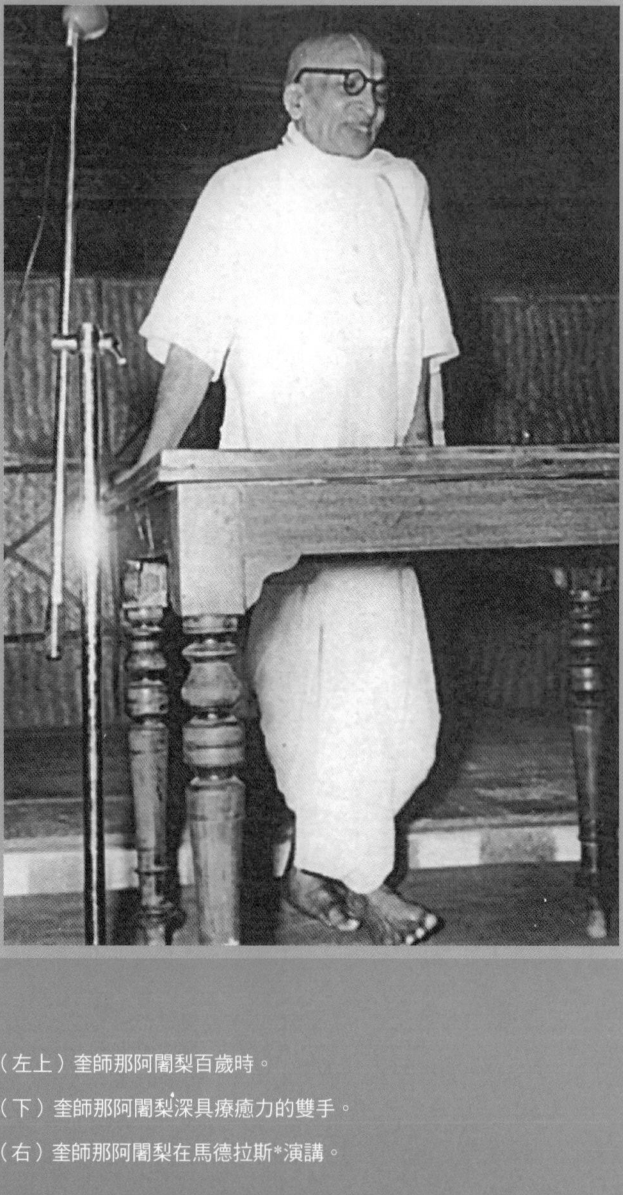

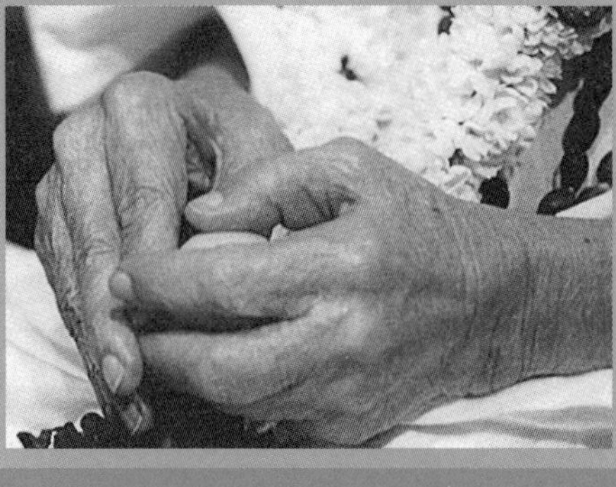

（左上）奎師那阿闍梨百歲時。

（下）奎師那阿闍梨深具療癒力的雙手。

（右）奎師那阿闍梨在馬德拉斯*演講。

* Madras：即今之清奈（Chennai），是塔米爾納度邦（Tamil Nadu）首府，也是南印度的主要門戶之一，馬德拉斯為舊稱，馬德拉斯這個舊名仍沿用，甚至比清奈更為響亮，目前為印度第四大城市。

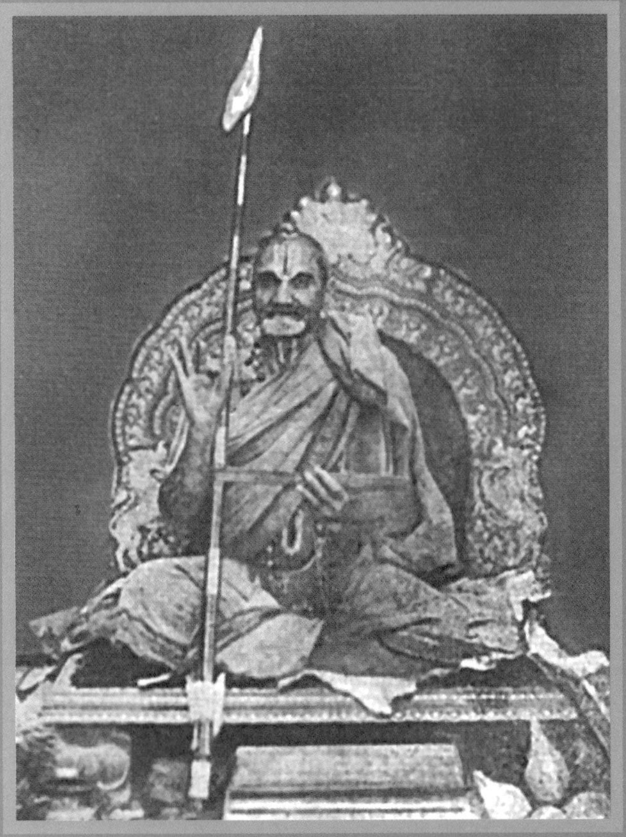 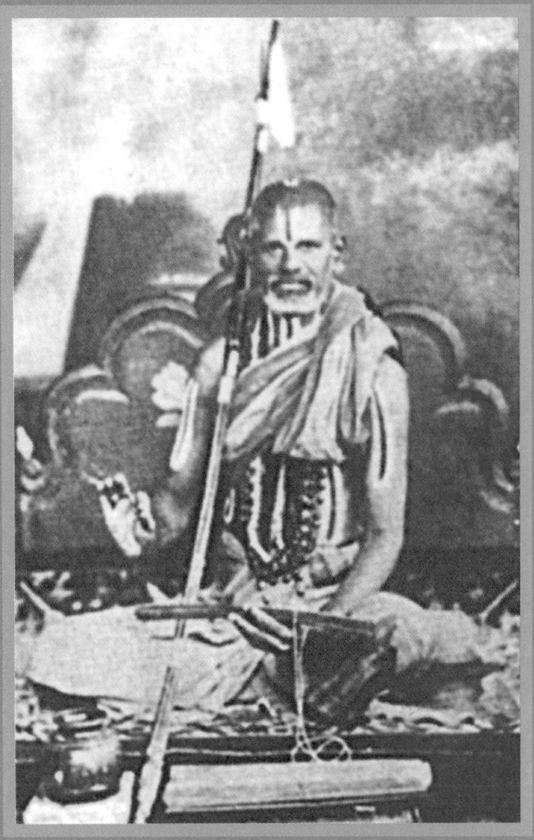

（左）帕羅卡拉婆羅門傳承的瑜伽師—師利．闊及沙（Śrī Vageesa Brahmatantra Parakala Swami*），奎師那阿闍梨的老師之一。

* 師利（Śrī）：在印度文化中，是置於諸神、大王、英雄人物、人名和典籍名稱之前的尊稱，表示極高的評價。Brahmatantra為複合詞brahma-tantra，指婆羅門的重要教義或不間斷的傳承，swami，是置於名字之後的尊稱，源自梵文svāmin，意謂此人「知道且是自己的主人」，是對印度教博學的宗教師如婆羅門的尊稱，或指專精瑜伽的修行者。

（右）婆羅門傳承的瑜伽師—師利．奎師那，奎師那阿闍梨的老師之一。

奎師那阿闍梨的一生與瑜伽

——訪談德悉卡恰

奎師那阿闍梨於一八八八年十一月十八日，誕生於南印度的邁索爾邦，家族淵源可追溯至十九世紀那位知名的聖者那塔牟尼[1]，他是《瑜伽密義》的作者，也是毗濕奴教派[2]上師傳承的第一位祖師。

奎師那阿闍梨在成為邁索爾帕羅卡拉婆羅門學院（Brahmatantra Parakala Mutt）這個最知名和備受尊崇的婆羅門學校的學徒之前，已經從他父親之處接受梵文和瑜伽的指導。他十二歲進入學校，學習吠陀經典和吠陀儀式，同時也在邁索爾皇家學院就讀；十八歲時前往波羅奈（Banaras），在大學裏學習梵文、邏輯[3]和文法。回到邁索爾後，他從帕羅卡拉婆羅門學院的院長師利．奎師那（Śrī Krishna Brahmatantra Swami）處接受吠檀多哲學[4]全面的基本訓練。之後，他再次北行學習數論派[5]學說，這是印度最古老的哲學系統之一，也是瑜伽主要的依據。他於一九一六年來到喜馬拉雅山崗仁波齊山峰（Mount Kailash）的山腳下，遇見他的老師，婆羅門的阿闍梨—師利．羅摩默罕，他是一位博學的瑜伽士，和家人住在西藏瑪旁雍錯湖（Lake Manasarovar）鄰近之處。

奎師那阿闍梨跟隨這位老師超過七年，老師對他後來的生命方向有可觀的影響，給了他傳布瑜伽中心思想這份深具重要意義的工作，以及讓他運用治療師的能力幫助病患。因此，奎師那阿闍梨並未走上學術領域，而是返回南方，學習印度傳統的治療體系阿育吠陀[6]和正理派[7]哲學，這個吠陀的邏輯學派以其審查知識的工具和重視由有效知識所做的辨別而得名。他於一九二四年返回邁索爾邦，邦主是一位先進派的統治者，給了他創立一所瑜伽學校的機會。邦主本身就是奎師那阿闍梨最狂熱的學生。從一九三三年至一九五五年，奎師那阿闍梨在這所學校教授瑜伽，並寫下他的第一本書《瑜伽之密》（*Yoga Makarandam*）。

1 Nathamuni：牟尼（muni）的意思就是聖者。

2 Vaishnava：信奉護持神毗濕奴（Vishnu）的印度教派或教徒。

3 英文使用「邏輯」（logic）一詞，但應該是指「因明學」，內容除了邏輯學之外，還包括了認識論的範疇。

4 Vedānta：由婆羅門聖經《吠陀》（*Veda*）和「末端」（anta）兩個詞組合而成，意為吠陀的終極，是古印度六大哲學流派之一，也是影響最大的一派。吠檀多的根本經典是《奧義書》、《梵經》和《薄伽梵歌》。吠檀多哲學則是在近代印度教改革運動中逐漸產生的一種新興哲學思潮，發端於十九世紀初，興起於十九世紀下半葉，昌盛於二十世紀上半葉，持續不斷發展至今。

5 Sāṃkhya：也譯為僧佉或刪闍夜學派，印度哲學六個正統體系之一。此派專重知識的研究，以因中有果論為其學說之根本；以觀察世界之苦，進而尋求滅苦之法，證得解脫為實踐目標。數論派持一種「純粹意識」（puruṣa）和「物質現象」（prakṛti）的二元論，而苦的原因即來自純粹意識與物質現象的結合，唯有純粹意識脫離物質現象而獨存時，始能獲得解脫。

至此，他的聲名已傳遍全南亞，甚至更為遠播。奎師那阿闍梨的第一批西方學生於一九三七年開始跟他學習瑜伽，茵佐．戴衛[8]正是其中一位。艾揚格成為奎師那阿闍梨的小舅子，追隨這位載譽滿身的老師上了第一堂的瑜伽課。從一九三九年到一九四〇年間，法國醫療團隊來訪，想證實有經驗的瑜伽士能刻意讓心跳停止。對奎師那阿闍梨來說，這個奇蹟試驗實在是個無聊透頂的示範，僅是出於責任感，他才在科學世界的懷疑之眼前從事證實瑜伽的任務。

不久，奎師那阿闍梨的興趣轉向治療病人，也就是運用阿育吠陀和瑜伽做為治療手段。一九五二年，他被召到馬德拉斯替某位罹患心臟病的知名政治人物治療，聲名因此乘勢崛起。最終，奎師那阿闍梨和家人定居在馬德拉斯。

不僅是印度學生，有更多的西方人來到馬德拉斯學習。將這些教導帶到歐洲的傑哈．布利茲（Gerard Blitz），與教授「不二論」[9]的老師珍．克萊恩（Jean Klein），都是第一批追尋奎師那阿闍梨的西方學生。德悉卡恰是奎師那阿闍梨的兒子，也是他最親近的弟子之一，他創立了奎師那阿闍梨瑜伽之家（Krishnamacharya Yoga Mandiram），這是一所運用瑜伽治療病患的機構，兼收印度和外國學生。奎師那阿闍梨在這兒教育和激勵學生，直到一九八九年過世前六個星期。

問：身兼奎師那阿闍梨的兒子和學生，你一定是他最親近，也是最了解他的人之一，能請你談談奎師那阿闍梨這位梵文學者、治療師和瑜伽士嗎？

答：我的父親成為梵文學者最重要的原因是因為家族傳統。在過去的時代，像我父親的先祖們，都是以顧問聞名，甚至以國師享譽。換成現今這個時代，大概會稱我父親的祖父為總理之類的。不過，在那個時代，總理並不像我們現在所熟知的政治人物，不如說他是一個告訴統治者何者為是，何者為非的一國之師。出於這個目的，他們理當要學習古老的經典，而這些經典全都由梵文寫成。因此，對於成長在那個時代背景的父親來說，精通梵文是再自然不過的事了。梵文是那些圈子的通用語，就如在當代，英語

6 Āyurveda：梵語āyur是生命、生命力，veda是知識，Āyurveda意思是生命的科學。其原理是從平衡中獲得健康。治病方法是消除病因，而非治癒疾病本身，因此醫藥和治療並非阿育吠陀的焦點，關鍵在於如何透過行為、飲食和日常起居獲得健康，並維持健康。

7 Nyāya，音譯「尼夜耶派」，意譯為「法」（普遍的規則）、「規則」，古印度六派哲學之一，由足目（Akshapāda Gautama）於西元一世紀所創立，其所著的《正理經》（*Nyāya-sūtra*），確立了印度的邏輯系統化，包括獲取知識方法（感知、推理、類比與可信的證據），以及五支推理論式（論題、理由、範例、推理、結論）。其邏輯辯證法不僅是獲取真實知識的工具，也是從輪迴中解脫出來的力量源泉。正理派既承認物質世界的真實，也承認神和靈魂。

8 Indra Devi，意譯為「因陀羅女神」，indra，佛教古籍譯為「帝釋天」，意思為「征服、最勝、最優越」。在吠陀經典中，此神好戰，是諸神之首、雷神和戰神，空界的主宰，但對他的信仰在後吠陀時期逐漸地弱化，地位不如梵天、毗濕奴和濕婆三尊。Indra Devi在印度神話中則是因陀羅的妻子。Indra的另一個意思則是人類的靈魂。

是科技行業的共通語言。

在他的正規教育中，他必須精熟梵文，以便能夠閱讀和研究描述吠陀分支的經典原文。瑜伽正是其中一支，我父親之所以對瑜伽情有獨鍾，是因為家族在歷史上和瑜伽密切相關，他的一位先祖就是有名的瑜伽士那塔牟尼。這種對瑜伽的鍾情就像那條貫穿他家族史的聖線[10]，我的父親僅是戴上它而已。他的第一位老師就是他的父親。

他在北印度跟隨大師學習時，進一步追求這個興趣，在喜馬拉雅山瑪旁雍錯湖地區找到了自己的專業老師婆羅門阿闍梨・羅摩默罕，跟隨他將近八年。婆羅門阿闍梨・羅摩默罕教授他《瑜伽經》，也教導他如何藉助瑜伽幫助病患。眾所認為我父親的獨特成就，大都承繼自這位老師。

有這樣的家庭傳統，成為一位了不起的梵文學者、精通吠陀文學和宗教本非意外。不過，他的老師告訴他：「你必須傳播瑜伽的中心思想。」奎師那阿闍梨因此決心成為一位瑜伽老師。他拒絕了許多教授職位，包括梵文、因明、吠檀多和其他科目。他全心投入他被教導的每一件事，終於成了一位瑜伽上師。這並不是一件容易的事，事實上，他的內心掙扎不斷，不過最終還是圓滿完成了。

另一個重要的因素是，由於他對宗教，尤其是對他自身毗濕奴派的傳統的關注，而接觸了南印度一些大瑜伽師的教法。這些人被稱為阿閥爾[11]，意味「現身在我們面前的統治者」。阿閥爾指引眾人的心，被視為神的化身。他們還是嬰兒時便已卓絕群倫，當中許多人並非婆羅門出身，有時僅僅只是農家子弟。他們出世即為非凡之人。奎師那阿闍梨研讀這些大師以泰米爾語[12]寫成的作品，因而以南印所理解的方式學會了瑜伽的含意。這就是為何他能集印度北部和南部瑜伽之大成，也就是從喜馬拉雅地區老師和泰米爾大師阿閥爾北南兩處所習得的瑜伽之大成。

問：若有人想走這條路，非得前往喜馬拉雅山跟隨一位大師生活嗎？

9 Advaita：印度哲學中吠陀思想的主要流派之一。Advaita，字面解為「非二元」，是一種一元的思想體系。Advaita主要指阿特曼（Atman）和梵（Brahman）的不二。第一個有系統整理不二論的哲學家是商羯羅。

10 thread，英文只是「線」的意思，但從前後文脈絡來看，應置於印度婆羅門種姓的背景來解讀這條線，也就是「聖線」。於成年禮上由老師繫上這條聖線，才正式被承認進入家族傳統。

11 Alvar，應作alvars，泰米爾語作azhwars，指全心全意虔信、奉愛神（毗濕奴）的人。

12 Tamil：超過二千年歷史的語言，屬於達羅毗荼語系，通行於印度南部、斯里蘭卡東北部，至今仍被使用。

答：並非如此，這是奎師那阿闍梨個人的決定。他決心學習吠陀各個學派，也就是印度思想各種不同的體系，這是因為他的某些見解不為他老師所認可。當他在邁索爾聽數論派和彌曼沙派[13]的講座時，他發願定要前往印度最頂尖的大學，學習不同學派的印度思想。在當時，學習這些科目最好的地方就是迦尸[14]，今名為瓦拉納西（Varanasi）或波羅奈。有機會前往那兒是他的幸運，因為那兒的老師發現了他的獨特能力。就在波羅奈，奎師那阿闍梨遇見剛噶那佳（Ganganath-Jha），他建議他前往北部找一位大瑜伽師，他因此去到西藏。這絕非必要條件，相反地，幾乎可說是個偶然。

問：談談身為治療師的奎師那阿闍梨好嗎？

答：對大多數的人來說，瑜伽純是一種精神修練，但是對我父親來說，瑜伽還包括其他的面向，而這是再清楚不過的了。有一本關於他的傳記寫道，他關心病患就如關心學生一樣。我父親也親口告訴我，他曾經被召喚到罹患糖尿病的大英帝國殖民地總督那兒。我父親幫助他之後，再回到北邊的崗仁波齊山峰繼續他的研究。

這種治療的能力一定源自於他的背景，也許是來自他的父親，第一位指點他如何治療糖尿病和其他疾病的人。因為我們發現那塔牟尼的《瑜伽密義》中，有不少關於使用瑜伽治療病患的說法。在精神修練之道上，疾病是一種障礙，因此你必須處理它。運用瑜伽來治療病患有很多方式：有時需用到梵咒[15]，有時得改變飲食，有時則是練習某種體位法，另一些時候則是練習呼吸控制法（prāṇāyāma）。也許奎師那阿闍梨早年就聽過這些，因此想要學習更多相關知識。很清楚的是，他如果想學習治療，就得學習阿育吠陀。因此，他前去孟加拉尋訪名師奎師那．庫瑪（Krishna Kumar），並待下來，跟隨他學習阿育吠陀。實際上，我的父親不僅知道如何運用瑜伽促進健康，所有關於阿育吠陀的知識都在他的指尖上。他知道脈搏的重要性，因為那可以提供病人狀況的訊息。他從老師那兒和透過研讀關於這個科目的古老經典，學習到醫療知識。奎師那阿闍梨總是幫每個來見他的人把脈，他教給

13 Mīmāṃsā，或譯為「彌曼差」，是一門進行吠陀聖典的解釋學及體系研究的學問，以討論「祭祀儀式、法制、頌禱」為主，是婆羅門教之嫡裔，以「祭祀」來消滅「業力」是此派的重要論點。其祖師為耆米尼（Jaimini）。

14 Kashi：是《阿含經》提到的古代印度十六大國之一，史詩《摩訶婆羅多》也多次提到。位於恆河流域，首都婆羅痆斯。迦尸的意思是「光明之城」。又稱波羅奈國、婆羅痆斯國。

15 mantra：又名真言，有「神聖的聲音或語言」、「特定神祇的咒語」、「頌歌」，或特指「吠陀經典的讚歌」等諸多涵義，來自梵文動詞字根man，意為「思惟」、「冥想」或「深思熟慮」等。

我的第一堂課，其中之一就是如何把脈。他透由把脈對病況做出診斷，以及使用阿育吠陀和那塔牟尼的瑜伽健康體系，來做出身心靈健康方面的建議。因此他偶爾表演出真實的奇蹟，著實不太令人訝異。

問：奎師那阿闍梨的瑜伽如此獨特的因素是什麼？

答：使我父親的瑜伽教導如此獨特的原因是，他堅持傾聽每個人說的話和注重其獨特性。如果我們尊敬每個人，這自然意味我們永遠從個人的現況切入。起始點從不是老師的需要，而是學生。這需要很多不同的法門，不會只有一種。當今的瑜伽教法，常讓人覺得是一種方式解決所有人的問題，一種治療方式治百病。儘管瑜伽主要是影響心，但是每個人的心都是不同的。每個人的文化和背景的確也不同。每個案例，我的父親都會選擇最必要和最有用的方式：有時可能是某個體位法，有時是一篇祈請文，有時他甚至告訴人們要停止某個瑜伽的練習，治療就會有效果。我可以舉的故事太多了，各個故事都顯示出每一個人進入瑜伽，自有其需要的獨特方法。不過，這並不是說我只能私人教授，而是我必須在課堂上創造出一種氛圍，讓每個學生能在其中找到他們自身進入瑜伽的道路。我得了解的是，雖然問題或許差不多，但今天的學生和昨天的他們並不是同一個人，也和上星期的他們無絲毫相同之處。這是我父親傳承給我的最重要觀念了，基本上，這和當今大多數的瑜伽教導完全不同。

我父親教導的精髓在於：並不是人需要去適應瑜伽，而是需要調整瑜伽修習，以適用於每個人。我甚至敢說，這就是我父親的方法之所以異於當今其他教導之處，他們將一切鉅細靡遺地系統化，你得設法讓自己嵌入某種結構才行。但在奎師那阿闍梨的瑜伽中，沒有組織系統這回事，每個人都得發現他們自身的系統結構。

這意味瑜伽之道的進展，對不同的人來說，不是同一回事。我們不可以刻意立下某種目標去妨礙這種進展。瑜伽是藉由使人轉化而非給予資訊來服務個人。這是兩碼子的事，例如，本書對不同主題提供了一些資訊，不過為了引致轉化，我將會針對每一個人，以不同的方式解釋這個主題。關於如何在瑜伽中接近人這件事，沒有人比父親教導我的方法更多。誰應該教誰？何時教？以及教什麼內容？在開始修習瑜伽時，這些都是非問不可的重要問題。但是，比這些問題更基礎的則是最重要的問題：如何運用呼吸的力量？這是非常獨特的，沒有任何瑜伽中心如此看重呼吸。如果我借用藥物這個詞的話，我們的任務就是證明：呼吸是一種神奇的藥物。

問：你和你的父親一樣，除了使用呼吸法外，也運用了很多聲音和梵咒。梵咒屬於印度傳統，西方人能和奎師那阿闍梨的瑜伽在這個面向產生共鳴嗎？

答：你得正確理解「梵咒」這個詞。這不僅是印度教的象徵，而且更具有普遍性，可以引領人們的心到更高的境界。聲音具有很大的力量，人聲則有巨大的影響力。只要想想演說家如何以說話擄獲觀眾即可明白。在印度傳統中，我們充分運用聲音的特性。我們使用的是梵語，不過你們的語言也是由聲音所構成。在印度，我們之所以使用梵咒，是因為梵咒的宗教傳統的效力，對許多人來說有其深意。不過，我不會任意使用梵咒。聲音對我們有巨大的影響力，這一點是普遍的真理。我們所從事的工作，一次又一次證明這個看法。

問：你能從理智的角度談談你的瑜伽修習體系的概念，也就是次第進程（viṅyāsa krama）的概念嗎？

答：首先，我必須問你所謂「理智的角度」意味著什麼？你可能熟悉倒立可以將更多的血液帶到頭部這個論調，有人覺得血液不夠供給頭部，然後下結論說倒立對他們來說，應是最好的體位法。但是，我們應該徹底想想這件事。我們都有頭部血液供應不足的問題，難道僅僅是因為站著和直立行走嗎？假定某個人滿腦子都是這種想法，因此開始每天練習倒立，如果可能的話，早晨起床第一件事就是練習倒立，也許是當作第一個或唯一的體位法練習。我們處理各式各樣的人的經驗告訴我們，真的如此練習的人，都有嚴重的頸部問題，那個部位異常緊繃和僵硬，輸送到頸部肌肉群的血液因此減少，反而和他們所期望達到的結果正好相反。

一個修練瑜伽的理智進路，是在開始鍛鍊之前，先弄清楚你打算練習的體位法的不同面向，以及如何暖身以減低或排除任何與願相違的結果。例如，關於倒立，問題在於：我的頸部準備好做這個動作了嗎？做這個體位時，我的呼吸平順嗎？我的背部夠強，足以撐起雙腿的重量嗎？修練瑜伽的理智進路，意味著你要知道所有你想要從事的鍛鍊所涉及的動作，不管是體位法或呼吸控制法都是，以及做好所有的準備和調整。如果你想要碰到天空，光是往上跳是不夠的。採取理智的進路代表你得努力一步一步往目標邁進。假如你想要出國旅遊，你需要的第一個東西就是護照，然後還需要打算前往的那個國家的簽證等等。這個簡單的事實是，你只是「想要」去那裏，並無法讓旅程成真。所有的學習都遵循這個模式。

問：在瑜伽修習中，奎師那阿闍梨是如何看待體位法的重要性？

答：我的父親從不認為瑜伽僅僅是鍛鍊身體。瑜伽更多是關於達到至高，對他來說，也就是神。因此對奎師那阿闍梨而言，瑜伽意味跨步朝向神，以求與神合一。循著這條道路前進的人得要有堅強的意志、信念，以及保持持續精進的能耐。在這條修道上，疾病絕對不是一個好旅伴，因為疾病會分散我們的專注力，不但不能專心敬奉神，反而只能想到自身生理上的病痛。瑜伽鍛鍊中關於身體面向的行動步驟，是為了讓我們能走完全程，而非反向而行。這個考量並非出於使身體成為所有活動的中心，也不是完全地拒絕身體。對某些人來說，瑜伽等同於經由體位法練習再次恢復健康；對另一些人來說，則意味著找到為死亡做好準備的幫助，這當然不是透過練習體位法，而是找到達至心靈平靜的方法，沒有罪惡感，也沒有譴責。在這樣的情境下，我也許會教導那個人祈禱。對小孩來說，從事大量的身體運動是充滿樂趣和有意義的。那麼，為什麼我要教一個八歲小孩倒立或蓮花坐呢？

瑜伽主要的意圖是要讓人更有智慧，比以前具備領會事物的能力。如果體位法能幫上一把，妙哉！如果使不上力，就寧可尋找其他的方法。目標總是虔愛（bhakti），或者以我父親的話語來說，也就是趨近至高之智——神。

問：奎師那阿闍梨教授的時候，他的解釋總是扣緊古老的經典，幾乎沒有一個解釋不是適切地援用古代聖者的作品。哪一個作品對他的教導來說，是最核心的一部？

答：就我父親而言，最重要的一部瑜伽經典不外是帕坦伽利的《瑜伽經》。其他的經典當然有其功用，但在他心中，無疑最關注《瑜伽經》的適用性。對他來說，另一部重要經典則是那塔牟尼的《瑜伽密義》。在這部經典中，有實修次第的提示，書中極為關心瑜伽如何適用於個人。例如，經中有很多關於修練體位時該如何注意呼吸的內容細節。《瑜伽密義》包含《瑜伽經》並未著墨的豐富資料。除此之外，那塔牟尼最看重的是虔愛，也就是獻身於神。《薄伽梵歌》也是一本重要的瑜伽經典，重視的思想在於：在通往至高力量的路上，並不意味我們非得忽視或者拒絕履行生活中的義務。就是此種觀點讓《薄伽梵歌》獨樹一幟，它告訴我們，追尋不該是一種對生活的逃離。對任何視吠陀經典為緊要的人來說，《薄伽梵歌》都是一部首要的經典。此經在某種程度上提及許多和奧義書相關的內容，這是容易理解的，但令人深感意外的是，此經也含括呼吸技巧和營養學等方面重要的提示。雖然在這方面的細節，《薄伽梵歌》遠較《瑜伽經》清晰明確，而像《哈達瑜伽之光》[16]，也包含很多合宜的資訊，但是必不可缺的經典依舊是《瑜伽經》。讀懂《瑜伽經》，是一輩子的任務。每讀一次，你就能多了解一些和上次不同的東西。我跟隨我父親整整讀了八遍，我想他終其一生都在研讀這部經典。每次他和我一起研讀《瑜伽經》，總能點出一些新意。他對這部經的最後一次注釋，於一九八四到八六年寫成，含括了他以前從未表達過的思想。一九六一年，我曾跟隨他一起研讀關於臍輪（nābhicakra）的偈頌[17]，雖然是同樣的偈頌，但在後來的注釋中，關於人類身體方面，他加入了何等豐富的資料啊。不管是在

16 *Haṭha Yoga Pradīpikā*：Pradīpikā，字義為燈炬、光，指的是能照亮真我自性的慧炬。

17 原注：見《瑜伽經》3.29。

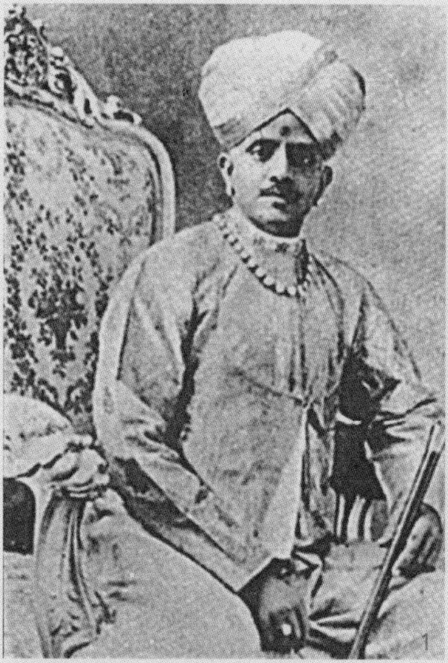
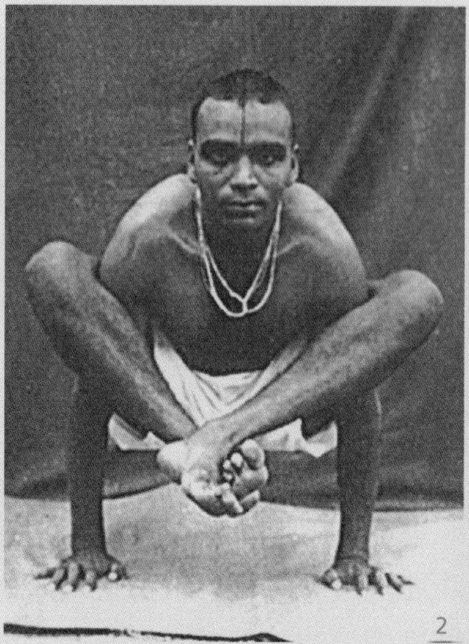
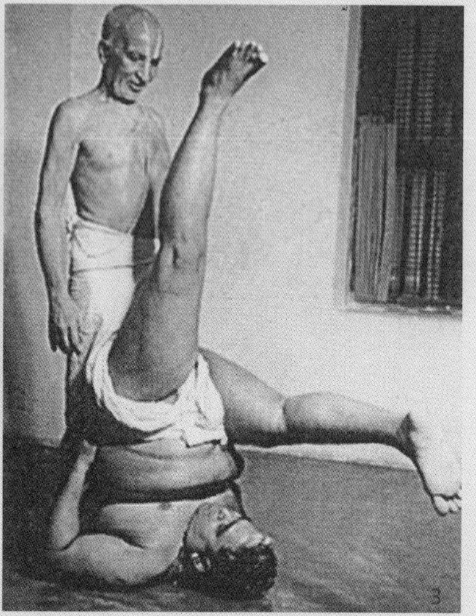
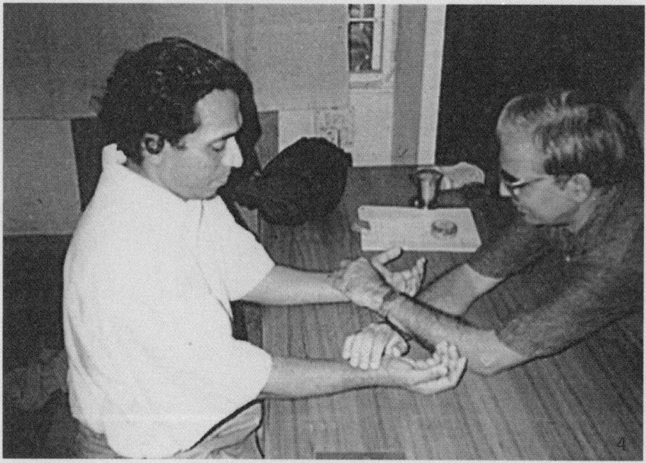
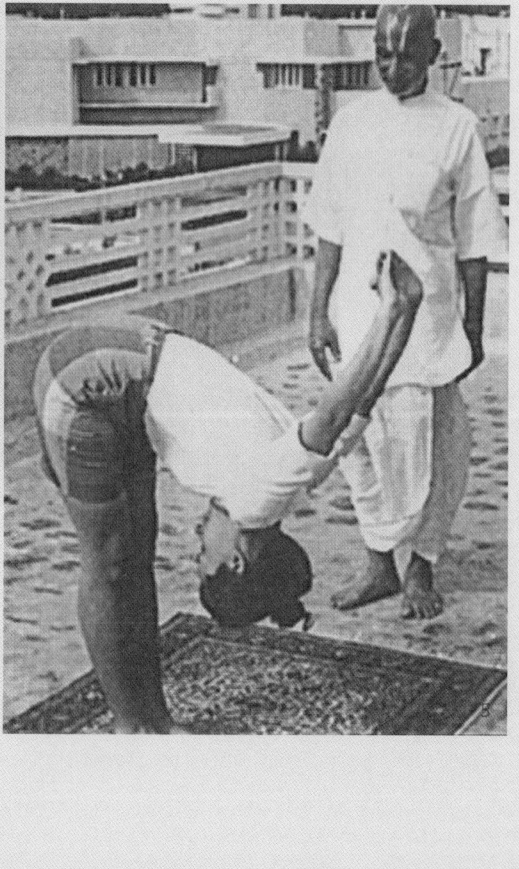

1　奎師那阿闍梨的贊助人和學生──邁索爾邦的大君奎師那自在王．沃賓亞爾四世（Krishnarajendra Wodoyar IV）。

2　艾揚格24歲時示範臂膀施壓式。

3　奎師那阿闍梨先生和學生表演單腳肩倒立式。

4　德悉卡恰幫人把脈做診斷。

5　奎師那阿闍梨教導西方學生，1954年。

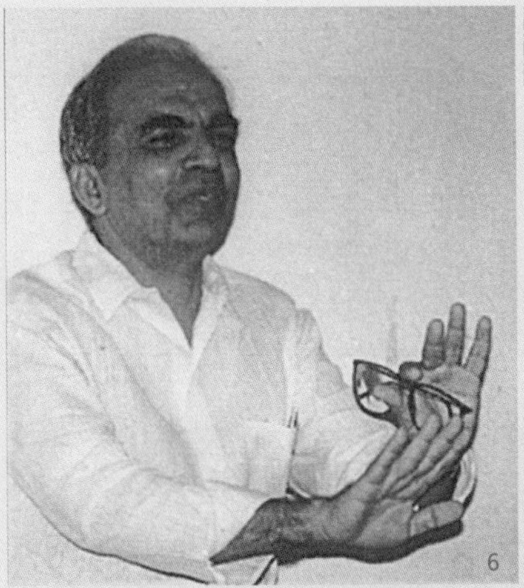

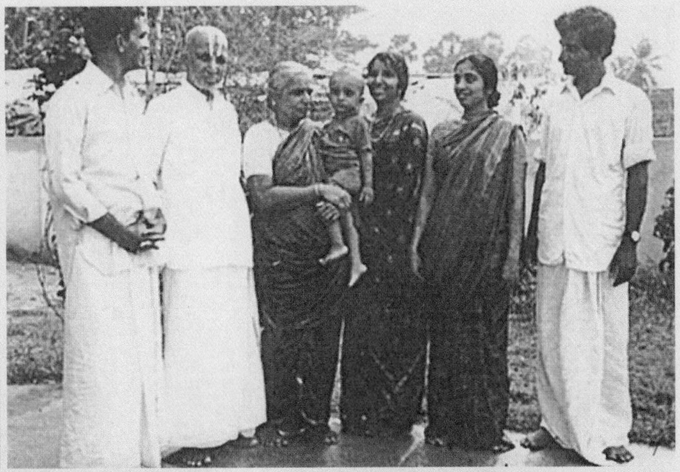

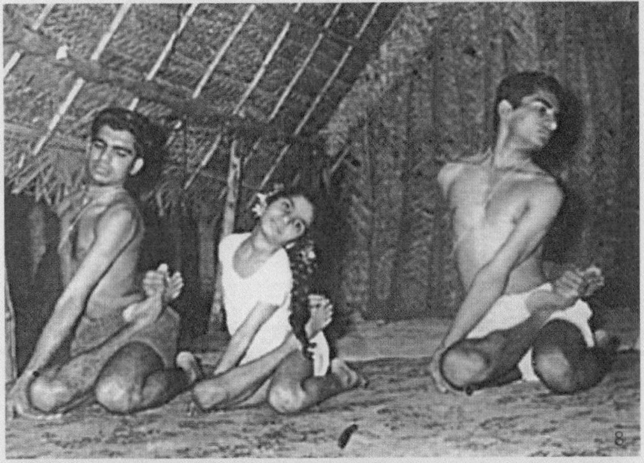

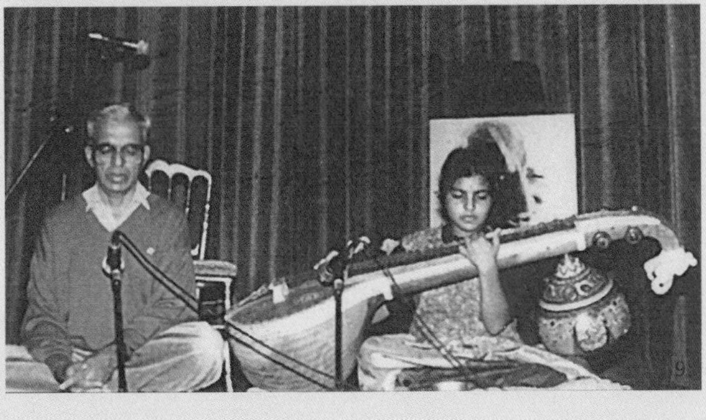

6 德悉卡恰在教授中。

7 奎師那阿闍梨和他的家人。

8 年輕的德悉卡恰和他的弟妹們，在公開演講時示範巴拉瓦伽式。

9 德悉卡恰吟誦，十歲女兒麥哈納伴以七弦琴，1992年於德國。

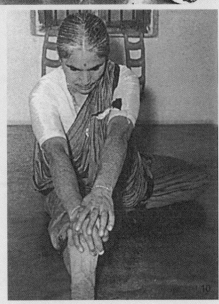

10 奎師那阿闍梨的妻子娜瑪琪拉瑪，示範大手印式。

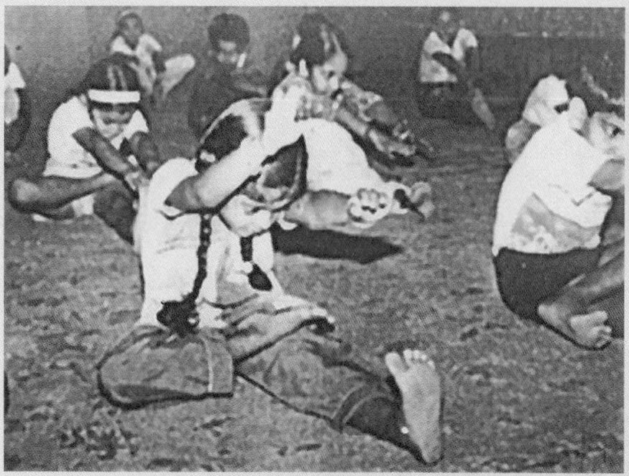

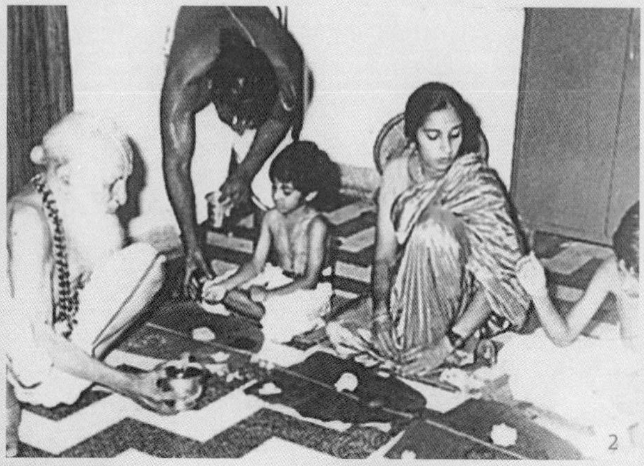

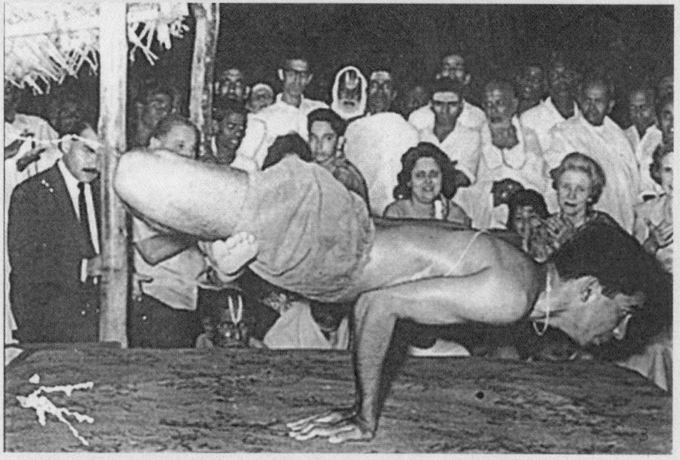

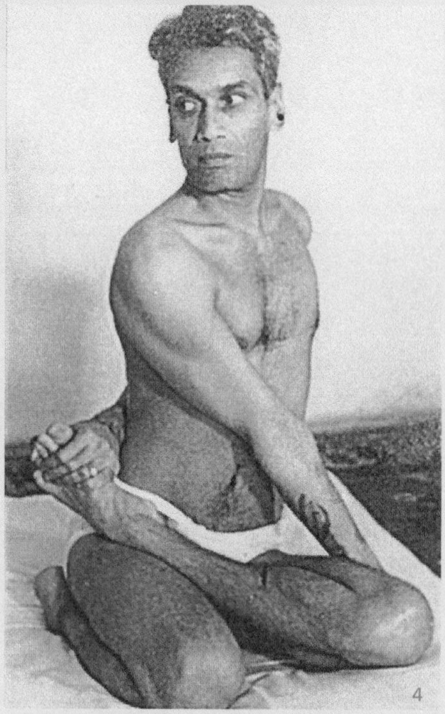

1 在奎師那阿闍梨瑜伽之家，孩童表演體位法。

2 1983年，在婆羅門入會禮*，也就是聖線儀式上，奎師那阿闍梨和他的孫子布桑（Bhushan）和考斯圖布（Kausthub），以及他們的母親梅娜卡．德悉卡恰（Menaka ḍesikachar）。

3 年輕的德悉卡恰在公開演講中示範蓮花孔雀式。

4 奎師那阿闍梨的學生寇拉城（Kolhapur）的大王，示範巴拉瓦伽式，1940年。

* Brahmopadeśam：這是梵文的複合詞，brahma是婆羅門，upadeśa是教導、啟蒙，或入會儀式，婆羅門種姓家的小孩，得經過這個披戴聖線的儀式成為「再生人」，才真正成為婆羅門種姓。印度四大種姓中的婆羅門、剎帝利和吠舍各有其種姓傳承的聖線儀式。

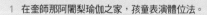

身體、呼吸或心靈各方面，《瑜伽經》對任何修習層次來說，都是一部富於啟發性的經典。

對奎師那阿闍梨來說，除了有更多的內容細節和重視虔愛的那塔牟尼的《瑜伽密義》之外，《瑜伽經》就是根本經典了。

問：奎師那阿闍梨是位有六個小孩的在家人士，你能談一點他的家庭生活嗎？

答：我父親是個顧慮周全的人。他希望我們兄弟姊妹都練習瑜伽，懂得他所知道的每件事。同時，他也會找出時間照料我們的需求，我記得八歲時，他曾帶我們去看電影。但不知怎麼回事，我們小孩子還是和母親比較親近，我們有所需求時，通常是去找她。

問：瑜伽在你們家中占有怎樣的位置？

答：不管是否喜歡，我們都練習瑜伽。每一個人，包括我的母親和我的三個姊妹，都練習體位法。我記得看過我母親在懷我小妹時，練習體位法、呼吸控制法和靜坐。我得承認我對此較不感興趣，父親在身邊時，我會假裝練習體位法。我的兄長則是這方面的能手。

問：你的父親和時代的潮流相違，費了不少心力倡導女性練習瑜伽，例如你的母親就規律地練習瑜伽。

答：沒錯。她怎麼學會這麼多，我不知道。她應該是我父親在家裏教授的時候，從他那兒學到的。雖然我從未真的看過我父親教她，但是她能夠正確地糾正我們所有的練習。她記得所有的經典內容，即使她沒受過多少學校教育。她的姊妹對瑜伽也在行。我母親會陪伴我父親巡迴演講。我的妹妹在課堂上協助我父親；最小的妹妹目前在教授瑜伽。我們中心的女老師是父親之前的學生，我妻子也是。知名的美國瑜伽老師茵佐・戴衛於一九三七年也跟隨我父親學習瑜伽。

問：你父親選擇在家而非遊方托缽僧（sannyāsin）的生活，這一點很有趣，能否談談你父親對托缽僧的態度？

答：成為一位遊方的托缽僧表示你得完完全全獻身給至高的力量，也就是神。我想我的父親是一個典範。無疑地，他感覺不是自己在做工，他認為自己是無能的，是他的上師和神透過他來做工。他宣稱他所言所為的每一件事，皆是來自他的上師和神。他從不主張他發現了任何事，而是說：「沒有任何東西是我的，一切皆來自我的上師和神。」對我來說，這就是遊方的托缽僧。你不可能是個托缽僧，同時又宣稱自己發現什麼。身為托缽僧，就是將你所做的一切置於你的上師和神的腳下，我的父親就是一個典範。見過他的人都看過他曾經將他老師的涼鞋頂在頭上，表示他自己是渺小的，比他上師的腳還微不足道。我認為我的父親是一位出類拔萃的托缽僧，但也是一位在家人，他從未在家庭生活和活出托缽僧的精神之間面臨衝突。

依據我父親的觀點，托缽僧身穿橘色僧服，從他們不久駐一個地方，而是四處遊方乞食的意義上說，已經不適合我們這個時代。我們的大學者摩奴（Manu）曾說過在這個罪惡末世（kaliyuga），要當個托缽僧已經不可能。我父親的老師告訴他，他必須過家庭生活。那塔牟尼也說，家庭生活是一個人存在最重要的部分，之所以這樣說，並不僅是意味著有小孩，而是要像其他人一樣過活，負家庭責任。甚至奧義書也不堅持以傳統的意義解釋托缽僧。《薄伽梵歌》對托缽僧也未給很高的評價。在那本書中，阿周那（Arjuna）了解到他應該投入生活，而非從職責中逃離。也許對那些已履行他們在世間所有任務而選擇托缽僧生活方式的人來說是適當的，但是沒有多少人能做到。傳統所理解的「托缽僧」這個詞，今天已不再適用。

問：你跟隨你的父親學習超過二十五年，你是怎麼成為你父親的學生？

答：首先，說我和他學習二十五年，並不很正確，這會給人一種印象，好像我在大學當學生一樣似的整天念書。但並非如此，我是成年後和他一起生活了二十五年，在這段期間我跟隨他學習。以這種方式跟隨我父親學習，就像出國一樣，慢慢地熟悉那國家的語言、那地方的風俗和人的習慣。這就是我跟他學習的方式。他教我如何理解奧義書之類的重要經典，我學到如何吟誦和詮釋這些經典。他告訴我必須學習什麼和決定我應該教授什麼。例如，當我對是否接受歐洲瑜伽聯盟的邀約感到無所適從時，他說：「去瑞士參加瑜伽會議吧！」因此我動身前去。他告訴我去教授克里須那穆提時，我也照做了；他也對我說明應該如此做的原因。

和他生活在一起，和他相處，看著他，一起用餐等等，是我生活中最重要的面向。我也跟著他學習，這是為什麼我現在能夠引用《瑜伽經》解釋這個或那個。不過，我的解釋包含了更多我跟他在一起的經驗。我和他一起分享的生活，勝於他所說的話語。一切對我來說都是絕佳的贈與：包括他對人的治療、他的教導、我們的家庭生活等等的每一件事。這就是我跟隨他「學習」最重要的部分了。

問：他的教導像什麼？他如何教導你，你學了什麼呢？

答：我學了體位法，不過我只花了六個月的時間就學會了。當時我才二十五歲，身體還很柔軟。他經常帶我隨他一起去演講，當他講述特別的細節時，我便得給聽眾示範體位法。他告訴我如何示範，我就照著做。

我並不認為體位法難度高。不過，體位法的修習在他對我的指導中，並未占有重要的位置，更多的時間是花在研讀經典、學習把脈、治療病人和學習教授瑜伽重要的原則。我得先教授，然後才能提問題。例如，我不知道如何教授孕婦瑜伽，因此我請教他，他就給我建議。他密切觀察我的學生，也觀察我和學生的互動。即使在一九八九年他過世那年，我仍毫不猶豫地徵詢他的意見，他也如往常一樣給我一個答案。

在我開始跟隨他學習時，他有時會說：「你此刻所教導的東西是錯的。」他就當著學生的面如此說，我一點也不覺得尷尬。相反地，我對能因此避免掉錯誤，感到欣慰。我的學生們也不為此生起絲毫的反感，反而將老師給予建議視為幸運。學生的福祉是我們教育的核心，我不介意告訴他們我得接受我父親的勸告，因為我自身的理解有限。而我的父親總是非常和藹地告訴我怎麼做。這樣的教育方式需要老師宅心仁慈，更需要學生恭謹謙和。和他一起生活，有機會觀察和體驗他生病時如何面對和治療自己、為他準備餐飯、執行其他儀式等等，所有的點點滴滴，我得說都是從他身上學習到的真正的瑜伽指導。

當然研讀經典也是必要的，比起體位法，這得投注更多的時間。一旦你了解經典所言，就沒有費唇舌增一字一詞的必要。經典提供你修習的內容，使你明瞭所修習之物。在學習經典時，師生之間的關係也是不容置疑的。首先，我得背誦他所選讀的經文，而且得以特殊的方式吟誦出來。在你要背誦這些經文時，有特定的律則，以及聆聽和複誦的技巧。等背誦下來後，老師才會闡釋經文給你聽，而且以他認為最適合學生的方式講解經文。像這樣的教導，唯有與老師生活在一起才有可能。早先，這的的確確是老師傳授古老經典的唯一方式。

問：現在，要如此親密地和老師相處在一起並不容易，那麼我們能怎麼做呢？

答：在我父親為堅持他的瑜伽之道而奮鬥不已和我愜意地學習瑜伽之間，我看到巨大的差異之處。他離家北行到西藏，遠離故土斯民和他的文化，待在那兒八年。而我幾乎不須跨出幾步，就可以接受教導，因為我們就住在同一屋簷下。我將時間分配成工作和學習，也許會失去一些東西，然而父親卻希望我這樣做。

我認為現在不必非得和老師生活在一起不可。相反地，我們應該在自身的環境中工作，偶爾才去拜訪老師以尋求參照點，參照點是絕對不可少的。我們需要有人舉明鑑照吾人，否則沒一會兒工夫，就會開始想像自己是完人，無所不知。這種人與人的關係是不能被書本或影帶給取代的。一定得有某種關係，一種以信賴為基礎的真實關係。

問：你能談談你和你父親的關係嗎？

答：我的父親即我的老師，他是一位充滿愛心的人。我們相差五十歲，因此彼此的差異如天壤之別。他所受的教育和成長背景大異於我的，然而我印象最深刻的是他教導我時，總是配合我的程度。我是受西方教育長大的，他則是老一派的老師。他看到我和他的差異，會調整他的教導來遷就我。我將此視為身為人師者所能為他人做點什麼的典範。

事實上我是他的兒子這件事，從未干擾這個師生關係，即使父子關係和師生關係不可同日而語。我們和所有的家庭成員，以及其他人都住在同一個屋子，我既學得慢，又會做出蠢事，但是他從來不曾說我資質不足，而是用「你沒有我所具有的閱歷」這樣的言詞鼓勵我，對我總是誨而不倦，永不放棄。

問：這之中也帶有父子關係吧？

答：他是老師時，就是老師的態度。他會期許我準時。若要我坐下，我不敢不坐，這是印度的傳統。他有本事不混淆為人師和為人父的關係。我有不少時間是當他的兒子，做一般父子天經地義會一起做的事。

問：最近，大家對理解非二元論有極大的興趣，有些老師認為非如此不可。你父親所教導的方式和不二吠檀多之間的差別為何？

答：我就引用我父親所談的不二：「『不二』（advaita）這個語詞是由兩個部分組成，『非』（a-）和『二』（dvaita）」。因此要理解「不二」，非得先了解「二」不可。這是個有趣的觀點。要了解「不二」，換個詞，也就是「非二元論」，我們首先得理解「二」，也就是「二元論」。在能夠合「一」，能夠了解「非二元」之前，我們必須先接受「二元」，始於「二元」。想像一下，如果只有「一」，就不會有「不二」這個語詞和概念。「不二」這個概念就暗示著「二」。瑜伽將「二」做連結，經由這個連結，而成為「一」，這即是「不二」。因此，瑜伽是邁向「不二」的階梯。「二」必須被辨識出來，然後結合在一起；否則，即使是「不二」這個概念，也會成為一個認知對象。在我宣稱我是不二論者的那一刻，我就將「不二」這個詞變成一個認知對象，我在我自身造成了區分。瑜伽是使得這樣的大證悟成為真實的方法與進路，這就是為何不二吠檀多最偉大的老師會對《瑜伽經》做評注，闡述瑜伽的重要性，以及強調聲音（nāda）[18]和收束（bandha）的重要性。他說瑜伽是達到所謂的「不二」這個目標的重要媒介。

問：當今，許多靈性組織都教導瑜伽的某些形式，然而這些瑜伽的修習當中，有不少似乎與你父親所建議的修習迥異，也就是說他們似乎特別強調某些面向。

答：最終要緊的是一個人理解了什麼。如果某人對這些大組織所提供的東西感到愉悅，那麼身為這個組織的成員對這個人來說，就是正確的。我也有好朋友因歸屬於這樣的組織而獲益匪淺的。他們雖然不是我的學生，卻以我父親的方式練習瑜伽。由於修習瑜伽，他們在這些組織的生活變得更加豐富和歡愉。

問：有形形色色的瑜伽修習被教導，林林總總的瑜伽被談論，為何會如此呢？

答：這是因為瑜伽並非一成不變的。瑜伽即是創造。我明白你所教導的方式一定不同於我所指導的方式。我們大家都有不同的經驗、不同的背景，對瑜伽也抱持不同的看法，當然，瑜伽對我們的重要性也各不相同。因此，透過相同的瑜伽教導，不同的人會發現不同的東西，這一點絲毫不出人意料。即使在你自己的瑜伽機構中，不同的老師也會依據他們自身的展望和優先排序，以及對瑜伽的關注，予以不同的方式教導。《瑜伽經》就說，每一個人都立足於自身的觀點，而從相同的教導中得到不同的東西。因此，五花八門並不是問題，本應如此。

問：可是似乎還是有一點不尋常，畢竟許多老師都是你父親奎師那阿闍梨的學生，教導的方式卻相距懸殊。

答：這個嘛，可以分兩個問題點來談：他們和我父親相繫在一起的時間有多久？以及當他們被要求教瑜伽時，按照自己的意思去教的

18不是普通的聲音，而是內在神祕的聲音。

程度有多少？我和父親相繫的時間甚久，我從一九六〇年到幾乎他生命落幕的不同階段，都在觀察他的教導。他予以不同人不同的方式，根據他們的需要、年齡和健康情形等等因材施教。此點誨我良多。除此，我有將近三十年的時光都沐浴在他教誨的許多面向之中。我日復一日親嘗原汁原味的真貨，因此，我能吸收他大部分的教導；在此同時，我也總是能回頭詢問他和研討案例。以這種方式，他能在我教導他人時協助我。拿你做為例子來說，如果你有一些健康上的問題，我輕易就能尋求我父親的幫助。因此，我蒙受目前正在教授瑜伽的其他人所未能親炙的耳濡目染。當需要執掌教鞭時，他們找到其他的教授方式，這沒問題。

問：可以用課堂的形式來教授瑜伽嗎？或是非得以師生一對一的方式傳授？

答：很多東西可以在課堂上教授。對於共享相似關注議題或困境的人們來說，群體的支持或許大有助益，就如在我們瑜伽之家，就有導管手術病患的團體。如我父親所言，我們無論如何都不是術士，同一時間要處理很多人並不容易。瑜伽的目的就是要帶來轉變，而老師就是那個參照點。你總是會記得老師所說的，這可不是你在書本讀到，或課堂上他所開講的，而是他告訴「你」的那些話。你需要老師，你需要這種師生的親密聯繫。瑜伽即是親密聯繫。在一和一百萬之間沒有瑜伽可言；瑜伽是兩者之間——老師和學生之間。這一點在奧義書中，宣說得很美：教育之先決條件乃人師也；其次，則為弟子也。發生在這兩者之間的即是學習。這是怎麼發生的呢？經由不間斷地教導，老師即成為學生的參照點。這即是教育。

問：有時候，瑜伽被描述成邁向目標的路程中漫長又艱鉅的苦差事。你怎麼看待這回事呢？

答：這得視目標是什麼而定。最常見的是，人們為了某些簡單的理由練習瑜伽，然後就逐漸進步到更深入、更具次第的修習。每一個階段都可以興味盎然，符合每個人當下的實況。就如我父親所言，如果你按部就班、循序漸進，就不會有任何問題。享受每一個階段。試圖立即跳好幾階，問題可能就來了。

問：任何人都可以練習瑜伽嗎？

答：想要練習瑜伽的人，就能練習。任何人只要會呼吸，就可以練習瑜伽。不過，練習瑜伽這件事，沒有人可以來者不拒，大小通吃。一定得練對瑜伽。學生和老師必須互相討論，決定出可接受也適合個人的學習計畫。

問：世界各地有許多以「上師」（guru）聞名的老師，其中許多位來自印度，但也有不是的。當今對上師這個詞有某種通俗的認知，從瑜伽傳統來看，上師意味著什麼呢？

答：上師不是有一大票崇拜者的人，而是能為我指出道路的人。假設我在森林裏迷了路，然後向某一個人詢問：「這是回家的路嗎？」那個人或許會回答：「你走這條路就對了。」我說：「謝謝。」然後走上我的路。這即是上師。

當今世界有一種設想，即上師有一群擁護他的門徒，追隨他就像跟隨花衣魔笛手[19]一樣。這並不是一件好事。真正的上師會為你指出道路。於是你走上你的路，依照自己的方式去實踐，因為你知道如何安身立命，而且對他心懷感激。我總是自然而然感謝我的上師，也樂在這樣的關係中。不過我不需要老是當個跟屁蟲，若是如此，我就不在我的所在。仿效上師的目的地，只是另一種的迷失自我。瑜伽的「自法」（svadharma）概念，意味著「你自身的法」和「你自己的道路」。如果你試圖實踐他人的法，麻煩就來了。上師即是幫助你找到自己的法。

問：你的父親是一位上師嗎？

答：他從未如此說過，但是很多人這麼認為。

問：為什麼他從沒有這樣說過自己？

答：這是一個微妙的問題，不過因為他是我的父親，我可以告訴你。上師絕不會是那個宣稱「我是上師」的人。奧義書中為數眾多的故事都記載著，上師拒絕的正是教授這個概念。澄明和睿智

19 Pied Piper：此人用美妙的笛聲把哈默爾鎮（Hameln）的大群老鼠誘入水中淹死，但因村民未履約付其報酬，而把當地的孩童全部誘拐走，藏匿於山中。

的人，其人格特質之一即是不須說：「我是明淨的，我是睿智的。」毋須如此說。那個人知道方向，指出那條道路。就是如此簡單。謙虛是明淨之人的特質之一，毋須向任何人證明什麼，我的父親正是如此。

問：奎師那阿闍梨的瑜伽之家一九七六年在馬德拉斯建立，在那裏，都做些什麼樣的事？

答：我們基本上做三種事：第一，對尋求協助的人伸出援手。來找我們的都是有難解的問題或生病的人。這樣的事是遵循我父親的傳統，他身為老師，終其一生總是一而再、再而三被期待給予建議，以及被罹患各式各樣病症的人請求幫助。專注在治療病患成為瑜伽之家最大宗的活動，原非我們的意圖，但是現在我們卻成為衛生署所認可的機構。

第二，對提出請求的人，提供指導課程。如果有人想要認識瑜伽，他們可以來到瑜伽之家學習。所謂的指導課程，我不僅是指講授體位法。在瑜伽之家的瑜伽指導課程，還包括學習整個印度的精神與文化遺產，我們有開設吟誦吠陀經典的課程，以及關於重要的古老經典如奧義書、《瑜伽經》，以及《瑜伽密義》的課程。

第三個領域是研究和學習計畫。這一方面可說純屬偶然，我們問自己，如何才能更仔細探究清楚瑜伽各個不同的面向。我們之所以如此做，是為了使我們的所作所為多多少少和其他系統相容。例如，已經完成的研究是關於背痛的治療和如何協助心理有殘疾的人。我們正在進行的另一個計畫是，將我父親的教導介紹給大眾。

第一卷 瑜伽修習

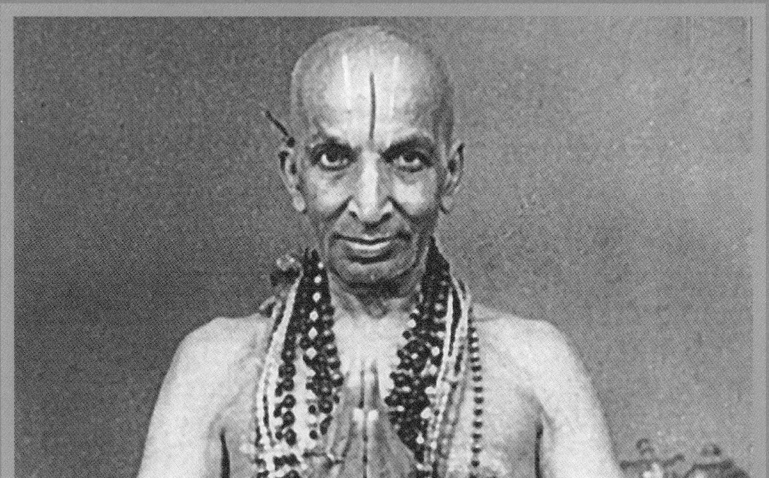

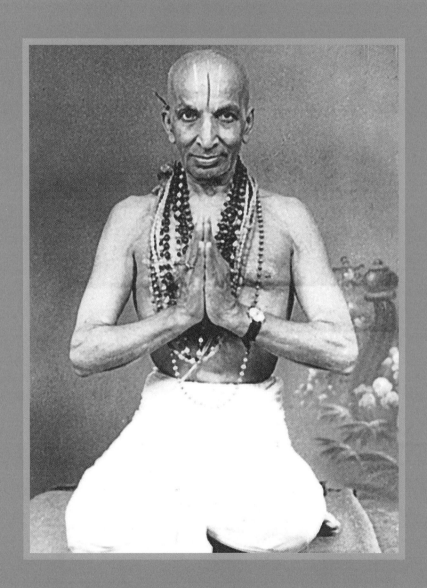

奎師那阿闍梨攝於1966年。

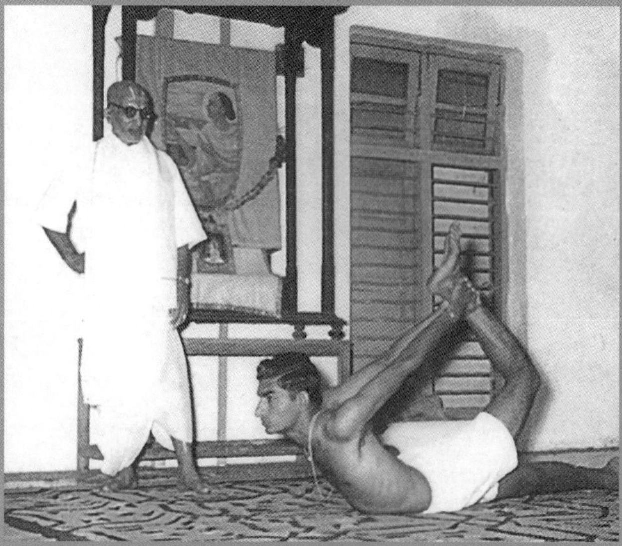

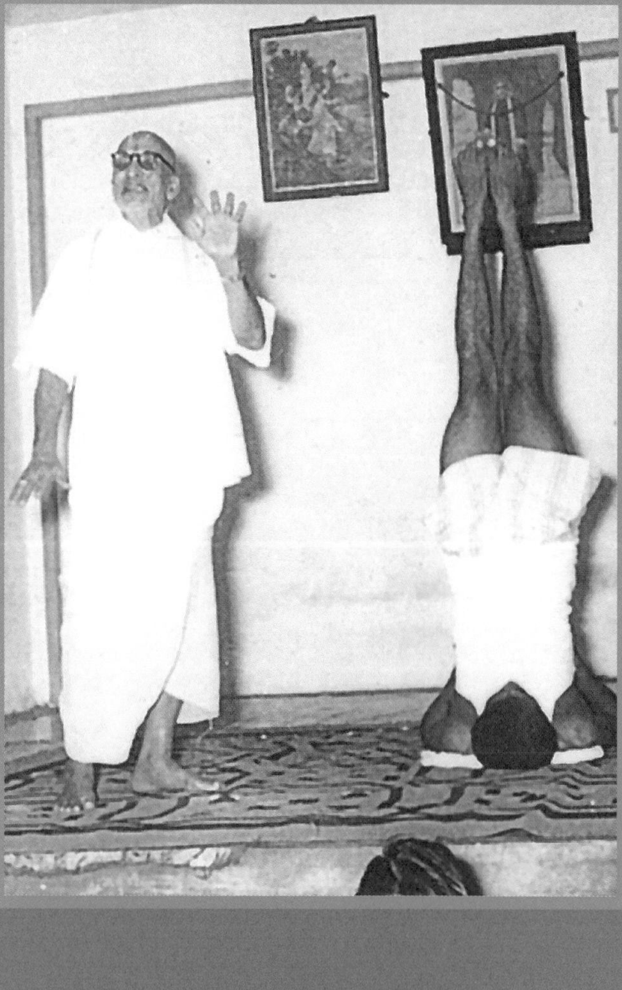

（上）奎師那阿闍梨和做半弓式的兒子師利巴夏姆（Shribhasyam）。

（下）奎師那阿闍梨在演講時，學生示範肩倒立式。

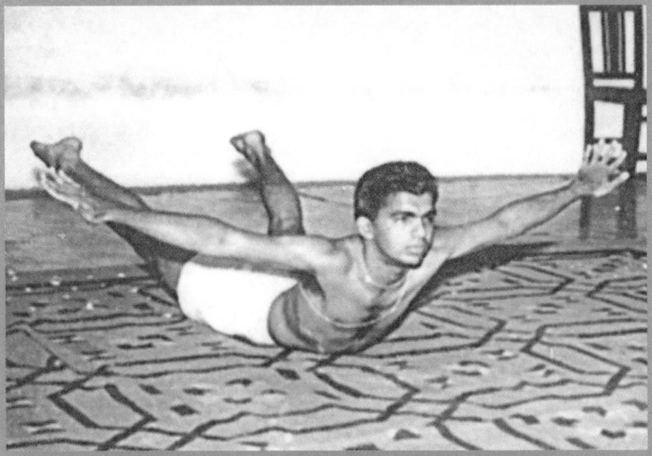

（上）年輕時的德悉卡恰示範飛船式。

（下）奎師那阿闍梨和練習三角扭轉伸展式*的學生。

* trikoṇāsana：三角式有不同變化，此圖所示範的是三角扭轉伸展式（parivṛtta trikoṇāsana）。

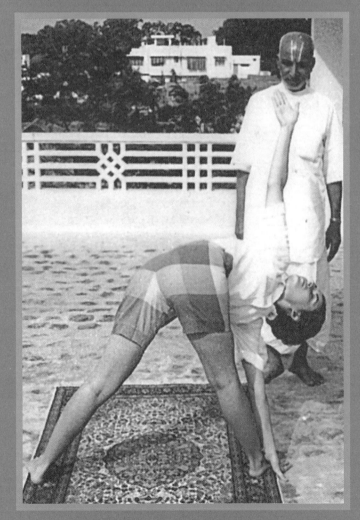

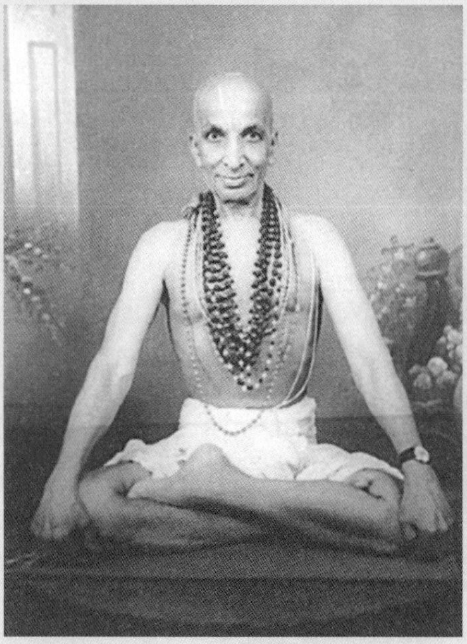

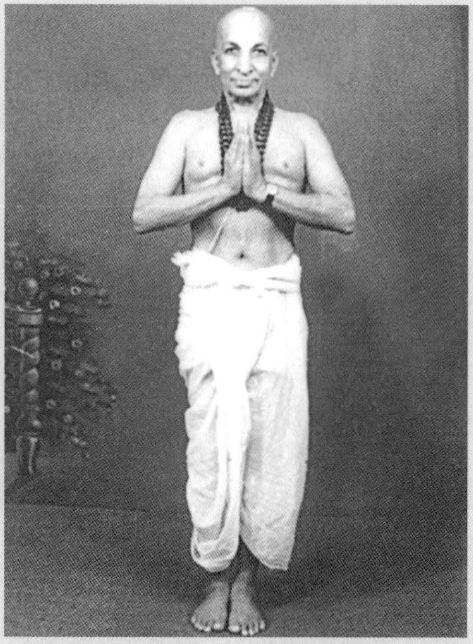

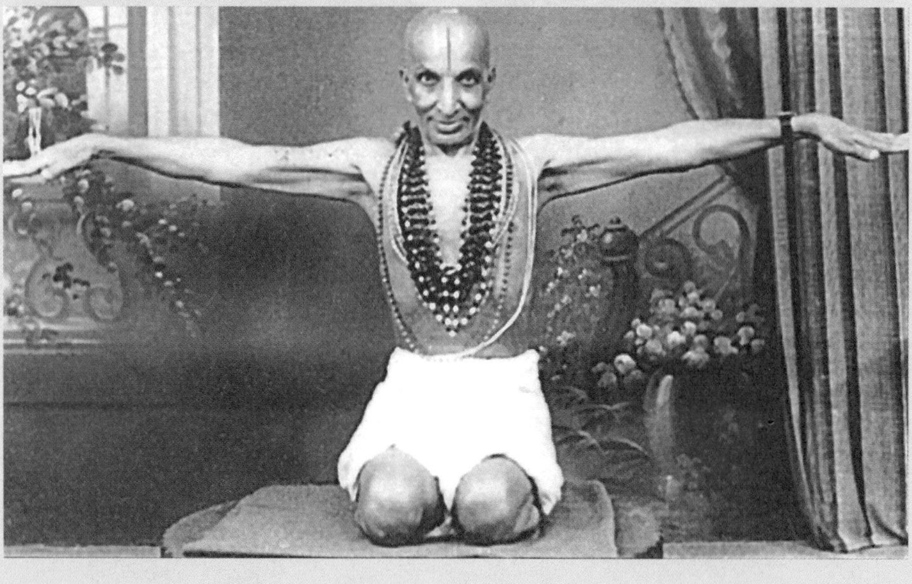

（上左）奎師那阿闍梨結跏趺坐。

（上右）奎師那阿闍梨於山立式。

（下）奎師那阿闍梨示範金剛式的變體。

1

瑜伽：概念和意義

一開始，我就想要分享一些想法，也許可以幫助大家了解「瑜伽」這個詞的許多不同的含意。瑜伽是印度思想的六大基本系統之一，這些思想統稱為「見」（darśana），其他五種分別是正理派、勝論派（vaiśeṣika）、數論派、彌曼沙派、吠檀多派[1]。darśana這個詞是由梵文字根dṛś衍生而來，dṛś可譯成「觀看」。因此darśana的意思為「視野」、「見解」、「觀點」，或甚至是「特定的觀看方式」。然而除此之外，尚有另一層意思。為了理解這個，我們內心必須浮現一個可以注視自身內在的鏡像。事實上，所有偉大的經典，都引領我們進入不同的觀看方式，為我們創造出更加認識自己的契機。我們一旦正確地面對並完全了解經典的教導，就越能深入觀看自身的內在。做為六大見之一的瑜伽，起源於吠陀經典，也就是印度文化最古老的記錄。瑜伽是由偉大的印度聖者帕坦伽利於《瑜伽經》中，將其系統化，成為特定的「見」。雖然此後有很多重要的瑜伽經典出現，無庸置疑地，帕坦伽利的《瑜伽經》始終是最重要的一部。

瑜伽這個詞的許多解釋已流傳好幾個世紀，其中之一即是「合成一

1 原書注：梵文的發音指南請見頁216-217。

體」、「聯結」，還有一個意思則是「將千絲萬縷的心念綁在一起」。這兩個定義乍看之下，似乎風馬牛不相及，但其實說的是同樣一件事。儘管「合成一體」這個解釋賦予瑜伽一種身體上的詮釋，然而將心流綁成束的一個例子，就是在我們著手實際做瑜伽之前，專注念頭於瑜伽修習。一旦千絲萬縷的心念聚集成一束而形成意向，我們就準備好開始身體的動作。

瑜伽這個詞更進一步的意義是「獲得先前未獲得的」。這個概念的始點是：有些事我們今天尚未有能力做到，但如果找到實踐這個渴望的方法，那個踏腳石即是瑜伽。事實上，每一個改變皆是瑜伽。例如，在我們找到方法可以彎下身且碰觸到腳趾頭時，或者透過書本學到瑜伽這個詞的意義，或者經由對談更了解自身或其他人時，我們就到達以前從未觸及之處。這些活動的每一個發展和變化皆是瑜伽。

瑜伽的另一個面向和我們的行動有關。瑜伽因此也意味著將我們所有的注意力導向正在從事的活動。舉個例子來說，當我正在寫作時，心識的一部分正在思惟我想說的東西，然而另一部分想的事，則和這個念頭相差十萬八千里。我越是專心寫作，專注力就越是集中在此時此刻我的所作所為。我也許以極高的專注力開始動筆，然而繼續寫作下去後，專注力或許逐漸動搖不定。我可能想明天的計畫，或者晚上要煮什麼才好，然後就會出現這樣的事：我明明是專注做著事，其實卻幾乎沒有將心放在手邊的工作上。我正在行使職責，但是我卻不在場，不在當下。瑜伽試圖創造一種我們在每一個行動、每一刻，總是在場、在當下的狀態——真的在場，在當下。

專注的優點是我們可以將每件任務執行得更佳，同時對行動保持覺知。專注力越強大，犯錯的可能性就會比較微小。一旦專注在我們的行動，我們就不再是習性的囚徒，不需要因為昨天做了什麼，今天就非得做什麼不可。這樣一來，我們便能以未曾經歷過的眼光看待自己的行動，避免掉漫不經心的重複。

瑜伽另一個古典的定義是「與神合一」。這和我們使用什麼名字——上帝、阿拉、自在天——來描述神聖無關，任何可以帶領我們更靠近、更了解比我們更高、更強的力量，即是瑜伽。當我們與更高的力量感覺一致，這也是瑜伽。

我們看到了許多了解瑜伽這個詞的意義的可能方式。瑜伽雖扎根於印度思想，內容卻具有普遍性，因為瑜伽是種方法，能讓我們在生命中做到所期望的改變。實際修練瑜伽，會帶領每個人達至不同的方向。而遵循瑜伽之道，並不需要認可特定的神的觀念。修習瑜伽，要求我們得做到的，僅僅是行動，以及對我們的行動保持專注。人人都應審慎覺照自己所採取的方向，才能夠知道將走向何方，以及如何走到那裏。而如此謹慎細微的觀察，將使我們發現嶄新之物。這個發現是否能引領我們更理解神，獲得更大的滿足，或是達到新的目標，完全是個人的造化。當我們開始討論體位法這個瑜伽的身體運動時，最好能把握瑜伽所涵攝的各式各樣理念是如何鑲嵌在我們的瑜伽修習之中。

修習瑜伽從何處開始？如何開始？非得從身體的層次開始，毫無例外嗎？我認為從何處開始，得視個人的關注之所在而定。修持瑜伽的法門千百種，隨著修習的進展，在某種進路上的關注將會引導至另一條道路。因此，我們可以從研讀《瑜伽經》或冥想著手。或者不行此道，也可以從練習體位法入手，透過身體的經驗，開啟瑜伽的體會。也可以由入門，感覺我們內在存有（inner being）的運動——呼吸。總之，該從哪裏切入、如何開始我們的修持，並無成規可循。

書本或瑜伽課程常常給人這樣的印象：學習瑜伽有先決條件。我們可能被要求不准抽菸，或是得當個素食者，或者非得放棄所有的世俗財物不可。如果是出自內心的自願自發，這樣的舉動就值得讚賞，因為很可能是修持瑜伽的結果；然而若是由外在強加於自己的，那就毫無令人欽佩之處。例如很多老菸槍練習瑜伽後就再也沒有菸癮，修習瑜伽的結果就是不再想抽菸，而不是因為他們想練習瑜伽才戒菸的。我們從自己的所在之處、是怎樣的人開始，無論會發生什麼，就是會這樣發生了。

當我們開始學習瑜伽，不管是體位法、呼吸控制法、冥想，或是研讀《瑜伽經》，學習的方式都是相同的。我們進展越多，越能覺知我們存在的整體性（holistic nature），了解我們是由身體、呼吸、心靈和其他等等所構成。很多人由練習體位法入手學習瑜伽，繼而學習更多的體式，一直練到對他們來說，瑜伽的唯一意義只在於身體操練。這樣的狀況就好比僅作單臂訓練，而任另一隻手臂羸弱不振一樣。相同地，有人將瑜伽的要旨知識化，為此寫了精彩萬分的著作，對於複雜的概念如普克地（prakṛti）和阿特曼（ātman）等[2]，也講解得十分精采出色，然而在他們寫作或演說時，連將身體挺直坐個幾分鐘都辦不到。因此，千萬不要忘記，我們可以從任何面向著手修習瑜伽，但是如果想成為完整的人，就得統合自身所有的面向，一步接著一步地修習。在《瑜伽經》中，帕坦伽利重視生命中的所有面向，包括我們和他人的關係、我們的習性、我們的健康、我們的呼吸，和我們的冥想之道。

2 這兩個詞在不同的經典和學派中，有詮釋上的差異，因此中譯在此採簡單音譯，不涉入複雜概念的解釋。

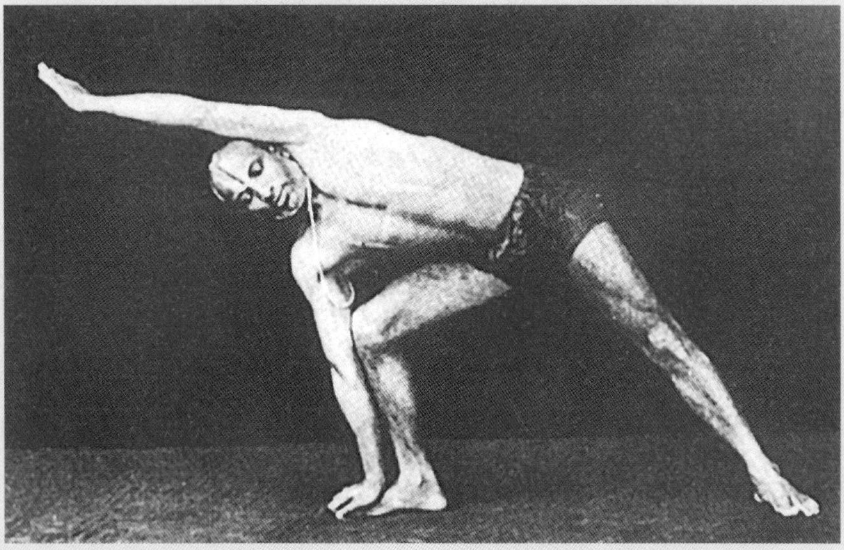

奎師那阿闍梨示範伸展側角式，時年46歲。

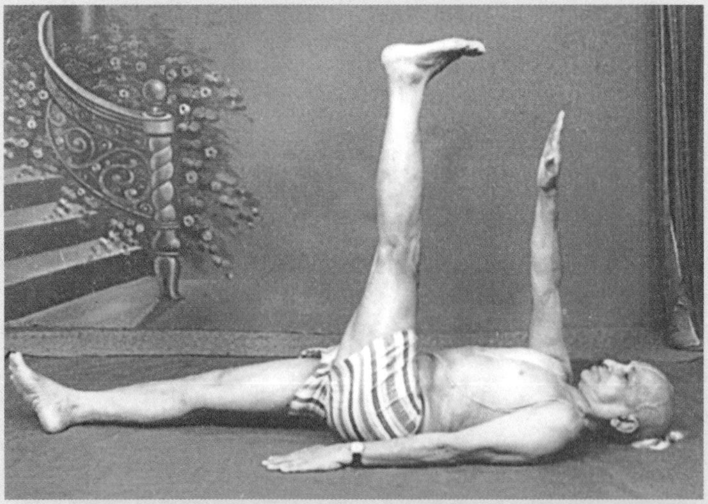

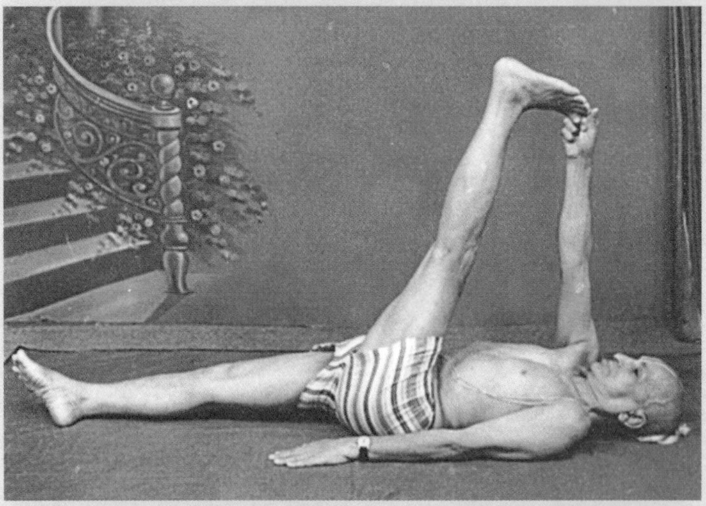

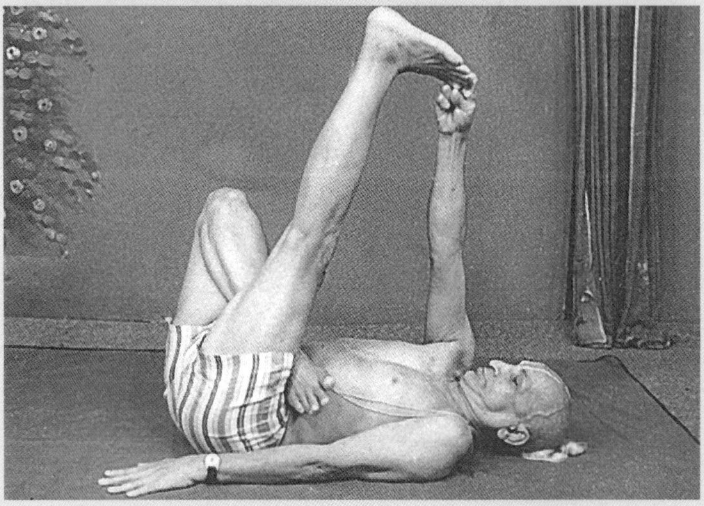

奎師那阿闍梨示範單腳
向上伸展式。

2

瑜伽修習的基礎

要解釋瑜伽，就得提及帕坦伽利的《瑜伽經》，我偏好這本瑜伽書的指導，勝於其他談論瑜伽的經典。以某種方式來看，《瑜伽經》相較於其他經典，更具普遍性，因為它聚焦於心識，談論心識的特性為何，以及我們能如何影響心識。就如在《瑜伽經》中的定義，瑜伽是毫不偏離或間斷地引導心識的能力。無人能夠否認，在這樣的過程中，對所有想要擁有生活重心，而且生活富於建設性的人來說，是有助益的。其他的瑜伽經典則談論神、意識，以及其他未必被接受或不見容於不同哲學和宗教的概念。如果我將瑜伽理解成一條任何人都可以親近的道路，那麼我的討論以《瑜伽經》做為依據，似乎是再自然也不過了，因為心識特性的問題是普遍共通的。以神或超越的存在來談論瑜伽，常常會妨礙人們的領會，不管他們是否接受或拒絕這樣的觀念。帕坦伽利的《瑜伽經》與眾不同之處，就在於這種沒有局限的開放性，某種程度上，也是使得這部經典如此深奧的原因。神的觀念既不被否認，也不被強加於任何人身上。因為這個理由，我認為比起其他的瑜伽經典，《瑜伽經》使得瑜伽更易於明白。

感知和行動

帕坦伽利《瑜伽經》中一個重要的概念，就是必須處理我們感知事物的方式。這個概念解釋為何我們總是在生活中陷入泥淖。如果我們知道難題是如何被創造出來的，就能學會遠離他們。

我們的認知怎樣運作？我們經常認定自己「正確地」看到某個情況，也根據這樣的感知去行動。然而事實上，我們欺騙了自己，我們的行動也因此可能帶給自己和他人不幸。不過，同樣慘烈的是，在確實如我們所料時，我們卻會懷疑自己對情勢的掌握，所以按下不動，即使出手將會利多。

《瑜伽經》使用「無明」（avidyā）這個詞來描述經驗光譜裏的兩端。無明，字面上的意義是「不正確的理解」，描述一種錯誤的感知或誤解。無明混淆了粗略和微妙事物之別。無明的相反是「明」（vidyā），即「正確的理解」[1]。

如此根深柢固在我們身上的無明究竟是什麼？無明，可以理解為許多無意識行動積聚的結果，這樣的行動和感知的方式，我們已機械性地行之多年。無意識反應的結果，就是心識變得越來越倚賴習慣，一直到我們理所當然接受昨日的行動就是今日的模範。在我們行動和感知中的習性，稱為「行」[2]，這些習性以無明遮蔽了我們的心，就好像以薄膜將意識的清明弄得模糊了。

如果我們確定不清楚眼前的狀況，一般來說，就不會篤定地行動；但若對自己的洞察很有把握，就會行動，一切也會順利。這樣的行動根植於感知的深刻層次。相反地，無明以膚淺的認知聞名。我認為我看事物看得很正確，因此採取某一個行動，然而後來，卻不得不承認犯了錯誤，我的行動並未利人利己。因此，我們有兩個層次的感知：一層在深處，免於無明這層薄翳，另一層則是位於表面，被無明所障蔽。就如我們的眼睛，若要將顏色看得正確，就得是清澈透明，不應染上任何色彩。因此，我們的感知應該要像一面無雜質的水晶明鏡。瑜伽的目標，就是要減少無明的遮蔽，以達至正確的行動。

1 原書注：見《瑜伽經》2.3-5。

2 saṃskāra：此處採佛教經典的傳統翻譯「行」。依梵文字源學來看，此字是由 sam-√kṛ 派生而成，動詞字根kṛ意思為「做」，因此，saṃskāra有「共同造作」、「集起造作」之義。由此可知，「行」並非單獨存在的，而是過去身、語、意的造作活動共同留下的心理記錄，形成了我們的習氣，成為現在和未來造作的潛在力量和作用。

無明的分支

我們難得會有立即且直接的感知，所以我們的感知是錯誤的，或有所遮蔽的。無明，甚少以無明本身表現出來。事實上，無明的特性之一，即是對我們保持隱匿。容易被辨別出來的，是無明那些分支的特性。如果能察覺到這些分支，就能辨識出無明的存在。

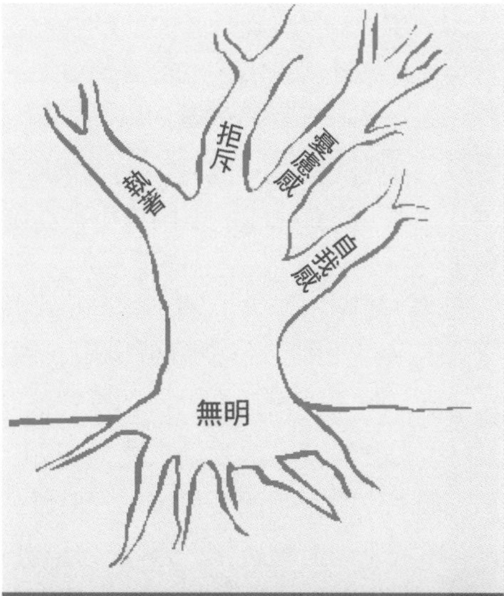

無明的分支：無明，是阻撓我們辨認出事物如其所是的障礙之根本原因。這些障礙是自我感、執著、拒斥和憂慮感。

無明的第一分支，我們通常稱為「自我意識」。自我意識迫使我們抱持著這樣的想法：「我必須比別人更好。」「我是最頂尖的。」「我確信我是對的。」在《瑜伽經》中，這個分支稱為「自我感」（asmitā）。

無明的第二分支，是以迫切需求的樣態表現出來。這個分支稱為「執著」（rāga）[3]。我們今天想要某個事物，是因為昨天它很討喜，而不是因為今天真的需要。我昨天喝了一杯果汁，嘗起來可口極了，帶給我所需的能量，今天我內心深處就會有聲音說：「我想要再來一杯這樣美味的果汁。」即使我未必真的需要，甚至於喝這樣的果汁對我來說並不合適。我們想要自己沒有的東西，不滿足擁已有的事物，還想要更多。我們想要占有那些我們被要求放手的東西。這就是執著。

「拒斥」（dveṣa）[4]，無明的第三分支，在某些方面來看是執著的對立端。拒斥，以拒絕事物的樣態表現出來。我們有一段難熬的經歷，擔憂再嘗一次苦頭，因此拒斥與那種苦味有關的人、想法和環境背景，認定這些人、事、物會讓我們再滿嘴苦澀。拒斥也使我們排拒不熟悉的人、事、物，即使我們和這些人、事、物之間，根本沒有任何負面的或正面的過往。這類拒絕形態，即是拒斥的表現。

3 梵文rāga有「激情」、「渴欲」之義，本書作者使用英文attachment（依戀、愛慕或執著）來翻譯這個詞。

4 梵文dveṣa有「反感」、「憎惡」和「仇恨」之義，本書作者採用refusal（拒斥）來翻譯此詞。

最後是「憂慮感」（abhiniveśa）[5]，這也許是無明最隱密、最內在的表現，在日常生活中的許多層面都可以看到。我們感到不確定；對於自己人生中所處的位置抱持著問號；擔心他人對自己有負面的評斷；在生活模式亂成一團時，感到無所適從；或者，不想變老。所有的這些感覺，都是無明的第四分支憂慮感的表現。

四個無明的分支，個別或共同遮蔽我們的感知。透由這些分支，無明在我們的潛意識中持續作用，而其活動的結果，就是我們會感到不滿。例如，在課堂上練習體位法時，我們容易傾向和他人較量高下。我們發現有人比我們更彎曲自如，而這樣的比較只會帶來不滿足。然而，瑜伽並非體育競賽，比其他人更能夠向前彎曲，並不必然意味在修習瑜伽上就更上一層樓。這樣的較量若非帶來高人一等的滿足感，就是會導致你心有不甘，因為你覺得自己矮人一截。這樣的不滿，經常讓我們負荷過重，而且縈繞心頭，揮之不去，絕不善罷甘休。而我們對心滿意足或心有不甘這類感覺的起源，依然不清不楚。

讓我再舉另一個例子來展現無明的頑強。假設我在討論《瑜伽經》時犯了一個錯誤，正常情況下我會坦承錯誤且道歉。但此時，我的朋友若說我對這本偉大經典的看法是錯的，我的內心就會感到一陣糾結刺痛，渾身不舒服。也許，在自我感的作祟下，我會試圖證明我的朋友是錯的，我才是對的；或者憂慮感可能驅使我從那個局面整個退縮出來。不管是哪一種方式，我都拒斥挑戰我的東西，而非接受批評，以及從那樣的處境中學習。

只要無明的分支擴展中，我們就很有可能踏錯一步，因為我們無法謹慎地評估，也無法做出健全的判斷。若察覺到問題以某種方式生起，想當然耳，無明就是製造問題的器具。瑜伽降低無明的作用力，真實的理解才可能因此發生。

我們大多是由於無明的不在場而注意到無明，而非因其存在而察覺。當我們正確地看待事物，內在即產生深刻的安詳，不會感到緊張，不會心煩意亂，也沒有焦慮、激動。例如，當我說話有意識慢條斯理時，我感覺到一池源泉，寧靜就從那兒汩汩流出，還有澄明的理解時

5 梵文abhiniveśa有「愛著」、「迷執」和「恐懼死亡」之義，在瑜伽哲學中意指迷戀世俗生活和物質享樂，而恐懼死亡將奪走這一切。

（vidyā），就在我之內。但是，如果我對自己所說的話沒有把握，我就會放連珠炮，使用不必要的語詞，句子也可能斷斷續續不成章。因此，當我們的理解是清楚的，內心深處就會感到平靜和寧謐。

持續和改變

如果我們贊成瑜伽的概念，那麼我們所看到、所經驗、所感受到的每一件事都不是假象，而是真實不虛，皆實際存在，包括夢境、想法和幻想。甚至無明本身也是真實的。這個概念稱為「實在論」[6]。

雖然在瑜伽中，我們所見、所經歷的每件事都是真實不虛，不過所有的形式和內容卻是處於一種持續流動的狀態，這樣持續改變的概念，名為「轉變論」[7]。今天看待事物的方式未必與昨日相同，是因為情境、我們和事物的關係，以及我們自己在那時間過渡的間隔中皆已改變。這種持續改變的思想，暗示著我們不必因為無明的存在而感到洩氣。即使事情變糟了，總是有轉圜再起的餘地。當然，也可能每況愈下，一敗塗地。我們從不知道人生將會發生什麼，這也是保持專注之所以重要的原因。事情的好壞走向，相當程度取決於我們自身的行動。而規律修習瑜伽的可貴之處，是出於下面的原則：經由練習，我們能夠學會每一刻保持在當下，因此能達到以前我們無法觸及的目標。

瑜伽認同這樣的觀念：有個東西深植於我們內在，非常真實，不容易改變，不像其他的事物。我們稱這個泉源為純粹意識或目證者，[8]意義是「觀看者」或「能正確視物者」。在河中游泳，而且看不到河岸時，我們幾乎看不出水在流動。如果我們走到河岸上，那兒有堅實的地面，就比較容易看到河水是如何地川流不息。

純粹意識指出我們觀看的所在位置，這是我們自身的能力，使我們能夠正確無誤地感知的能力。瑜伽的修習，可以促使無障礙的觀看自然順勢發生。只要心為無明所覆蓋，感知就會有所遮蔽。而就在我們感到內在深處的平靜時，便明白自己是真正地理解了；這樣的理解，將引導我們正確行動，進而對我們的生命產生一股強而有力且正向的影響。這種真實的理解，是由於減少無明而產生，通常不會自動發生。

6 satvāda：sat有「實存的」、「真實的」、「正確的」等義；vāda有「言語」、「言論」、「陳述」、「命題」或「論題」等義，但此「實在論」是和西方哲學所談的實在論（realism：獨立於精神之外有一實在）不同。可能是指勝論派的主張，即是將一切與概念對應的存在，視為實在，且將其分為六個範疇，用以說明世界的現象。此說和吠檀多哲學所主張的「幻現論」形成強烈對比，「幻現論」主張唯有「梵」是真實的，作為結果的世界則是不真實的，只是一種「幻」（maya）。

7 pariṇamavāda：pari-ṇāma有「改變」、「轉化」、「發展」、「演化」等義。在印度哲學原本的學說主張是指：原因中已經隱藏著結果（因中有果），原因與結果在本質上是同一的，結果是由原因開展轉變而來，認為世間一切現象，皆出於宇宙最高實體「梵」，現象界都是從「梵」演變來的。「梵」是世界一切現象生起、持續和毀滅的根本原因。在此，作者做了不同層次的詮釋。

8 作者此處是依數論派的二元論主張來詮釋，物質原素（prakṛti）是最初的創造勢能（見《薄伽梵歌》），純粹意識（puruṣa）則被動的，是物質原素的旁觀者、目證者（draṣṭṛ）。

身體和心識一向習慣於特定的感知模式，經由瑜伽的修習，這樣的模式會逐漸改變。《瑜伽經》記載著，在第一次瑜伽修習時，人會交替經歷澄明和遮蔽的起起伏伏，也就是說，經歷了一段澄明期後，接著就是一段心識和感知欠缺明晰的晦暗時期。[9]隨著時間過去，遮蔽會越來越少，明晰會越來越多，看出這樣的轉變，就是衡量我們進展程度的一種方式。

有人也許會問，當某人因為想要變得更好而開始練習瑜伽，這算是自我感的一種表現嗎？這樣的問題，可能引導我們對於無明的意義有重大的發現。我們易於受到無明的支配，而不管是直接還是間接，只要察覺到這一點，我們總得做一些事情，這無庸置疑。有時候，我們的第一步是想要變得更好，或是感覺自己更加嫻熟。這和有人說「我很窮，不過我想要變得富有」，或是「我想要成為醫生」，並沒有什麼不同。我很懷疑有人真的不想要改善自己。即使我們的第一步是源於渴望變得更好，因此以自我為根本，這依舊是正確的一步，因為這一步，引領我們踏上瑜伽階梯的第一階。此外，我們不會永遠只停留在致力於自我改善這個初始的目標。根據《瑜伽經》，認出無明和征服無明，以及隨之形成的結果，是我們唯一向上攀爬的階梯。想要做得更好這樣的目標，可能就是第一層階梯。藉由修習瑜伽，我們逐步改進專注力和獨立自主的能力，這也的的確確是真的，我們因此改善了健康、人際關係，以及所做的每一件事。如果能跳過第一層階梯，也就是跳過渴望自我改善，也許就不需要瑜伽了。

要怎麼爬上這個階梯呢？在帕坦伽利的《瑜伽經》中，建議了三個方法來幫助我們攀爬。第一個是「修練」（tapas），tapas來自字根tap，「加熱」和「洗淨」的意思。修練是一種手段，藉此，我們能保持健康和向內淨化自己。修練經常被描述成贖罪的苦行、禁欲和嚴格的飲食控制。然而在《瑜伽經》中，它的意義是體位法和呼吸控制法的鍛鍊，也就是說，瑜伽的身體和呼吸的練習。這些鍛鍊可以幫助我們除去自身系統中的阻礙和瑕疵，同時也帶給我們其他的益處。藉由修習體位法和呼吸控制法，就能夠影響我們的整個系統，這和將黃金加熱以純化它的原則是相同的。

9 原書注：見《瑜伽經》3.9。

第二個手段是「洞察自身」（svādhyāya），藉此，我們能發現瑜伽的狀態。Sva的意義是「自身」，adhyāya則可譯成「研究和調查」。藉由洞察自身的協助，就能明白自己。我們是誰？我們是什麼？和世界的關係又如何？光是保持自身的健康，是不夠的。我們應該知道我們是誰，以及如何與其他人相互關聯。這並不容易，因為我們沒有如照鑒我們的身體那樣的明鏡，來照鑒我們的心。不過，當我們閱讀和研究特定經典時，當我們討論和反思這些經典時，可以看見心識反射的影像。特別是研讀偉大的作品如《瑜伽經》、《聖經》、《摩訶婆羅多》和《古蘭經》時，更是如此。透由研讀這類的經典，就能看透、認清我們自己。

《瑜伽經》所建議的第三條進入瑜伽狀態的可能之道是「交付予神」（īśvarapraṇidhānā）[10]。這個詞通常被解釋為「對神之愛」，不過也意味著行動的某種特質。修習呼吸控制法和體位法，保持自我健康，以及反思自身，並未構成我們所有的行動，還必須追求事業、完備許多資格，以及從事一般日常生活會做的事。所有這一切應該盡量去完成。不過，我們無法確定行動的結果會如何。這是為什麼最好不要太黏執於自己的期盼，而要將注意力多放在行動本身的原因。

健康、探索、行動的品質，這三種存在的方式，共同涵蓋了人類努力的整個光譜。如果我們是健康的，對自己多了解一點，以及改善行動的品質，就可能犯下較少的錯誤。建議在這三塊區域多加努力，以減少無明。這三者合稱「所作瑜伽」（kriyā yoga）[11]。Kriyā來自這個字kṛ，意思為「去做」。瑜伽並不是被動的，我們必須參與生命。想做得漂亮、精采，就要在自己身上下功夫。

我已經解釋過，瑜伽是一種兩件事物結合在一起的狀態。我也說了，瑜伽意味著在行動中保持專注。如果想要達到先前無法觸及的目標，或練會先前無法做出的體式，專注於行動是必要的。所作瑜伽，就是我們達到瑜伽這種存在狀態的手段。儘管所作瑜伽僅是瑜伽的一部分，不過它是瑜伽實修的一個分支，能帶來改變，讓我們生命中所有的面向更好。

10 īśvarapraṇidhānā：此複合詞可解析為īśvara-praṇidhānā。īśvara有「至高神」、「至尊主」等義，傳統中譯為「自在天」；praṇidhānā有「虔敬」、「冥想」、「交託給」等義。因此，īśvarapraṇidhānā有「虔愛神」、「冥想神」和「捨己從神」之義。

11 又稱為「淨化瑜伽」，是帕坦伽利所教導的淨化行動（業）的瑜伽，因此處強調的重點為「作」，因此譯成「所作瑜伽」。所作瑜伽和行動瑜伽（karma yoga）不同，詳見本書第二卷第十五章。

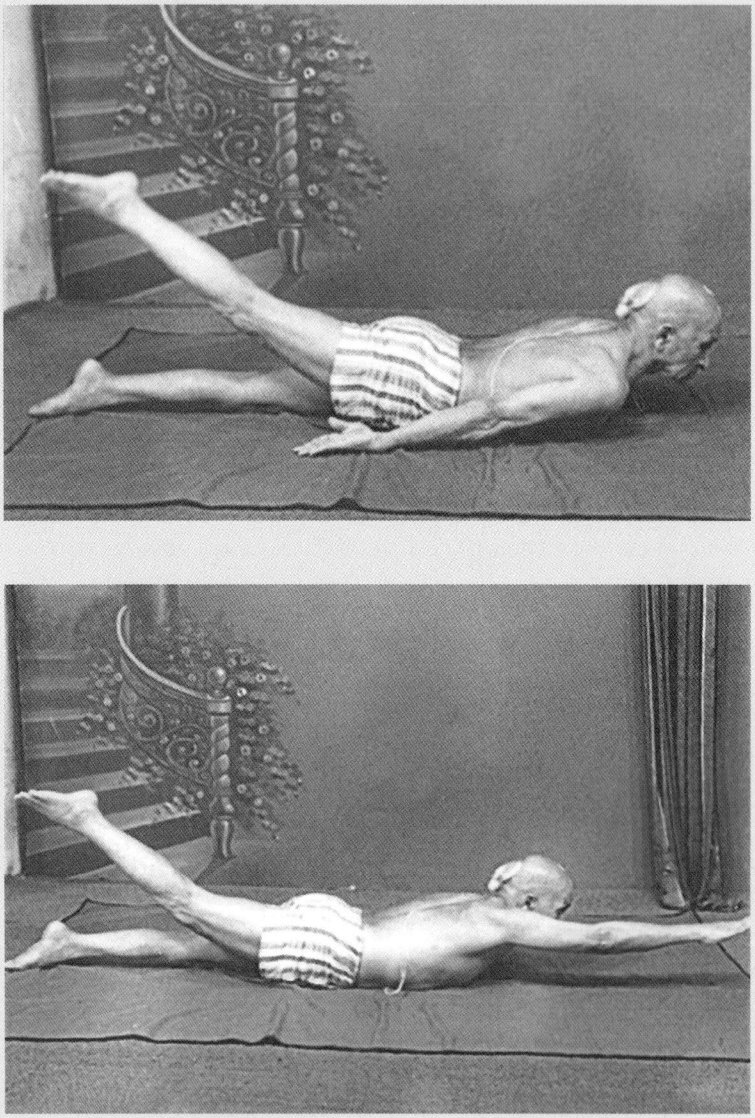

奎師那阿闍梨示範蝗蟲式。

3

體位法原則

修習瑜伽，讓我們有機會去體驗「瑜伽」這個詞的不同意義。我們已經提過，瑜伽可以讓我們從現在的所在，邁向曾經無法企及之處。至於到底是透過什麼方式來完成這樣的提升，其實並不重要，因為無論這樣的轉變是透過練習體位法、研究與閱讀，或是冥想來達成，都是瑜伽。

在練習的當下，要專注於身體、呼吸以及心識。感官也算是心識的一部分。雖然在理論上，身體、呼吸與心識似乎各行其是，瑜伽的目的卻是將它們的行動加以統一。一般主要把修行的肉體層面視為瑜伽，而鮮少留意如何呼吸、如何調和呼吸及身體動作，只注意我們的彈性與柔軟度。有些人則可能想知道我們到底精通幾種體位法，或是究竟能靜止不動幾分鐘。

然而，比上面這些外在表現更為重要的，卻是我們「感受」姿勢與呼吸的方式。以下介紹的種種原則，由許多世代的瑜伽大師們所發展出來，都已流傳久遠。這些原則詳盡告訴我們體位法的內容、呼吸的方式，以及最重要的——體位法與呼吸之間的關係。在此同時，還提供了呼吸控制法的指引。但這個部分會留在後面的章節來討論。

什麼是體位法（āsana）？體位法的原意其實就是「姿勢」。這個字的梵文字根是as，指的是「保持」、「成為」、「坐」，或是「做出某種特別的姿勢」。帕坦伽利在《瑜伽經》中指出，體位法具有兩個重要的特質：「住」（sthira）與「樂」（sukha）。[1]「住」指的是穩定與警覺，「樂」指的是「在某種姿勢裏保持舒適的能力」。無論我們練習的是哪一種姿勢，兩種特質都不可偏廢。當我們為了照相而盤坐，卻因為腿痛而巴不得趕快鬆開的時候，就是既沒有住也沒有樂。即使已經做到了住的「穩定」與「警覺」，也還應達成樂的舒適與輕快，而且兩者都要能持久。要是沒有同時做到這兩項特質，根本沒有體位法可言。反過來說，也只有在我們能維持某種體位法一定的時間，而且同時感到警覺而無壓力，才算是完成了瑜伽的原則。接下來所要談到的方法，便是要確保我們能以「住」和「樂」來練習每一個體位法。

從所在之處開始

如果我們準備要做的，是一個會讓自己感到緊張的姿勢或動作，那麼除了緊張之外，大概也很難再去留意到別的東西。盤坐之時，唯一想到的若只是緬緊、痠痛的腳踝，就沒有真正做到我們努力想做到的體位法——我們顯然還沒準備好要做這樣的姿勢，因此，最好先去練習另一個容易一點的姿勢。單純的念頭是整個瑜伽修習的基礎，只要循序漸進，就能漸漸更穩定、更警覺，也更舒適。

若希望實現體位法原則，就必須接受自己現在的樣子。如果背部太僵硬，就必須承認這個事實。我們可能身體非常柔軟，但呼吸十分短促；或是呼吸沒問題，身體卻常常出毛病；或者在某種體位法中覺得舒適，心思卻全然不在當下裏——這些都不算是體位法。只有承認自己現在的立足點，並學著接受它的時候，我們才有可能找到對體位法來說，最為重要的這兩個特質。

1 原書注：《瑜伽經》2.46.

結合呼吸與動作

在瑜伽的修習裏，呼吸和身體的角色一樣重要。因為呼吸表現了內在的感覺，所以品質極其重要。當我們感到痛苦，呼吸會變得困難；不專心時，也會無法控制好自己的呼吸。呼吸是內在與外在身體的連繫。只有把身體、呼吸和心識合而為一時，才能明瞭一個體位法的真正價值。

要承認我們個人的立足點，首先必須探索身體，而這也包括了探索呼吸。[2]為了達到這個目的，我們現在要來做一些簡單的呼吸練習，例如盡可能拉長吸氣。透過這種方式，可以觀察吸氣時到底是胸部，還是腹部會鼓起？背部會不會隨著呼吸而被牽動？為了探索身體目前的狀態，我們會運用手、腳和軀幹的動態動作。舉例來說，我們會引導瑜伽的初學者舉起或放下他們的手臂，然後再問他們：「手臂運動主要牽動了你們的背部嗎？或者還牽動了身體的其他部位？」有些人會認為手臂運動牽動了背部，而另一些人則注意到主要是肩膀在做伸展。

為什麼大家對此會出現不一樣的體驗？那是因為不同的人對某些大動作的啟動方式並不相同。背部較為僵硬的人，會覺得只要是做手臂動作，力量就全來自肩膀；身體較為柔軟的人，則會覺得這個動作始於靠近脊椎的肩胛部位。

動作與姿勢之中不舒服而無效率的習慣，不僅會造成身體僵硬，最後還會阻礙生命能量在體內流通，而透過這種方式來觀察身體，則是改正壞習慣的第一步。這樣的探索之旅需要老師帶領，但如果一位老師沒有能力引導學生進行此種探索，那麼學生不僅有誤解瑜伽之虞，還有可能感到挫折。

修習瑜伽的第一步，就是有意識地將呼吸與身體結合。練習體位法時，必須讓呼吸來引領每個動作，才能達成兩者的結合。呼吸與動作的正確結合，乃是整套體位法練習的基礎。舉起手臂時吸氣、放下手臂時呼氣，就是一個簡單的練習，它有助於發現呼吸與運動結合的韻律。

我們通常不會意識到自己在呼吸，因為它是一個自動調節的過程，想都不用去想。然而，要是想讓呼吸與運動相互配合，就得讓心識專注於兩者的結合。一旦開始專注於呼吸，呼氣與吸氣就不再是一個自動

2 原書注：我們把這個過程稱為「洞察自身」（svdāhyāya），它是kriyā yoga（所作瑜伽）的三大面向之一。Svādhyāya指的是有助於探索自我的一切事物。可參考第二章，以及《瑜伽經》2.1。

調節的過程，反而變成一個有意識的過程。發現呼吸和運動之間自然的結合方式，是體位法練習中最重要的面向。在做某一個動作的時候，我們必須判斷到底是呼氣還是吸氣變得更深或更緩慢，才能確認這個呼吸是否和正在做的動作相結合。

再來看看剛剛提到的手臂動作：當我們舉起手臂時，自然呼吸的節奏是吸氣，放下手臂時，則是呼氣。同樣地，吸氣與呼氣的長度，會決定我們多快舉起或放下手臂。在練習這個簡單的動作時，我們能學到瑜伽最基本的原則之一，亦即，全然專注於我們的行動。

有意識地引導呼吸，可以支持、強化呼吸與動作之間的自然結合。舉例來說，在自然地呼氣的時候，肋骨會下降、橫隔膜會上升，而腹部會向脊椎方向移動。這同樣的動作，也會在練習任何一種前屈式時發生，亦即肋骨下降、腹部向脊椎移動。因此，為了讓自然呼吸更深，我們會在每一個以前屈式為身體主要動作的練習中呼氣。下圖的例子顯示，呼吸過程是與前屈式相關的。

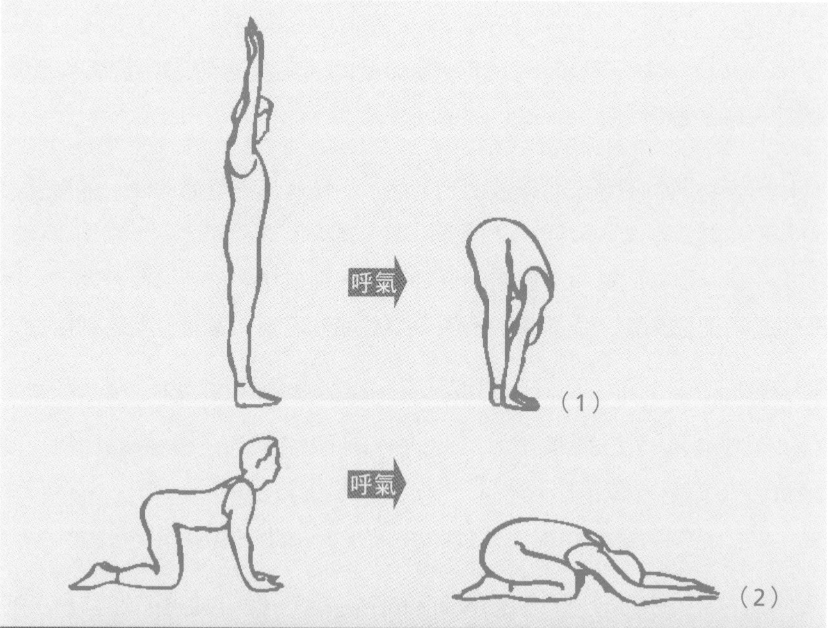

在前屈式中呼氣會讓肋骨下降、腹部移向脊椎，自然呼吸會更深：（1）站立前屈式；（2）貓式之變體。

在練習諸如桌式或眼鏡蛇式的動作時，肋骨的動作抬起胸部，並讓脊椎後彎。要是我們刻意將後屈式與吸氣結合（如下圖所示），就能讓這個動作變得更緩慢也更有效（相對於只會在呼氣時進行的前屈式，在某些後屈式中，可以自由地呼氣或吸氣，這一點我們之後還會加以討論）。

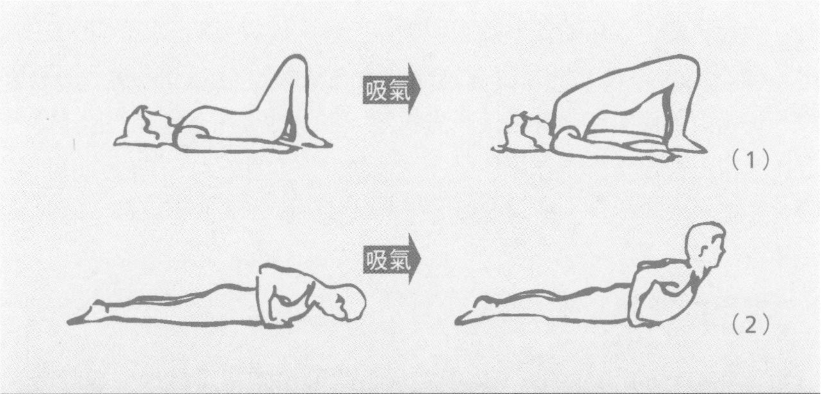

後屈式中的自然呼吸順序：（1）桌式；（2）眼鏡蛇式。

扭轉的動作，也與一種特別的呼吸模式密切相關。當脊椎或是肋骨開始扭轉，它們之間的空間會減少，腹部被輕微地壓縮，而橫隔膜也同時向上提高。所以，我們要是將開始扭轉的時候呼氣（如下圖所示），便是在進行自然呼吸的模式。

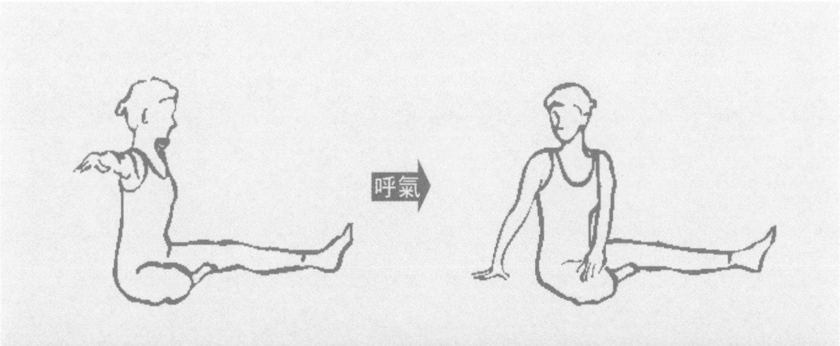

以呼氣來開始後顧式（亦可稱「魚王式」），接著自然呼吸。

基本上，結合呼吸與動作的規則是很簡單的：縮起身體時呼氣，伸展身體時吸氣。只有在我們想對自然呼吸模式保持警覺，好在體位法中創造特別的效果時，才有例外產生。正如前面所提過的，我們不要只是漫不經心地吸氣與呼氣，而是要確知呼吸開啟了動作，長此以往，呼吸與動作的結合終將成為自然之舉。

有好幾種方式可以幫助覺察呼吸與動作，並因此避免無意識的重複。其中一種不錯的方式，是在每個動作結束之時暫停一小段時間。舉例來說，在邊吸氣邊舉起手臂之後，先暫停一下；然後在邊呼氣邊放下手臂之後，也再暫停一下。在每個動作之後暫停，有助於同時覺察動作與呼吸。要是不專注呼吸，練習就變成了機械式的動作，而不再算是瑜伽。

充足的呼吸

雖然專注呼吸的目的之一，是要在練習體位法時有意識地引導呼吸，但這樣做的另一個目的，就是要讓呼吸──無論是吸氣或是呼氣──變得比平常更深、更充足。

下圖顯示了呼吸過程中的橫隔膜運動。從靜止狀態（A）開始，橫隔膜先在吸氣時向下降（B），而在肺部充滿空氣之後，橫隔膜又重新

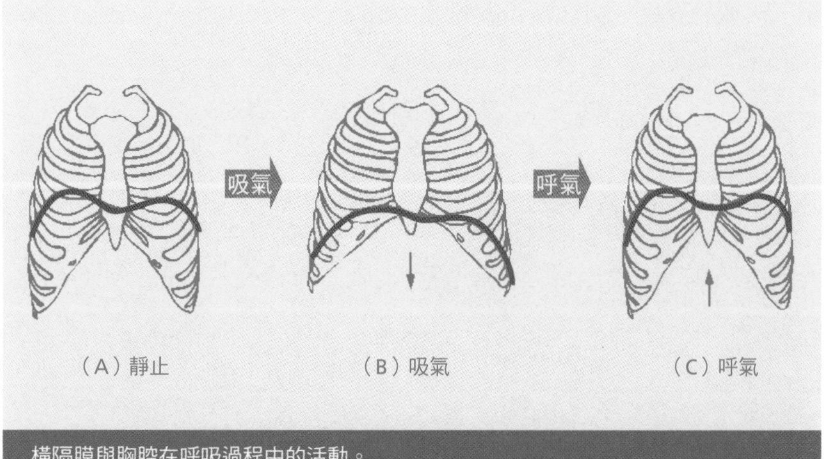

橫隔膜與胸腔在呼吸過程中的活動。

回到原先靜止的位置（C）。在這個過程中，深長的吸氣讓肋骨升起、舒張（B），使橫隔膜下降，並微微地讓這個部位的脊椎伸直；而深長的呼氣則產生相反的效果：腹部往脊椎方向移動、橫隔膜升起，脊椎也回到它原來的位置。

有一些人只用腹部呼吸，很少舒張他們的胸部；另一些人在呼吸時則幾乎用不到橫隔膜，只用上胸來呼吸；至於太過緊張的人和氣喘患者，有時候甚至根本不會用到胸部或腹部。讓呼吸更加充足的技巧中，包括了吸氣時有意識地舒張胸部與腹部，以及呼氣時有意識地收縮胸部與腹部。以下將要談到的簡單呼吸技巧，以及呼吸與動作的結合，能讓瑜伽修習的品質更具深度。

我建議，在吸氣的時候，先將氣吸入胸部、再吸入腹部；而在呼氣的時候，先排出腹部的空氣，再讓胸腔內上肺葉的空氣最後排出。[3]這種方式和許多瑜伽課程中所教授的方式是相反的，但我所建議的方式，對於伸展脊椎和伸直背部大有助益。如果用另一種方式呼吸——亦即，先將氣吸入腹部、再吸入胸部——腹部會擴張得太過，反而有礙胸部的舒張，最後還會讓脊椎無法充分伸展，且腹部的器官被向下壓縮，而非讓橫隔膜透過胸部的上提而自由移動。由於我們所關注的，是讓呼吸有助於身體的動作、無礙於脊椎的伸展，因此最好採用從胸部到腹部的呼吸方式。試著兩種方式都做做看，你一定能發現差異所在。

呼吸是身體的智慧

現在，讓我們進一步來探索感受呼吸之「出」與「入」的可能性。藉著這樣的探索，能改進練習體位法時的呼吸品質。

在練習體位法時，應該專注於呼吸動作的中心點，例如，在吸氣時，主要動作會從上胸漸漸轉移到鼻孔；在呼氣時，動作則主要發生於腹腔，因此專注力就應該放在這些動作上。有意識地覺察呼吸，也是一種冥想的方式，我們試圖藉此與動作合一。這和前面提過專注於動作的道理是一樣的。精通此道的人，就能專注於任何活動。

3 原書注：有趣的是，這種在瑜伽中有悠久傳統、也記錄在古老文獻中對於呼吸方向的理解，與呼吸之神經心理學及機械學基礎的最新研究發現是相符的。見John B. West, M.D., Ph.D. *Respiratory Physiology: The Essentials* (Baltimore: Williams & Wilkins, 1990.)

為了在呼吸時產生良好、平順的感覺，可以讓呼吸的氣集中流過喉部，製造出輕柔的呼吸聲，就好像我們微微地闔上喉中的閘，好控制呼吸一樣。藉著呼吸的聲音，我們可以評估控制的情形，聲音通常會變得越來越輕柔，到最後將不費一絲氣力，也不造成任何的緊張感。在熟練這個技巧之後，無論是呼氣或是吸氣時都會有聲音。這項技巧被稱為「喉式呼吸」（ujjāyī），它讓我們能在呼吸變得更加深長之後，聽到、也感受到呼吸。

練習這項技巧具有兩項好處。首先，能讓我們更靠近呼吸的氣息流動，進而在體位法練習中對呼吸更為警覺；第二，呼吸的聲音能提醒我們什麼時候該結束一個體位法，或變換另一個體位法。如果呼吸的聲音變得不再輕柔、寧靜，那就代表所做的練習已經超過了能力範圍。因此，呼吸的品質，就是體位法練習品質最明確的指標。

另一個增進、強化練習的技巧，是延長呼氣與吸氣，以及吸氣與呼氣之間自然停頓的時間。在呼氣之後，先停止呼吸與動作，而在吸氣之後，也一樣這樣做。不過，該停頓多久必須好好拿捏，因為無論是吸氣後停頓或是呼氣後停頓，要是停頓的時間太長，身體會出現不良反應。

為了能安全地練習，必須確保停止呼吸不致於擾亂吸氣與呼氣。舉例來說，以一般的方式練習某種體位法時，如果吸氣五秒、呼氣五秒對我們來說是舒適的，那麼練習停止呼吸時，或許就能試試停止個五秒。這樣做之後，若是發現自己接著必須用比平常更快的速度來吸氣，就表示我們的能力還不足以練習這項停止呼吸的技巧。如果太勉強自己停止呼吸（無論是停止吸氣、呼氣，或停止兩者），對自己有害無益。總之，開始練習這個技巧之前，請先確定自己的能力是否足以應付。請隨時謹記：瑜伽是不帶判斷地觀察自己的練習。

無論能把一個體位法做得多漂亮，無論身體可以多柔軟，如果沒辦法讓呼吸、動作與心識合而為一，就不能說自己所做的是瑜伽。那麼，瑜伽到底是什麼呢？它是我們於自身存在的內在深處所經驗到的東西，而不是外在經驗。在瑜伽裏，我們試著在每一個行動中，盡可能專注於所做的每一件事。瑜伽不是舞蹈，也不是戲劇，在瑜伽裏，我們並不是要表演什麼給別人看。做出一個體位法時，不但在觀察自己所做的是什麼，也在觀察自己如何做這個動作，我們是為了自己而做，同時身為觀察者與被觀察者。如果練習時不專注於自己，就不能說自己所修習的是瑜伽。

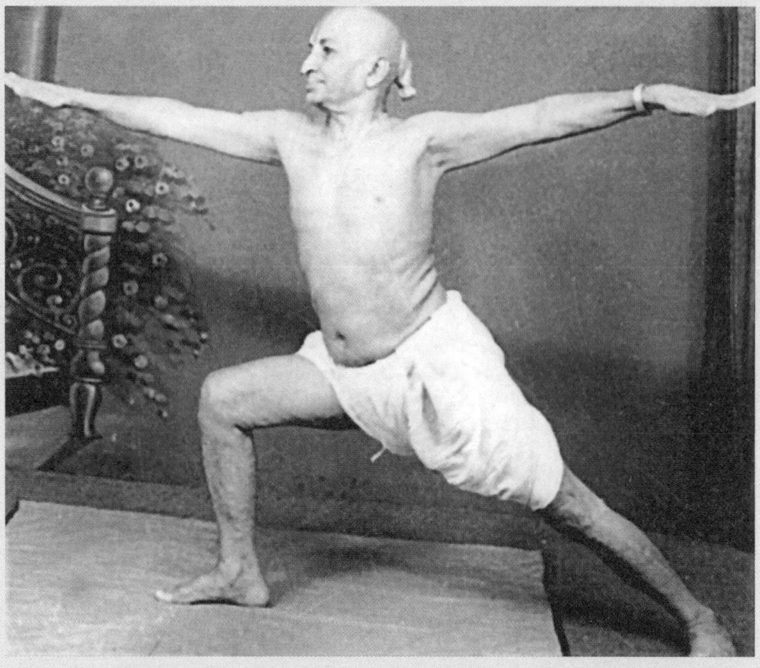

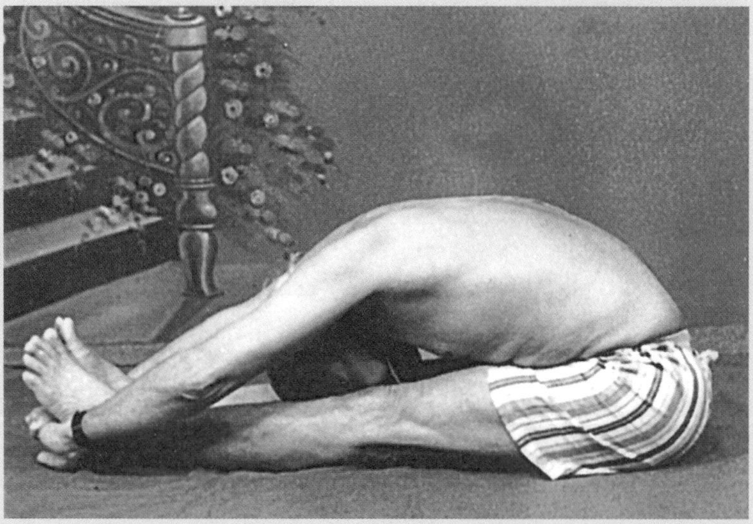

79歲的奎師那阿闍梨以勇士式（上）及背部前屈伸展坐式（下）示範鼓脹與凹陷原則*。

* 在本書脈絡中，「鼓脹」（bṛmhaṇa）指的是「延長吸氣、或是在吸氣之後停頓呼吸」，而「凹陷」（laṅghana）指的是「延長呼氣、或是在呼氣之後停頓呼吸」，在本章中，作者將做更詳盡的介紹。

4

審慎安排瑜伽練習

「住」與「樂」——穩定的警覺，以及輕柔、安適的狀態——乃是良好的瑜伽修習所不可或缺的要件，對於這兩者，我們該如何理解呢？《瑜伽經》從印度神話中選擇了一個美麗的圖像，來描述「住樂」（sthirasukha）的概念。故事是這樣的：蛇王阿難陀（Ananta）在海中滑行，他長長的蛇身一層層地盤起，變成了創造神毗濕奴的床，他的一千個蛇頭高高地揚起，像是毗濕奴的保護傘，而整個世界，就座落在這張傘上。

因為蛇王的身體夠柔軟（樂），才能成為神所坐臥的床；而在此同時，也因為他的身體夠堅固而穩定（住），才能撐起整個世界。同樣地，我們也應該在體位法練習中做到輕柔與堅定，同時也要確定自己能越來越不費力地完成這兩點。

為了達成住與樂，瑜伽修習必須既敏感又穩固。就像生活中的任何事一樣，在練習體位法時，一定會有一個開始的起點，這個起點就是我們整個身心在當下的狀態。因此，越了解自己的整體狀況越好，如此一來，就能一步一步依照自己的能力向前推進，讓練習有所進展。

依照《瑜伽經》的看法，推進瑜伽修習乃是「次第進程」（viṅyāsa krama）。Krama的意思是「步驟」，nyāsa指的是「安置」，而vi-這個接頭詞則有「以特別的方式」的含意。次第進程的概念告訴我們：只是向前邁進還不夠，我們所踏出的每一步，都應以正確的方式，帶領我們通往正確的方向。

因此，次第進程要表達的是一種正確安排好的瑜伽修習過程。它在瑜伽裏頭是一個相當基本的概念，如果要安排一個有次第而精心設計的修習過程，一定少不了它。此外，無論我們所進行的是體位法練習、呼吸控制，或是瑜伽的其他面向，次第進程也是相當重要。我們從自己當下的立足點開始練習，並期盼達到特定的目標，於是選擇了能幫助自己達成目標、也能帶領自己逐漸回到日常生活的步驟。不過，每天的練習其實並不會帶我們回到起點，因為這些練習也會改變我們。

一位名叫瓦瑪納（Vamana）的古代瑜伽士曾說過，沒有次第安排，一個人不可能精通體位法。次第進程是一個實用的指南，不僅能讓我們的瑜伽修習上軌道，也有助於面對日常生活的種種挑戰。

為能了解體位法中住與樂的品質，首先應該要了解的東西，就是那些能為體位法練習安頓好身體、呼吸以及專注力的必要步驟。在此同時，你也必須想想：在這個體位法練習裏，是不是有立即或長期的危險或問題？如果有，你就得先確定能讓呼吸與身體恢復平衡的必要姿勢是什麼。

反體位法

瑜伽教導我們，每一個行動都有兩個效果，一個是正面的，另一個是負面的。這也是為什麼得留意我們的一舉一動的原因，我們必須認清哪些效果是好的，哪些又是壞的。為了在體位法練習中遵循這樣的原則，我們會做一些動作，來平衡掉某些較費力的體位法所可能造成的反效果。這種用來中和的姿勢就稱為反體位法。[1]

1 原書注：反體位法的梵文為pratikriyāsana，prati指的是「倒」、「反」；而kṛ這個字的意思是「做」。

以倒立為例。許多人說，他們無法忍受一天不做倒立式（śīrṣāsana），所以每天早上起床，還有晚上睡前，都會做個十分鐘，他們覺得這樣子很舒服。然而，他們通常沒有先為這種體位法做預備，只是倒立，然後就結束練習，往往長期忽略這個姿勢所可能帶來的負面效果。雖然倒立式有倒轉身體一般重力效果的好處，但在做倒立式的時候，全身的重量也會集中在頸部，於是原先只要支撐頭部的細小頸部，現在反而要撐起全身的重量。所以在做完倒立式之後，相當重要的一點是，再做一個適當的平衡練習，好抵銷掉倒立式所可能帶來的負面效果。如果不做平衡練習，可能會感到暈眩，頸部也會長期僵硬，更嚴重的話，還可能讓頸部脊椎受到傷害、變形，神經受到擠壓，而這種種傷害，最後可能導致劇烈的疼痛。但很不幸的是，這種情況常常發生在那些對反體位法大而化之的人身上，他們常常不會運用反體位法，來平衡掉倒立式所可能帶來的影響。

至於會造成多大的傷害，我有成打的例子。需要提醒大家的是：適當的體位法練習，並不只是向著特定的目標持續邁進，在此同時，我們也需要回到一種姿勢，一種能讓我們舒適地重返日常活動的體位法，而不受練習所引發的負面效果之害。

寫下反體位法的重要性的同時，讓我想起了一個有趣的故事。我有兩個哥哥。在我們童年的家中，花園裏有一棵很高的椰子樹。大哥不斷告訴我和二哥，他知道該怎麼爬上這樣的大樹，於是我們兩個起鬨要他爬爬看。我到現在都還記得我們怎麼激他、怎麼不斷地喊著：「快爬！快爬！」最後，他真的爬上了那棵樹。不過，雖然爬到樹上並不難，他卻不大知道該怎麼從樹上爬下來。在場沒有一個人幫得了他，所以他就那樣僵在樹上好久。

體位法練習也是同樣道理：會爬上樹並不夠，還必須知道該怎麼爬下來；會做倒立式也還不夠，我們應該要能回到日常狀態，而不留下任何後遺症。當我們做完倒立式，很重要的是要去做反體位法（例如肩倒立式），好消除頸部的壓力。

對於每一種體位法，都會有種種不同的反體位法可供選擇，端視哪裏覺得緊繃而定。在體位法練習之後，只要身體的某個部位覺得緊繃，就必須用反體位法來舒緩，而且要用最簡單的體位法。所以，一個有力的前屈式，必須伴之以簡單的後屈式。因為練習反體位法的目的，是要讓身體回到正常狀態，並確保我們不會把壓力帶到下一個體位法或日常生活中。

觀察正負雙重效用，來決定後續的體位法練習，是將次第進程帶進瑜伽修習裏的方法。次第進程中的次第覺察，也應該成為個人體位法練習的一部分，同時隨著時間推移，成為我們練習的進展。

設計順序

接著來看看，該怎麼設計體位法練習的順序。我們所設計的順序，取決於當下需求、長程目標，還有在練習之後要從事的是哪些活動。一套用來為身體做好打網球準備的體位法練習，和用來讓人在緊張的環境中保持警覺的體位法練習，自然有所不同，而另一套用來讓人在睡前放鬆、解決長期失眠的體位法練習，當然也會和前兩者不一樣。

似乎有數不清的體位法，以及一大堆關於體位法的書。然而，一個人該怎麼開始選擇體位法來練習呢？由於身體本身就是柔軟的，存在著種種姿勢的可能性，所以可能存在的體位法無窮無盡。那麼，該練習許多種體位法、或是少數幾種體位法？哪些體位法是值得做的？這完全取決於學生的生活形態與目標。不同的人需要不同的體位法。舉例來說，大多數人的腿都很僵硬，所以我們需要很多站姿的練習。而另一方面，舞者的腿已經夠柔軟而優美了，所以不再需要花太多精力在站姿的練習上。總之，體位法有很多種，我們不需要全部都練，更重要的，反而是為我們的練習找到方向，找到一套切合需要的體位法，而透過它們，我們會發現體位法練習的價值所在。至於該如何做選擇，老師會是一個很重要的諮詢對象。

每一天，我們練習的出發點其實都不大一樣。在一開始時，要將這點付諸實踐並不大容易，但越是深入真正的瑜伽修習，就越能了解該如何觀察自己、找到每一次的起點。我們每天開始練習之時的情況，不

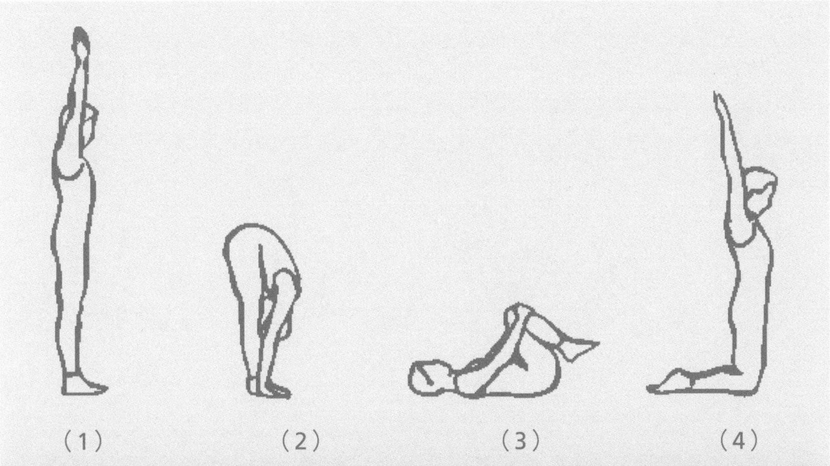

適合開始瑜伽練習的體位法：（1）山式；（2）站立前屈式；（3）排氣式；（4）上舉金剛式。

斷在改變。比方說我的膝蓋昨天受了傷，早上就沒辦法盤腿，於是應做一些練習來放鬆膝蓋。在練習開始之前、以及整個練習過程中，不斷地檢驗自己的狀況是十分重要的。例如，從站姿做前屈式時，我們會感覺到自己的腿部或背部是否很僵硬，事實上，只要開始專注於身體，就不難發現這些狀況。一旦開始用這種方式觀察自己，並辨識出自己的立足點何在，就能讓自己的練習發揮最大的可能效益。

決定開始一套體位法練習時，必須遵循某些特定的原則。在練習某種體位法之前，我們應該先確定身體已經做好準備。舉例來說，如果一早起來就想盤坐，而沒有先好好觀察自己的身體、適當地讓腿部做好預備，那麼很可能會傷到膝蓋。溫和的暖身運動有助於為身體做好準備，一開始就讓背部彎曲或扭轉，都不是什麼好作法。我們應該用最簡單的姿勢來開始每套練習，例如將身體自然前彎或後彎的體位法，或是舉起手或腿的體位法，都是不錯的選擇。從最簡單的體位法開始，再循序漸進邁向較困難的體位法。

在上圖中，有幾個可以用來開始練習的體位法，包括了山式、站立前屈式、排氣式以及上舉金剛式。在第72頁的圖中，則是不該用來做為開始練習的體位法，包括倒立式、三角式、弓式以及犁式。

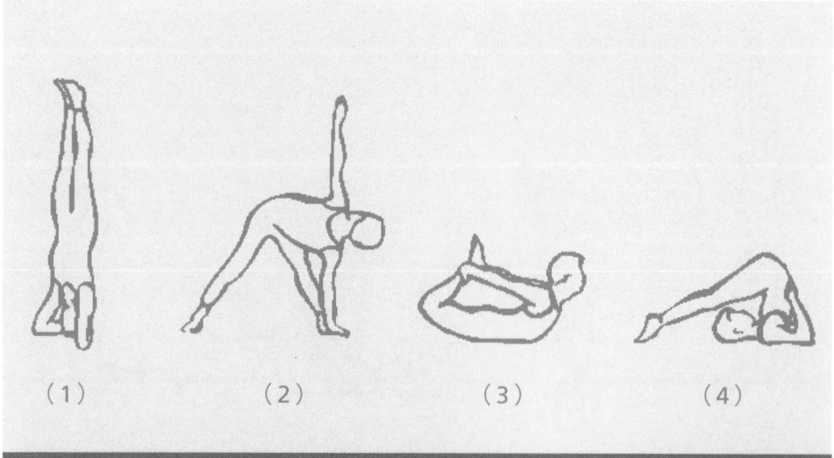

過於費力的體位法，不適合用來開始練習，這些體位法包括：（1）倒立式；（2）三角式；（3）弓式；（4）犁式。

開始練習有兩種方式。「動態」的練習是配合呼吸的節奏，重複開始、結束一個體位法；而「靜態」的練習，和動態練習一樣的部分，也是配合呼吸的節奏，來開始與結束一個體位法，但不同的是，靜態練習不隨著呼吸持續地做動作，反而是在好幾個呼吸週期間維持著同一個體位法，至於要將注意力放在呼吸、身體的某一個部位，或是同時放在兩者之上，則端視練習這個體位法的目標而定。由於動態練習能讓身體溫和而逐步地適應一個姿勢，所以無論是哪種體位法，最好先做動態練習，再做靜態練習。

做動態練習還有其他重要好處。舉例而言，初學者若想做長時間的體位法暫停練習時，有很多體位法會造成問題；同樣地，有經驗的瑜伽修習者，常習於專注靜態練習中的固定動作，而忘掉了要持續去拓展與探索它的可能性。動態的練習，讓我們更能將呼吸帶往身體的特定部位，進而提高、增強練習的效果。因此體位法的動態練習，不僅有助於為困難的靜態姿勢做預備，也能強化特定的體位法練習，或給予特別的方向。由於這種種理由，動態練習應該成為每一套瑜伽練習的重要部分，無論是初學者或進階者皆然。

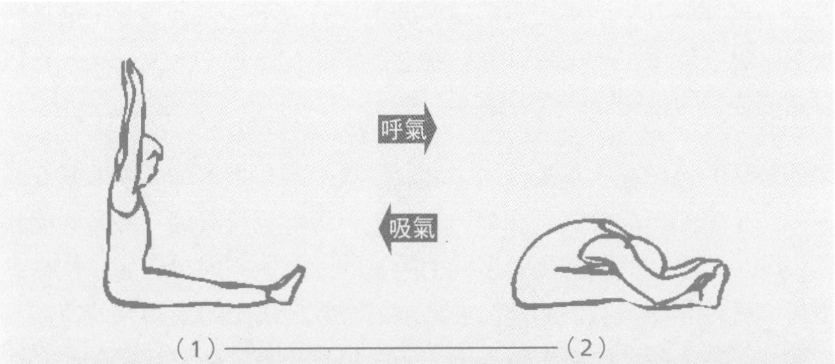

背部前屈伸展坐式之動態練習。

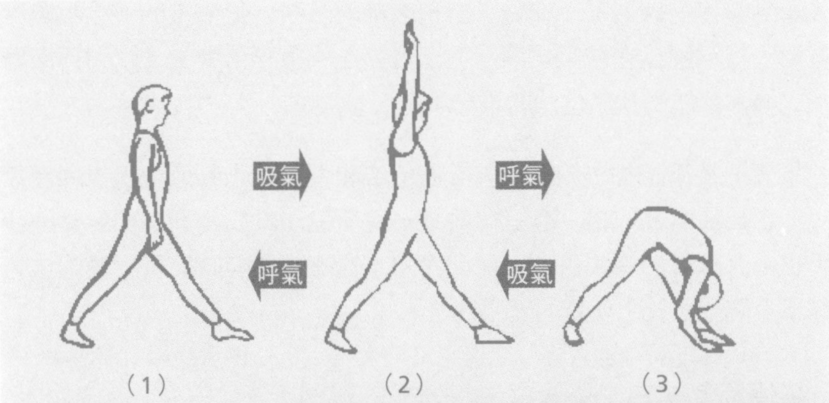

側伸展式的動態練習。

動態練習的過程如上面兩圖所示。在第一個圖中，學生不斷做著背部前屈伸展坐式（坐著向前屈身），他流暢地從第一步做到第二步，再從第二步做回第一步，隨著呼吸的節奏，重複好幾次同樣的過程。只有用這種方式為身體做好準備之後，我們才有辦法坐著向前屈身，同時一面持續呼吸、一面維持住動作。長此以往，我們還能逐步增加動作暫停時的呼吸次數。

第二個圖的練習則較為吃力。做側伸展式（站立向前屈身）時，我們在第一步到第二步時吸氣，第二步到第三步時呼氣，然後吸氣回到第二步，再呼氣到第三步，重複這個循環（3，2，3，2）幾次，最後再呼氣回第一步。在每次循環中重複整個過程（1，2，3，2，1），可以讓這個姿勢的動態練習變得較不吃力。

動態練習的過程應該重複幾次，取決於自己的需求。動態練習站立前屈式時，腿部可能會感到疲累，背部也有可能覺得緊繃。當某些症狀產生時，代表我們已經超過了能力所及的範圍。不過這些症狀往往出現得太晚，無法在我們到達能力極限的時候，馬上給予可靠的警告。能夠及早警告我們已經做得太過火的，只有呼吸。而就像我在前面提過的，只要能靜靜地跟著自己的呼吸，就能保持在身體能力範圍之內。一旦必須透過口或鼻急促地呼吸，無法維持喉部輕柔的聲音，就表示應該停止練習了（在做不對稱姿勢的時候，每一邊的呼吸次數應該要一樣，所以在結束之前，還是得先把次數弄清楚）。耐力逐漸增加之後，就能增加體位法的重複次數。

如果想把某種體位法放進一整套體位法練習裏，先動態地重複練習幾次，會比較容易成功。若打算將某一種體位法當成長期目標，動態練習也十分有益於完成目標。在此同時，也應該要隨時練習反體位法，好讓身體不致於出現新的緊張部位。

幾種恰當的反體位法

下面幾張圖示應該能讓你了解，平衡效果的原則是如何藉著選擇適當的反體位法，而被運用於瑜伽修習。

就如我先前所提過，為了抵銷倒立式帶來的副作用，做一些反體位法是必要的（下頁左圖）。背部歪斜的人，或許會想在倒立式之後，做一個反體位法來放鬆背部，因為倒立式常常會為那裏帶來巨大壓力。在這個時候，排氣式（1）會是不錯的選擇。

練習倒立式時，也需要練習肩倒立式（2），以減輕頸部的壓力。然而，因為肩倒立式本身也是一個較為費力的靜態姿勢，所以也需要反體位法加以平衡，如眼鏡蛇式。在練習中，一個姿勢接著一個反體位法的順序，是相當重要的。

對於站立前屈式可以採取的反體位法，則如下面右圖所示。如果在練習站立前屈式之後，感到腿部緊張，那麼幻椅式（1）會是不錯的選擇。貓式（2）則有助於減緩站立前屈式所造成的背部痠痛，或者也可以直接以攤屍式（3）平躺在地。在第76頁的圖中，我們會以幾種體位法為例，說明它們相應的反體位法。

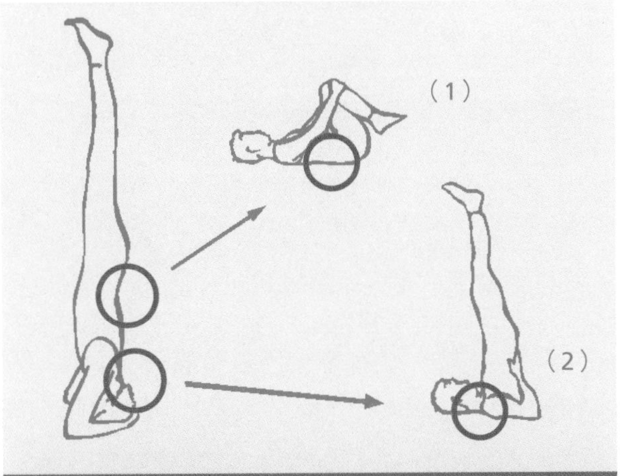

針對倒立式可以採取的反體位法：（1）排氣式；（2）肩倒立式。

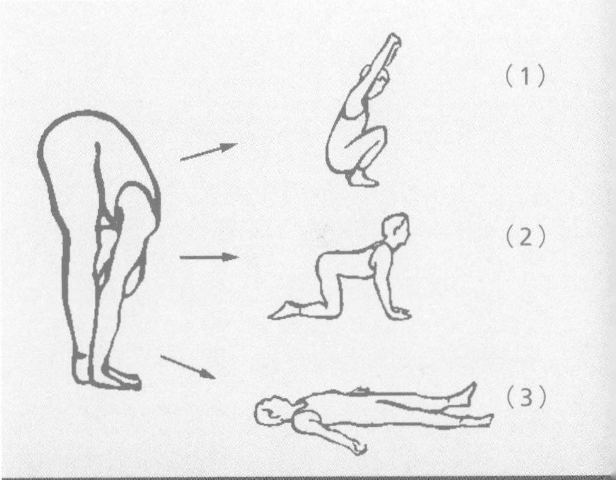

對於站立前屈式所採取的反體位法：（1）幻椅式；（2）貓式；（3）攤屍式。

從這一點來看，已經顯而易見的是，好的瑜伽修習並不是恣意而為，而必須遵循某些特定原則，讓修習過程具有明智的結構。原則如下：

- 從當下的立足點開始
- 在開始整套練習前，先熱身、放鬆身體
- 練習任何一種體位法前，先確定你知道、也能夠做出一個適合的反體位法
- 在靜態練習某種體位法前，先做動態練習
- 在主要的體位法練習之後，馬上做反體位法
- 確定反體位法比主要體位法簡單

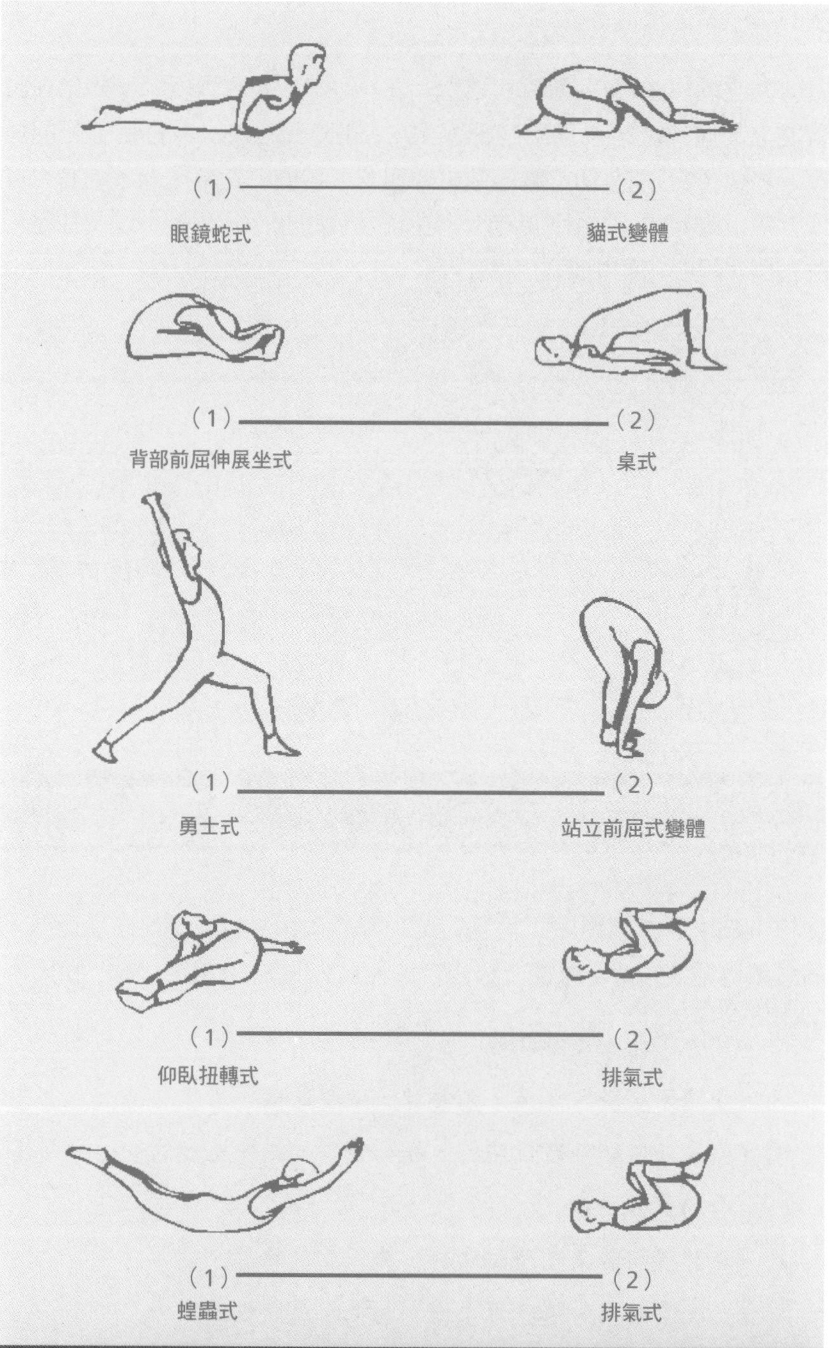

五種主要體位法（1）及其反體位法（2），兩者輪流練習，可抵消身體的不適感，避免僵硬。

讓我用兩套簡單的體位法順序，來為你釐清上述原則。以下所說的體位法順序是否能對個人有益，取決於許多因素，包括脊椎的結構與柔軟度、腿部和臀部的柔軟度等等。請把這兩套體位法順序當成例子就好，因為你身體的獨特結構，以及你自己的獨特目標，在安排體位法順序時，都必須納入考量。

第78頁的圖，是一小套從熱身到真正練習背部前屈伸展坐式的過程。以山立式（1）起步，先調整身體與呼吸。接著以站立前屈式（2）動態熱身，動作需重複幾次，因為站立前屈式算是背部前屈伸展坐式的第一個預備動作。接著，練習側伸展式（3），重複這個動作四次，並開始試著將動作停住一次呼吸循環的時間，而後暫停兩次呼吸，接著三次，最後四次，然後換邊練習。如此，便逐漸伸展了腿部，而對於腿部活動所採取的反體位法，可選擇動態的貓式（4），這樣一來，就不會將任何的緊繃帶入下一個姿勢。接著，以攤屍式（5）稍事休息。

現在，我們已經準備好了，可以進行主要的體位法：背部前屈伸展坐式（6）。先動態地練習這個體位法，一方面為接下來的靜態練習做預備，一方面也藉此感受呼吸扮演的角色：在向上伸展時吸氣、向前屈身時呼氣。練習這個姿勢的方式之一，是在伸直背部時，感受吸氣的流動，並在呼氣之時，感受腹部往脊椎的移動，向前屈身，但繼續維持上半身的伸展。在動態地練習完背部前屈伸展坐式之後，停留在那個姿勢，進行幾次呼吸（7），同時專注於身體與呼吸。

桌式（8）可以作為背部前屈伸展坐式的反體位法，因為它能讓臀部張開，抵銷前屈時的強大壓力。最後，這套體位法練習以一個長長的攤屍式（9）休息做結。

下一套體位法練習，則是以較溫和的後屈式練習為例。不過，即使這個體位法較不費力，要是既不做預備動作，也不做反體位法，也還是會造成痙攣、疼痛，以及其他問題。對於同樣屬於後屈體位法的蝗蟲式來說，第80、81頁連續圖中的體位法順序，示範了十分良好的開始與結束練習。

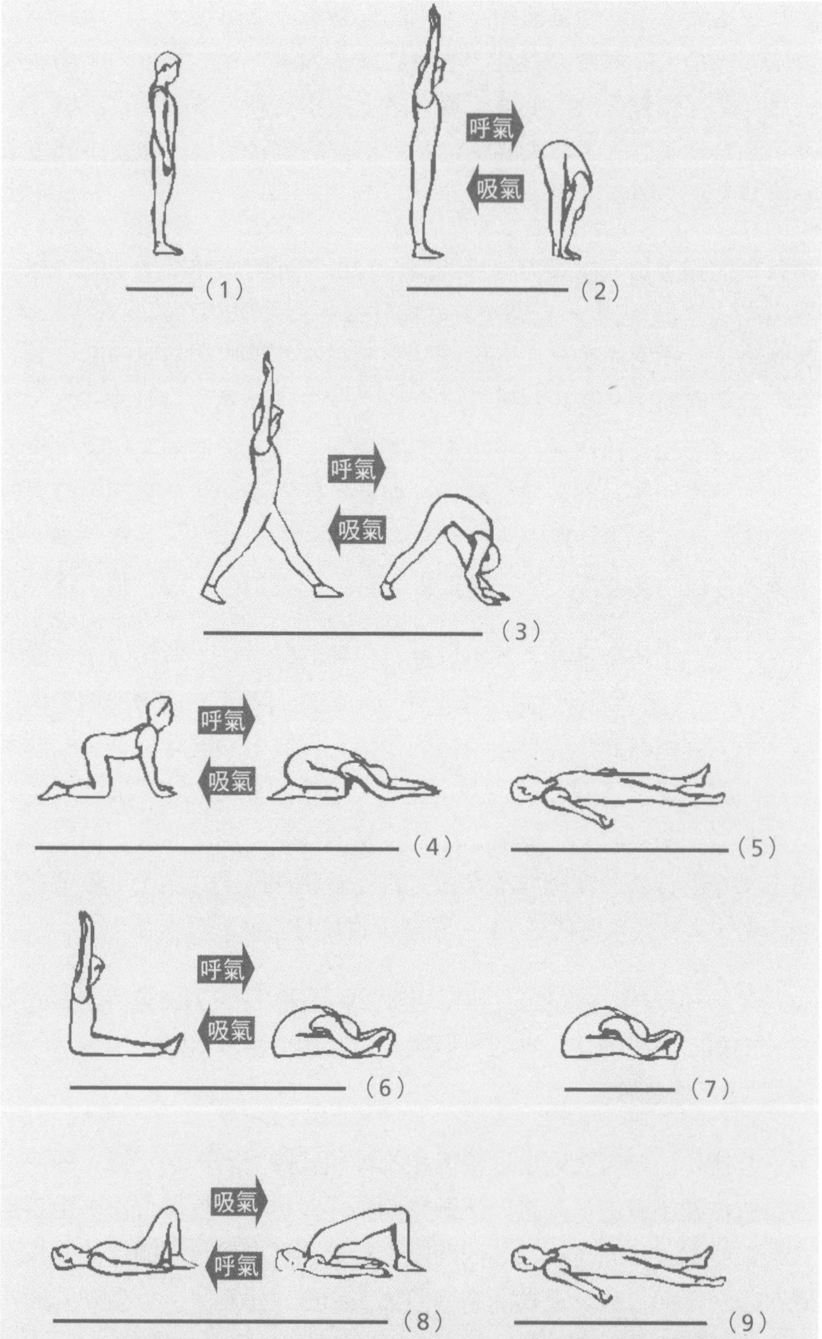

背部前屈伸展坐式之熱身練習與其反體位法。

在第80、81頁的這套順序裏，所有練習都是動態的。它的熱身部分（1），是一個讓呼吸與動作配合起來的簡單練習。將手臂上舉、造成脊椎輕微移動時，背部其實已經輕輕在動作了。這個動作之後，緊接著的是排氣式的變體（2），這個動作有助於放鬆下背部。接著，重複步驟（1）裏的輕微背部動作，但在這時要將膝蓋屈起（3），因此和步驟（1）還是稍有不同。

桌式（4）是較為費力的練習。在做這個體位法時，必須注意要在吸氣時將身體抬高一點點。此時背部雖然還是被腿部支撐著，但顯然仍會運動到。桌式之後是短暫的休息（5），然後再用貓式的變體（6）來減輕桌式可能造成的背部壓力。

接下來，再用一個簡單的眼鏡蛇式變體（7），進一步做好背部的準備。最後，我們終於能練習簡單的蝗蟲式變體（8）。由於之前所做的練習已經為背部做好了準備，現在，我們可以用背部來撐起腿部和軀幹。

做完蝗蟲式之後，先稍事休息，讓膝蓋彎曲、雙腳平貼於地（9），以放鬆背部。接著以排氣式（10）來當蝗蟲式的反體位法，好放鬆下背部。最後，再以休息（11）來為這套練習畫下句點。

呼吸

在體位法練習裏，可以用不同的方式來強調呼氣與吸氣。我們可以將呼吸分成四部分：

- 吸氣
- 呼氣
- 吸氣後屏氣
- 呼氣後屏氣

在體位法練習中，屏氣常被用來強化姿勢的效果。假設覺得腹部沉甸甸的，不大舒服，想做背部前屈伸展坐式來讓腹部輕鬆一點，我們可以用它最簡單的（動態）方式，伴之以緩慢的呼吸節奏，來練習這個體位法。或者採用另一種方式：像平常一樣，在呼氣時前屈、收縮腹

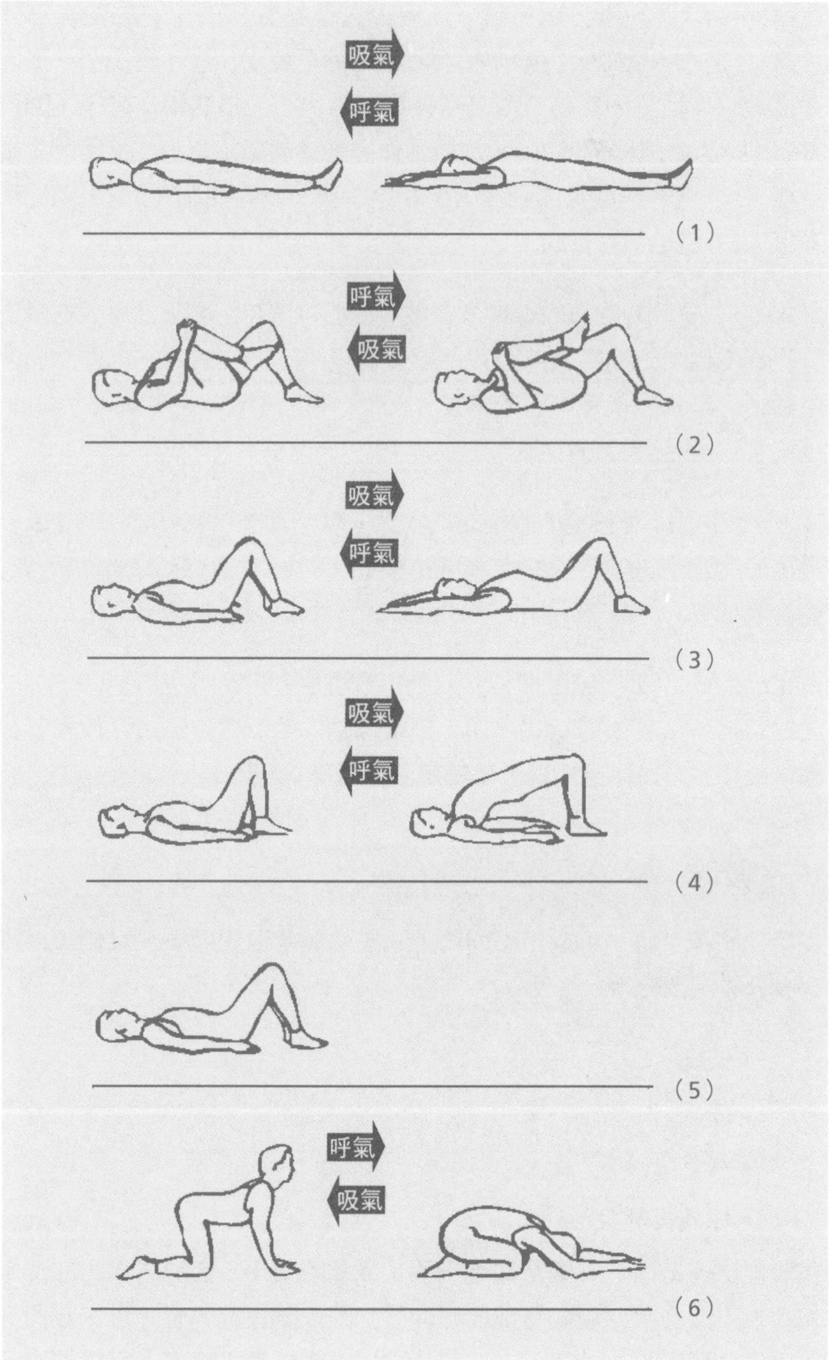
吸氣
呼氣
（1）
呼氣
吸氣
（2）
吸氣
呼氣
（3）
吸氣
呼氣
（4）
（5）
呼氣
吸氣
（6）

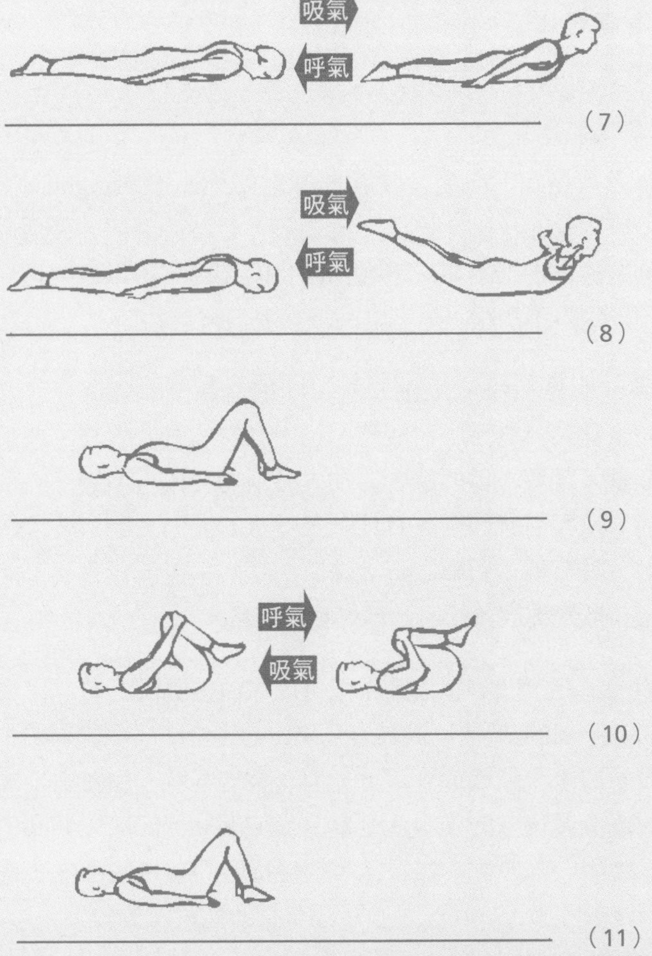

蝗蟲式之熱身練習與其反體位法。

部，但不馬上起身，反而讓動作和呼吸停頓幾秒。呼氣之後屏氣，能強化這個體位法在腹部發揮的效果；相反地，在吸氣之後屏氣，則能強化在胸部的效果。以下幾個原理，可作為一種操作規則，應用在我們的瑜伽修習上：

- 強調延長吸氣，以及吸氣後屏氣，能夠強化體位法在胸部所發揮的效果

- 強調延長呼氣，以及呼氣後屏氣，能夠強化體位法在腹部所發揮的效果
- 做前屈式時，屈身後在呼氣之後屏氣；做後屈式時，屈身後在吸氣後屏氣

延長呼氣，或是在呼氣之後屏氣，在梵文裏稱之為laṅghana，意思是「齋戒」或「縮小」、「凹陷」。凹陷，有助於消解，能透過活化器官（特別是腹部的器官），來發揮淨化的作用。所以，要是你橫隔膜下方的部位覺得不舒服，做凹陷的練習會很有幫助。

延長吸氣，或是在吸氣之後屏氣，則稱之為bṛmhaṇa，意思是「鼓脹」。鼓脹練習具有讓身體暖化、給予身體能量的效果。要是有個學生缺乏能量，就該在他的練習裏加入鼓脹的要素。不過，在引入鼓脹練習之前，練習者應該要先具備延長呼氣的能力，因為要是缺乏相對應的能力，鼓脹練習將導致野火燎原，生成干擾能量。為了能接收新的能量，必須先釋放舊的、已經無益的能量。

在下圖中，示範了凹陷與鼓脹原則可以如何被應用在體位法裏。勇士式（1）本身，就是一種以鼓脹方式來做的體位法。在練習勇士式時要長長地吸一口氣，然後或許接著一個短暫的屏氣，而在勇士式進行到伸展時，這個體位法的作用甚至會更為加深。背部前屈伸展坐式，則是能自然應用凹陷原則的體位法，透過從容而緩慢的呼氣（或許在呼氣之後還停頓呼吸），可以進一步強化這個體位法的效果。

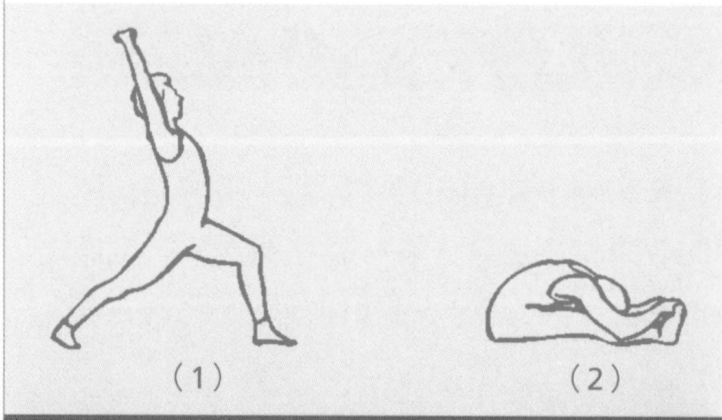

（1）在勇士式時應用鼓脹原則，伸展時屏氣；（2）在背部前屈伸展坐式時應用凹陷原則，縮起時屏氣。

我們應該遵循一個很重要的原則：如果屏氣之後，會讓你下一次吸氣或呼氣的時間變短，那麼最好先停止屏氣，因為這代表你還沒準備好要做這樣的練習，還需要再多做些準備。

對於身體的循環系統來說，一旦脈搏突然加快，就絕對不要再屏氣。因為心跳與呼吸是相互依存的，一旦呼吸的情況不佳，心跳就會加快。這個原則還有另一個心理上的理由：很多人相當在意自己的心跳，要是心跳突然加快，他們會覺得很焦慮。我們的指導原則是：停頓呼吸不應造成任何的不適，相對來說，反而應該能靜靜地觀察到呼吸的品質。

只有在具備適當的知識與理解的情況下，凹陷與鼓脹原則才能為我們帶來益處。應用兩原則的時候，絕不能不考慮當時的情境。等到討論呼吸控制法時，我會更詳盡說明這一點。

關於休息

現在，來談一下另一個安排瑜伽修習時的重要項目：體位法與體位法之間的休息。當我們無法呼吸、或是無法控制好呼吸時，當然應該要休息；不過，即使呼吸規律而平靜，要是身體的某些部分感到疲累或痠痛，也應該要休息。同樣地，如果我們決定要練習某種體位法十二遍，卻在第六遍後感到筋疲力盡，也該立刻停止練習，保持靜止。關於休息，有一條規則需要遵守：如果我們需要休息，就去休息吧。

我們也可以運用呼吸，來作為不同體位法之間的轉換過程。舉例來說，在激烈的後屈動作（如弓式），以及費力的前屈動作（如背部前屈伸展坐式）之間，休息就十分重要。即使我們覺得自己並不需要休息，還是應該要休息，這樣我們才有機會感受姿勢的效果，也能讓肌肉回復平衡狀態。就以剛剛提過的情況作例子：如果做完弓式之後不休息，背部在後續的前屈式裏，就可能過度操勞。所以，為了避免這種情況發生，我們必須休息，並觀察肌肉和身體有什麼反應。

讓我再說一個例子。很多人覺得倒立很舒服，不過在他們做完之後躺下時，常常會覺得胸悶。在倒立的時候，腹部的重量是由胸部承受，並壓縮肋骨，而我們可能要到休息的時候，才會發現這一點。所以，胸悶的感覺，其實只是肋骨的自然反應，只要在反體位法之前稍事休息，就可以抒解這種不適感。一般說來，在激烈的姿勢與同樣費力的反體位法之間，應該稍做休息。不過如果反體位法其實相當簡單，你也可以直接去做，不必先做休息。

練習呼吸控制之前，也有必要先做休息。做體位法練習時，呼吸取決於身體的動作，但在呼吸控制法中，注意力則主要集中於呼吸。由於體位法需要我們專注於身體，所以在體位法練習後稍做休息，讓心思轉向呼吸控制，對我們較為有利。至於在呼吸控制練習之前該休息多久，則視之前練習過幾種體位法而定。如果體位法練習做了十五分鐘，那麼就應該休息兩到三分鐘；要是已經練習了一個鐘頭或是更久，至少應該再休息十五分鐘，才開始呼吸控制練習。

雖然我已經提了幾套特定體位法練習的例子（其中包括熱身與反體位法），我還是得承認：書本永遠比不上一位好老師。透過瑜伽來探索自我、認識身心的最好方式，還是去尋求老師的建議。

瑜伽修習，基本上是自我檢驗的練習。然而，雖然藉著體位法和呼吸控制法，我們能發現自己的一些東西，但不幸的是，我們無法永遠信任自己的感知。我們看待事物的習慣，會讓自己沒辦法好好看清事物之間的差異，且限制自我了解。由於老師的感知沒有受到我們自身特殊處境的限制，所以常常能看出隱藏在我們之中的能力。

講述瑜伽的書內容程度不一。沒什麼經驗的瑜伽修習者，可能得花上好一段時間，才能找到適合他狀況的體位法。一個好老師之所以重要，就是因為他能找到最有幫助的體位法，並知道學生在遇到哪些姿勢時會需要指導。老師能幫助我們了解自己，啟發我們進行更深的自我探索；而書本，則能支持老師所給的鼓勵。

為了讓更多人認識奎師那阿闍梨的瑜伽，我選擇了寫作本書。我所提到的幾套體位法練習，自然無法符合每一個人的特殊需求。你必須將這幾套練習再做調整，才能讓它契合你的目標。

人們常常會問：有沒有一套每一個人都通用的體位法練習？當然有，我們可以用最一般的情形來安排體位法順序。雖然瑜伽修習本應契合個人及其特殊需求，而不大可能絕對遵循一套通用的練習計畫，但為了簡化問題，我們就先忽略這件事。此外，雖然對於某些人來說，有些體位法練習需要特別的準備與反體位法，而有些練習順序也不時需要休息，但現在，也讓我們暫時忽略這個事實。這幾件事在前面已經全面討論過了。現在，就讓我們換個方向，來看看該如何依照身體在地板的位置以及脊椎的基本動作，來安排一套體位法練習。

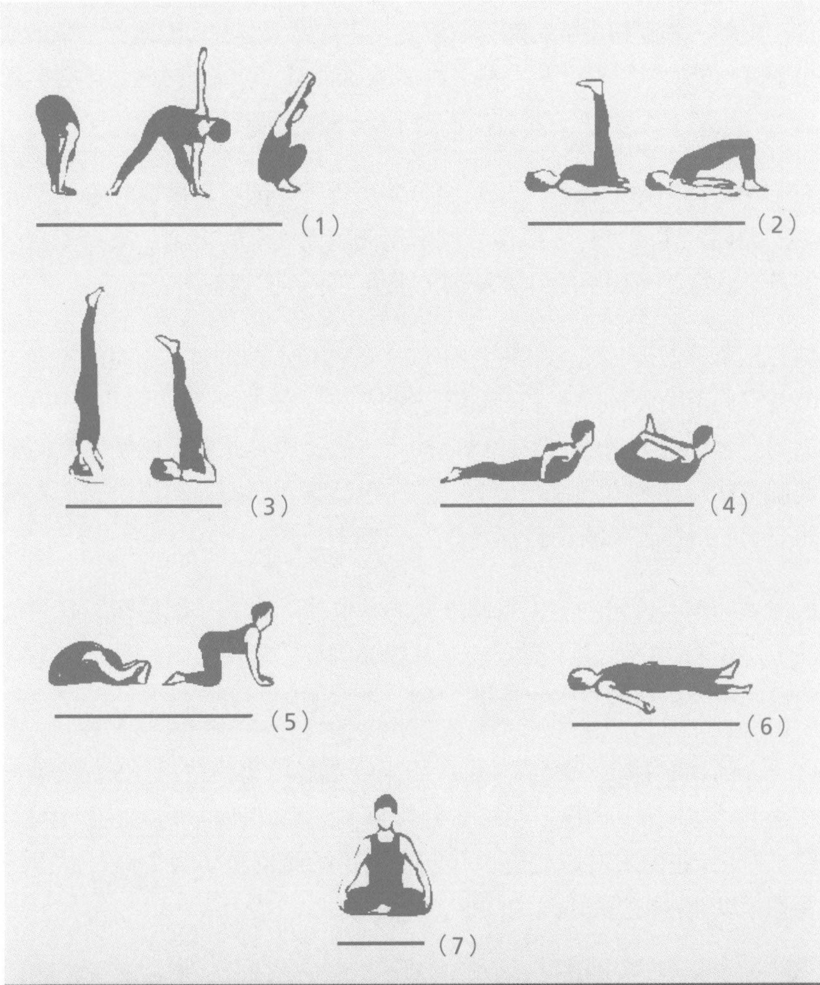

針對一般目的，可以用下列順序進行體位法練習：（1）以站姿練習暖身；（2）仰臥姿練習；（3）顛倒姿練習；（4）俯臥姿練習；（5）坐姿或跪姿練習；（6）平躺休息；（7）呼吸練習（通常以坐姿進行）。費力體位法所需的預備動作、反體位法以及休息，則未放入這個練習中。

體位法可區分為站姿練習、仰臥姿練習、顛倒姿練習、俯臥姿練習（後屈），以及坐姿和跪姿練習。然而，該選擇哪些體位法來練習？哪種順序又較為合理呢？

第85頁的圖中所示範的，是在通用的體位法練習中所建議使用的姿勢。在練習開始時，需要先做一些能熱身、柔軟肢體，並運用到整個身體的練習。站姿體位法（1）最適合這個目的，能讓腳踝、膝蓋、髖部、脊椎、肩膀、頸部和手腕的關節放鬆到一定程度。有些人的髖部、膝蓋或是腳踝可能有些問題，另一些人由於種種原因，可能也無法以站姿開始練習。不過，大多數人都應該花五到十分鐘以站姿體位法熱身。

在開始之時所做的練習，應該要有助於感受、觀察身體與呼吸。好好設計開始練習的動作，以便我們能用簡單而安全的方式，來探索自己的身心狀態。而簡單的站姿練習，提供了很好的機會。

做完站姿練習後，進行平躺姿勢（2）的體位法練習會是不錯的主意，因為它們有助於為接下來的顛倒姿練習（3）做準備。顛倒練習不但能抵銷身體的重力效應，對於內部淨化也很重要。此外，幾個著名的顛倒體位法（如倒立式或肩倒立式），也能讓我們處在和平常完全相反的姿勢，這些姿勢讓我們有機會去探索自己前所未知的新面向。

接續著顛倒姿練習的，則是俯臥式的體位法（4）──都是後屈式體位法。這樣的體位法裏，有一些是針對顛倒姿的絕佳反體位法，例如眼鏡蛇式能中和肩倒立式的效果，因此常常被用來當反體位法。

這一套通用的體位法練習，可以用坐姿或是跪姿體位法（5）結尾。在適度休息（6）之後，可以做呼吸控制或是其他以坐姿來進行的練習（7）。在書末附錄二裏，有四套通用的體位法練習，你可以自行調整，以契合自己的獨特需求。

下頁的圖所示範的體位法練習，是用來為呼吸控制練習做最基礎的預備的。在這之中，先用站立前屈式（1）來熱身，接著再以桌式（2）來為背部和頸部做預備，並藉此感受呼吸的狀態。然後，用貓式（3）來舒張胸部與背部，最後再以攤屍式（4）結束體位法練習。接著，有些人可能會以簡單的盤腿坐（5）來進行呼吸控制練習；另一些人可能覺得盤腿坐不舒服，那坐在椅子上也可以。坐在椅子上並不會讓練習的效果打折扣，呼吸控制法裏的呼吸品質，並不會受此影響。

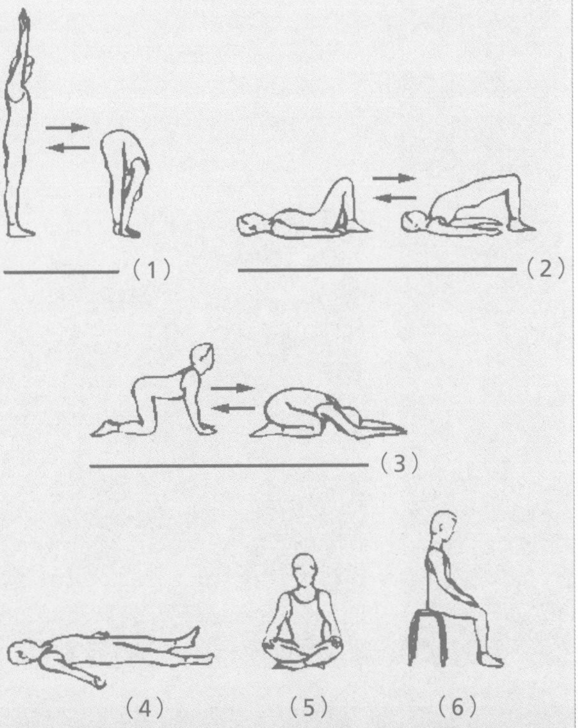

為呼吸控制法做預備的六種基礎體位法練習。

要是我們準備練習特定的呼吸模式，例如事先決定好吸氣、呼氣或屏氣的長度，那麼這樣的體位法練習，將在開始呼吸控制練習之前，讓我們更加貼近自己的呼吸。

正如特定的體位法練習取決於學生的需要與目標一樣，該在一天之中的哪個時段做練習，也取決於哪個時段較為方便。不過關於這點，倒是有一個原則需要遵守：吃完飯兩、三個鐘頭以後，才能做瑜伽練習。空腹練習是最好的。而要是你的時間可以自由掌控，那麼最好的練習時間是在早餐之前。

將空閒、需要與目標都列入考量之後，瑜伽修習就應該日日推進。無論空閒時間是長是短，都必須把練習視為一個整體來規畫，如此一來，整套體位法裏才會有相互平衡的練習（要是練習有中斷或逾時的風險，最好設計一套較短的練習）。藉著遵循次第進程這個原則，一定能設計出一套合理、循序漸進，且能幫助自己達成目標的瑜伽修習。

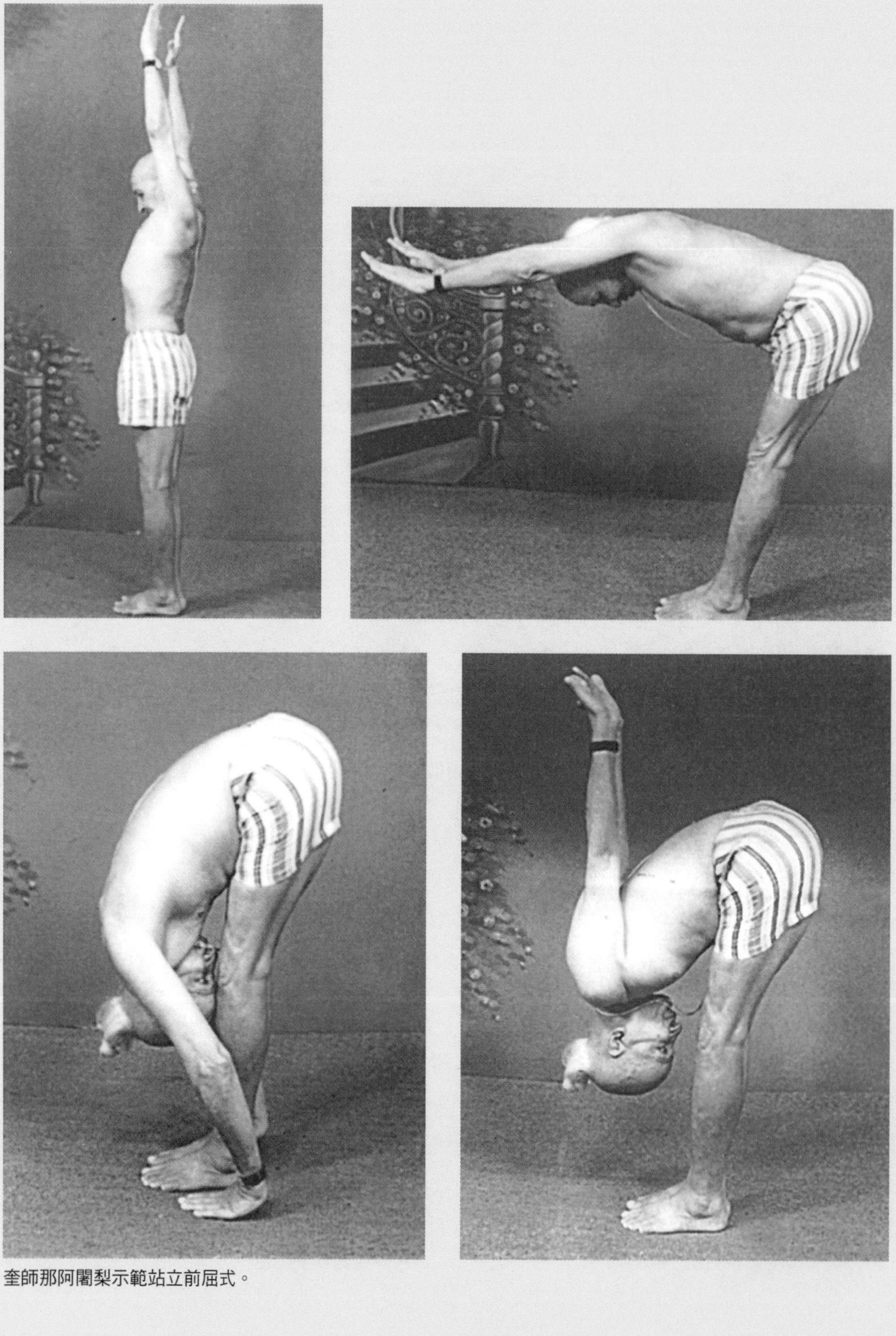

奎師那阿闍梨示範站立前屈式。

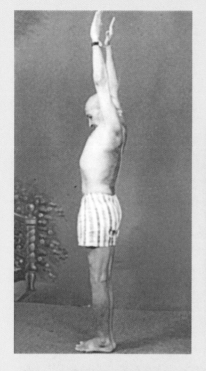

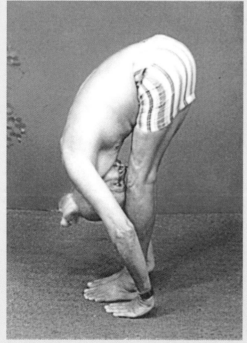

5

體位法變體

我已經提過，體位法能用許多不同的方式練習。現在，我想討論一下變化某些體位法的可能性，並告訴你為什麼可以這樣做。

練習體位法變體的理由之一，是要拓展身體的能力。大部分人在開始瑜伽修習時，都期待能達到特定的成果。你可能想要強化背部、治療氣喘、消除疼痛，或者只是想讓自己更有活力。透過不同的方式練習體位法，這些特殊的目標都可以被達成。舉例來說，肩膀僵硬的人可以練習某種特定的體位法，來對治這種活動力的缺乏。想要處理氣喘毛病的人，也能練習某種體位法變體，以舒張胸部、延長呼吸週期。總之，體位法變體能明智地點出我們的身體需求，讓我們用最少的代價，得到最大的收穫。

練習體位法變體的另一個原因，是為了強化專注力。如果我們好一段時間總是練習同樣的體位法，即使這些體位法和呼吸練習都經過精心設計，用來配合我們的情形與目標，還是很有可能變成一套例行公式。毫不中斷的重複，可能會減少我們對動作的專注力，也很容易覺得無聊。將體位法加以變化，能使我們重新恢復專注，讓感官向新的經驗開啟。所謂的專注力，是全然處在行動當下的狀態，它能讓我們感受到身體之中發生的一切。因此，處於專注的狀態，我們將有機會經驗到之前未曾感受的事物。如果不變化體位法，只是不斷重複同樣的姿勢，就沒機會獲得新的經驗。保持警覺、不斷產生新的覺察，是正確的體位法練習的關鍵要素。適切的體位法練習，需要我們的心識保持全神貫注，而藉由新經驗來激發興趣與專注力，則能夠自然協助我們做到這一點。

變化體位法的方法

•改變形式•

最簡單的變化體位法方式，是改變體位法的形式。右圖示範了幾種站立前屈式的變體。

前屈之後，變化站立前屈式的一種可能方式，是在吸氣時伸直腿部，並在呼氣時讓腿部微彎（1），讓腿部有較多的動作。甚至還能在腳趾和蹠骨球[1]下墊個東西，好進一步加強腿部拉筋的動作。用這種方式來練習站立前屈式，會使下背部承受許多壓力，因此對某些人來說可能會有點危險。在選擇這樣的體位法變化時，請先認清自己的能力。

要是想用站立前屈式來強化背部，可以在呼氣時向前完全屈身，並在吸氣時半起身（2）。腿部保持微彎，以便使整個背部剛好能適度運動。

在第三種站立前屈式變體裏，呼氣時向前完全屈身，接著將雙手於下背部交扣，並彎曲腿部（3）。這種變化讓下背部有較多的動作，但因為腿部是彎曲的，所以能降低背部過度運動的風險。

第92頁的圖所示範的，則是蝗蟲式的幾種變體。對許多人來說，傳統的蝗蟲式（1）過於費力而難以操練，但蝗蟲式實在是一種相當有效的體位法，所以大多數的瑜伽修習都會加入這一式。將經典的蝗蟲式加以變化，就能配合個人的需求與能力。在選擇練習體位法變體時，很

1 足前端蹠骨頭部，將腳趾用力往上撐，可摸到如球狀的輪廓，即是蹠骨球所在。

站立前屈式的三種變體。

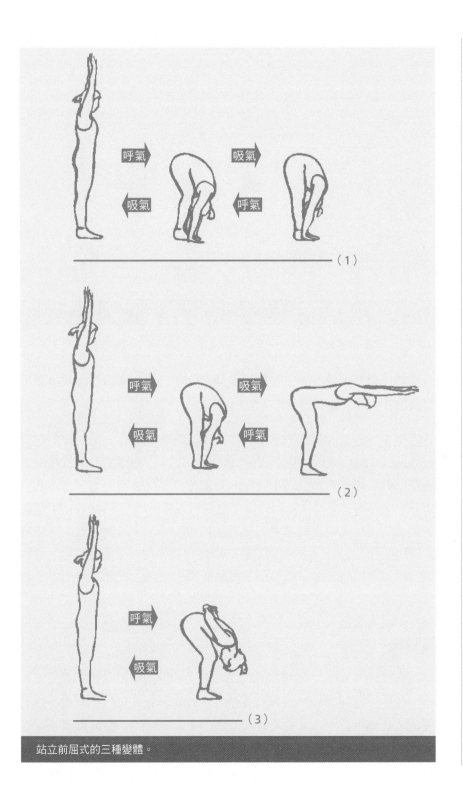

蝗蟲式之五種變體。

重要的一點是：在能力所及範圍內練習，而且無論身體是動或是靜，都要讓呼吸與整個身體連結。

透過變化蝗蟲式的手臂與腿部動作，可以增強或減少背部、腹部和胸部的活動。舉例來說，將手放在肋骨底端（2），吸氣時背部往後屈，腿部交替舉起，雖然此時下背部、腹部和胸部會較不費力，卻有助於上背明顯弓起。要是在吸氣時抬起雙腿和胸部（3），則會強化下背部與腹部的作用，但上背部與胸部還是能明顯弓起。若能舉起不同側的手臂與腿部（4），就能夠讓身體的兩側得到強化、平衡與整合。當我們變得更有力時，還可以運用手臂動作增強上、下背部。將手臂舉到肩膀的高度（5），可以強化頸部及肩膀的肌肉，有助於這部位的肌肉與背部肌肉整合。不過，只有在上背部的弓起夠明顯時，才能練習這樣的變體。

在蝗蟲式中，吸氣之後屏氣能產生很大的強化作用。其實蝗蟲式本身，就十分有利於增長呼氣以及呼氣之後的屏氣。每個呼吸或身體的變化，都能用特定的方式改變體位法的效果與功能。在這裏所示範的變體中，腿部、手臂和前額都可以在呼氣時回到地板上，或者你也能

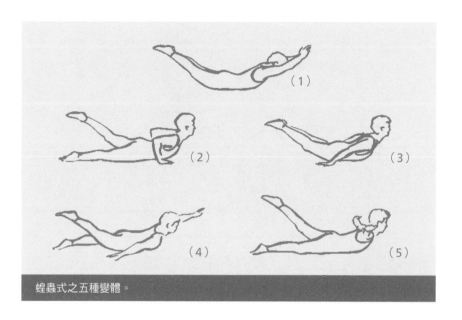

選擇在上弓姿勢時呼氣，這樣可以強化腹部的動作。

下圖的步驟（1）所示範的，是傳統的背部前屈伸展坐式，但腿部僵硬的人，也並不是完全無法享受這種體位法所帶來的好處。舉例來說，在呼氣時膝蓋略彎（3），就可以強化前屈動作。茵佐．戴衛是一位十分有成就的女瑜伽士，同時也是我父親的第一位西方學生，她告訴過我，我父親第一次教她背部前屈伸展坐式時，就是採用了這個方式，他改變傳統姿勢來配合她的需要。另外，抬高座位（4）也有助於加強前屈。變化手臂的姿勢〔如步驟（2）、（5）所示〕，不僅能夠活動上背部與肩膀，也有助於強化這個體位法。不過，我們不應該用手臂肌肉去強化前屈動作，因為前屈動作應該要配合呼氣，不可勉強進行。前屈式可在呼氣時增強、吸氣時放鬆，身體本身的柔軟度，就能隨著呼吸而得到提升。

除了這裏介紹的幾種變化之外，還有許多類似的體位法變化。每一次練習變體，就能將這種體位法的效果以及我們相應的專注力，導向不同的部位，呼應不同的需求。體位法變體，並不只是為身體有特殊問題的人而存在的，而是可以幫助所有的瑜伽修習者，持續地對探索保持開放。

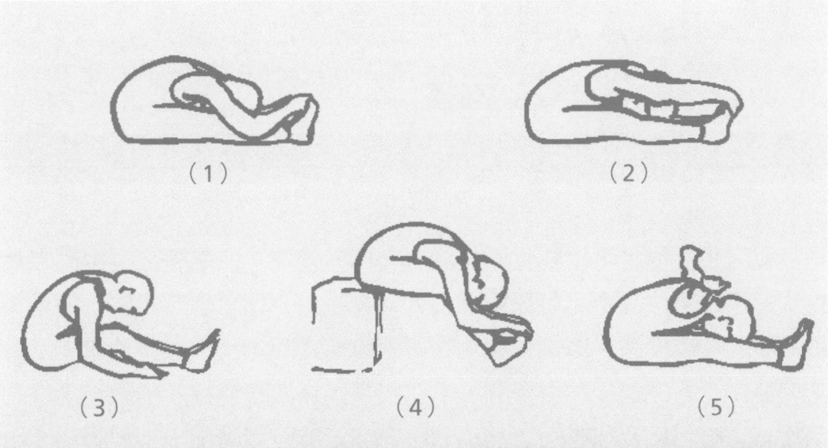

背部前屈伸展坐式之五種變體。

• 改變呼吸 •

另一種變化體位法的方式，是變化呼吸。舉例來說，我們可以引導呼吸，不隨意吸氣、呼氣，好讓吸氣與呼氣的時間一樣長，此外，我們也可以暫時屏氣。

一般說來，每一個動作都會配合吸氣或呼氣。然而，有時在屏氣時動作，會更有幫助。請記住一件事：要是想增強體位法對胸部的效果，就專注於吸氣；要是想增強對腹部和下背部的效果，則專注於呼氣。以背部前屈伸展坐式為例，這個體位法原本就能運動到下背部與腹部，而如果想要變化呼吸，可以在舉起手臂時吸氣，並在呼氣時繼續維持這個姿勢；接著向前屈身、停頓，但不吸氣（下圖）。如此一來，呼氣的效果便得到了強化。然後再一邊吸氣，一邊恢復坐姿，雙手上舉過頭。只要還能繼續維持輕鬆的呼吸節奏，這個步驟重複幾次都沒關係。

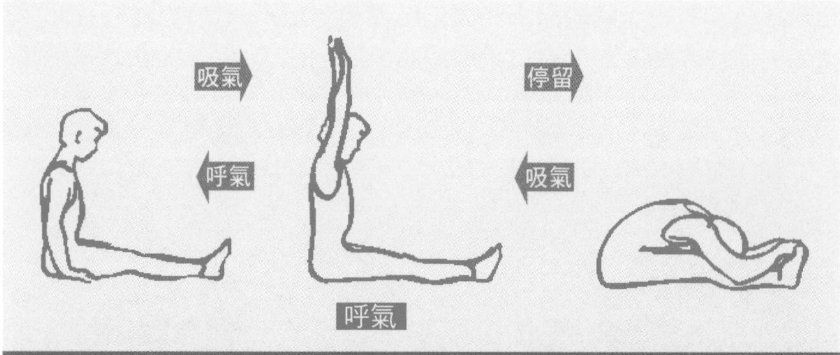

練習背部前屈伸展坐式時變化呼吸的方法。

在吸氣之後屏氣，可以強化體位法對胸部的效果，要是將之運用於眼鏡蛇式這樣的體位法中，可以帶來很大助益。另一種有趣的變體，則是倒轉一般的呼吸模式。舉例來說，在做眼鏡蛇式時，我們改在抬起上半身時呼氣，而非吸氣（右頁上圖）。有很多人在做眼鏡蛇式抬起上半身的動作時，腹部比背部肌肉更加出力，而呼氣能收縮腹部，不讓腹部太用力。改在呼氣時抬起上半身，能讓這個體位法感覺相當不同。

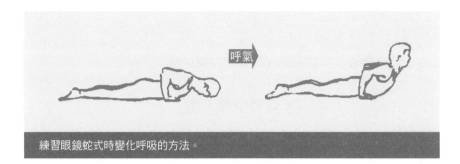

練習眼鏡蛇式時變化呼吸的方法。

一旦了解自己舒適屏氣的能力，對於如何運用呼吸，就可以開始發揮更大的想像力。假設我們想要藉著體位法練習來專注上背部，就必須選擇像眼鏡蛇式或是蝗蟲式這樣的體位法，因為它們都可運動到這個部位，而在此同時，也要注意呼吸中的吸氣。我們可以試著讓吸氣比平常更長，或是在吸氣後屏氣，藉著屏氣來增加肺活量、舒張胸部。

變化體位法有兩個目的：回應特殊需求，增加專注力。無論是在吸氣或呼氣後屏氣，都會讓身體緊繃。要是在練習時身體覺得緊繃，請將你的意識集中在緊繃發生的部位。這樣做之後若緊繃仍未消失，就該慢慢地停止這個體位法。

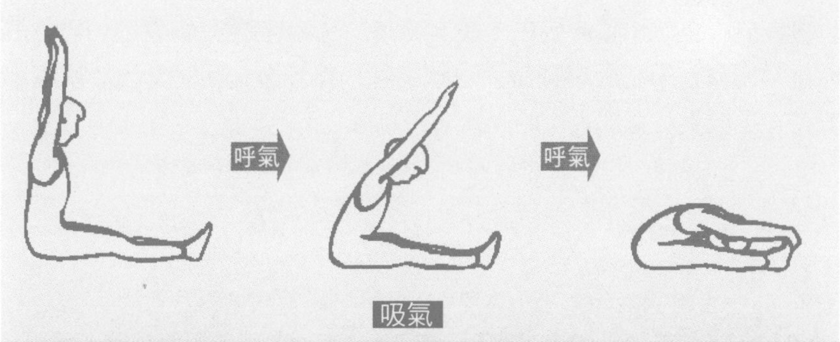

練習背部前屈伸展坐式的步驟。

• 改變節奏 •

有很多體位法若被分解成不連續的步驟，就可以產生新的效果。上面第二個圖所示範的，就是用這種方式來練習背部前屈伸展坐式。在第一次呼氣時，只半屈身，接著停在那裏，吸氣，伸展背部；到了第二次呼氣時，才全屈身。用這樣的方式來練習，可以讓專注力變得很不一樣，也能改變進入最後動作的方式與停頓的方式。

• 改變準備工作 •

不只是體位法能做變化，體位法的準備工作也能變化。在特定體位法之前所做的練習，可以讓我們對體位法的經驗與感受變得很不一樣。對有些人來說，要是在練習時肌肉沒有特別的感覺，就會覺得什麼事也沒發生，然後便認為做完某種體位法之後，什麼也沒感受到。當這種情況發生時，變化體位法準備工作、讓身體以完全相反的方式來運動，可以帶來很大的幫助。同時專注於要做的體位法與用來當準備動作的體位法，能讓你更確定練習瑜伽之後的確有所不同。

• 改變專注的區域 •

體位法練習，讓我們有機會專注於身體的不同部位，進而大幅增進體位法練習的品質。

關於做眼鏡蛇式時，注意力該擺在哪裏，下圖示範了兩種可能性。我們可以將注意力擺在上背部（這個部位會在吸氣時擴張）（1），也可以專注於將腿部和膝蓋放在地板上（2）。初學者開始練習這個體位法時，常常會在舉起上半身時，也讓腿部抬離地板。藉著專注於讓腿部維持在地板上，背部動作的品質才得以強化。

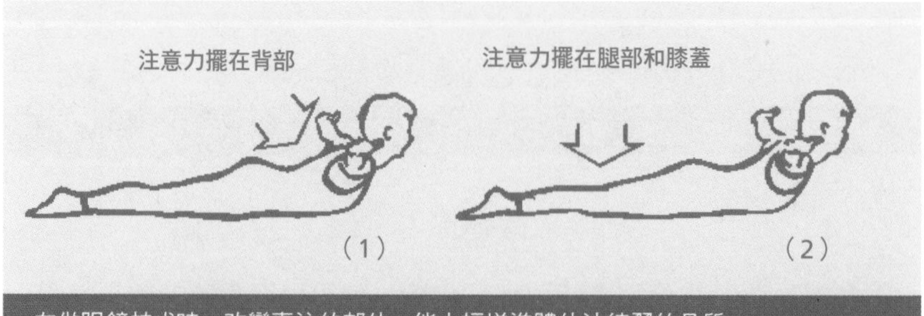

在做眼鏡蛇式時，改變專注的部位，能大幅增進體位法練習的品質。

之所以要加入一些變化，是為了幫體位法練習帶來新而有益的要素。在上課時，即使是同樣的體位法，我也會建議某些人完全伸展腿部，而另一些人則不妨膝蓋微彎；或是建議一些人在吸氣後屏氣，另一些人在呼氣後屏氣。總之，重要的是要視你的特殊需求來調整變化。

最後，變化也不是隨隨便便加進來的，只有在這些變化有其正當理由時，才可以加入。變化的目的，乃是為了增進、維持注意力，或是為了契合特殊的身體需求。

尊重傳統體位法

在瑜伽修習裏，有一點是我們必須要了解的：每個瑜伽姿勢其實自有其原理，若是不知道或是不了解原理，就無法恰當地練習體位法或其變體。一位尊重傳統體位法的老師，可以帶你認識傳統體位法背後的原理，例如體位法的意思是什麼？目的是什麼？它又需要我們做些什麼？只有在了解體位法背後的原理之後，我們才能加以變化。

舉例來說，在背部前屈伸展坐式中，我們坐著、讓腿部在面前伸展，並以手扣足，讓頭部向下靠著脛部。背部前屈伸展坐式的梵文paścimottānāsana，指的是「西面的伸展」，因為印度在傳統上，是面向東方祈禱或練習體位法，因此在這個體位法裏，我們的背部是向著西方，因此西面指的就是背部。這個體位法的真正目的，其實是為了暢通背部的呼吸。練習背部前屈伸展坐式的人，必須對身體背部的效果有所覺察，但不是從皮膚或肌肉層次上去察覺，而是從內部，也就是呼吸的層次去感受。練習背部前屈伸展坐式，是要讓呼吸沿著身體背部流動。[2]這個體位法不只是用來伸展肌肉組織，更是要用來感受呼吸流過脊椎的感覺。

駱駝式是以跪姿進行的後屈式：手置於足部，維持跪姿，大腿向上伸直，而胸部則在每次吸氣時舒展。這個體位法的原理，是要暢通胸部的呼吸。在這個體位法裏伸展肋間肌肉時，可以在胸中製造出空間，身體的正面因而得到舒張，感受到呼吸的流動。

2 原書注：《哈達瑜伽之光》1.29。

「感受呼吸」，指的是感受在身體中流動的能量或氣（prāṇa）。每一個傳統體位法背後的原理，都與氣在身體裏的運行有關。要是一位老師能從全身感受以及氣的運行來了解體位法，就能針對個別學生的需求，建議不同的傳統體位法，而學生因此也能享受體位法裏所蘊含的原理，並從中獲益。

正確練習與設計體位法變體的關鍵，是維持身體與呼吸之間的連繫。透過呼吸，我們能隨時對身體有所覺察、並觀察體位法的開展。在體位法練習裏，我們並不是在和身體作戰，而是隨著呼吸的次數，以及適合我們的呼吸比（吸氣、屏氣、呼氣、再屏氣的比例），來監督體位法的練習。如果呼吸既平順又不間斷，那麼這個體位法練習就對我們有幫助。

呼吸是變化體位法的方法之一。在體位法練習中呼吸之際，就能提升身體自然的柔軟度。身體動，則呼吸動；身體靜，則呼吸靜。一旦呼吸與身體結合為一個動作、一個過程，瑜伽就會變得相當有力。就瑜伽的目的而言，維持呼吸與身體之間的連繫（特別是延長呼氣或是呼氣之後的停頓），要比完美再現一個體位法更加重要。在體位法練習裏，呼吸扮演相當重要的角色。我們不該為了做到特定的體位法，就犧牲掉平順的呼吸。

呼吸，是在瑜伽修習裏觀察自己的最好方式之一。請讓呼吸也成為你的老師，去看看身體如何回應呼吸，而呼吸又如何回應身體的動作。

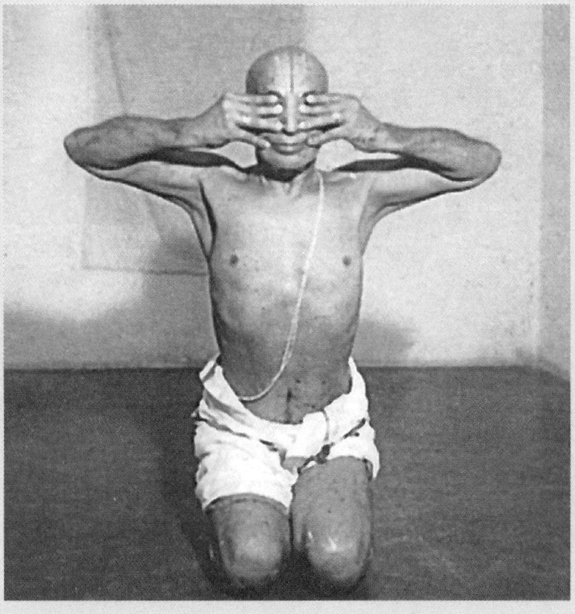

奎師那阿闍梨示範六頭戰神式。

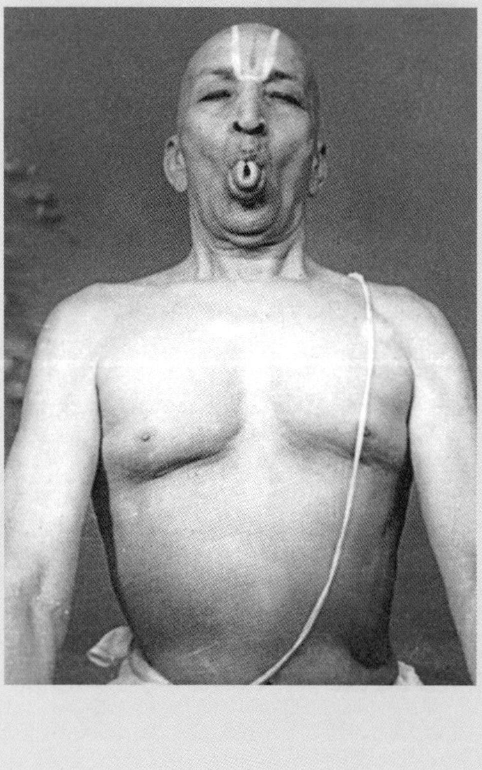

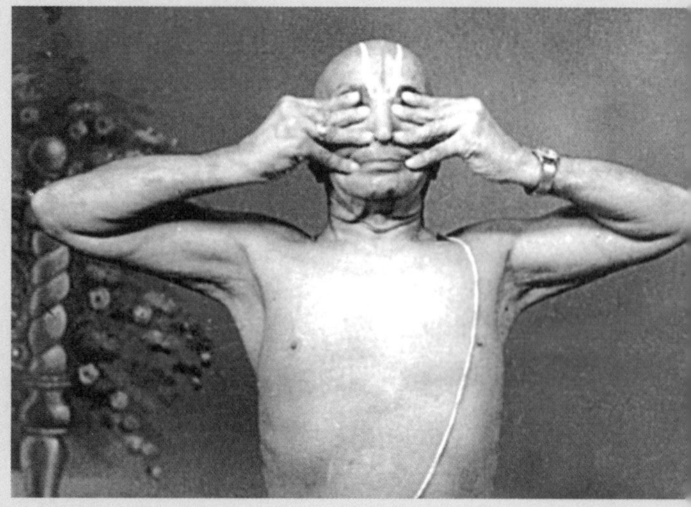

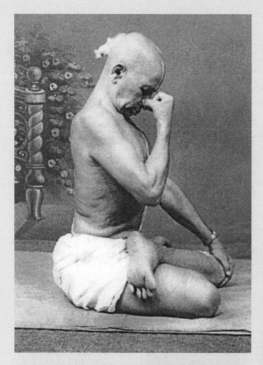

（左上）奎師那阿闍梨示範淨化氣脈呼吸控制法

（左下）奎師那阿闍梨示範清涼呼吸控制法

（右）奎師那阿闍梨示範六頭戰神式。

6

呼吸控制法

在瑜伽之中有兩種方法，可以幫助我們達到「樂」（舒適、輕柔）與「住」（穩定的警覺）。第一種是找出身體的鬱結與不順，然後釋放它們。這種方式只能次第進行，因為我們需要運用次第進程的概念，仔細選擇正確的準備工作以及適當的反體位法，而且用來釋放鬱結與不順的方式，還不能反過頭來對身體造成影響。對於進展，應該審慎為之，要是把身體逼得太緊，就會覺得不舒服或是疼痛，而就長期來看，問題只會變得更大而不是更小。身體只能漸進接受一種體位法，只有溫和地向前推進，練習體位法時才會覺得輕快、才能輕鬆呼吸，而真正從體位法之中獲益。

第二種有助於達到「樂住」的方法，則是觀想完美的體位法。為了這個目的，我們可以採用蛇王阿難陀的意象：他用頭部撐起了宇宙，並盤旋身體來做毗濕奴的床。一方面，阿難陀必須全然放鬆，才能讓毗濕奴有張柔軟的床，這便是「樂」的概念；而在另一方面，阿難陀也必須既有力又堅定，才可能撐起整個宇宙，這就是「住」的概念。兩個概念，一同給了我們完美體位法的意象與感覺。

有一種常見的誤解，認為體位法只是用來冥想的姿勢。不過，若去看看毗耶娑（Vyasa）為《瑜伽經》所寫的注釋，就會發現他所列出的大多數體位法都太過複雜，無論我們多想練好，都無法在其中達到「禪那」（dhyāna）的境界。我們或許可以練習體位法，體驗一下它們的感覺，卻不太可能維持同樣的姿勢太久。很明顯的是，注釋裏所提到的體位法，並不全是用來冥想的。無論是我們所練習的大多數體位法，或是在不同的瑜伽書中提到的體位法，目的都不在於冥想，而是在於讓人坐得直、站得久，能更放鬆地面對生活的種種要求。

在《瑜伽經》中，還有另一段關於體位法效果的有趣陳述：在嫻熟體位法之後，我們就能夠處理對立。所謂「能處理對立」指的並不是在冷天裏半裸，或是在熱天裏穿著毛衣，而是指變得更加敏感、更有調適力。因為在嫻熟體位法之後，我們更加了解自己的身體，也更能傾聽它的聲音，了解它在不同的情況下會如何反應。

實際上來看，我們都能放鬆地站上幾分鐘，也能放鬆地坐個幾分鐘。體位法練習的好處之一，就是讓我們能習慣不同處境、應付不同要求。舉例來說，如果想要練習呼吸控制，就先要能長時間、舒適地坐得挺直，只要能舒適而不費力地坐得挺直，就再也沒什麼事能讓我們從呼吸中分心。在呼吸控制練習時，體位法有助於專注呼吸而非身體。

呼吸控制法：瑜伽的呼吸練習

prāṇāyāma（呼吸控制法）這個字，包含了prāṇa和āyāma兩個部分。āyāma指的是「伸展」或「擴張」，描述的是呼吸控制的動作；prāṇa（氣）指的則是「無處不在之物」。當氣這個字被用在人類身上時，指的是在身體裏面不斷流動，充滿著我們、也讓我們活著的東西。簡言之，就是一種生命能量，從身體的中心流經身體各處。

〈瑜伽祈請精要〉（見附錄一）之類的古代典籍告訴我們：覺得困擾、不安、困惑的人，身體之外的氣比身體之內更多。人覺得不舒服的時候，身體之外的氣會變得更多，而體內氣的品質與濃度則會下降。體內的氣要是太少，會讓人覺得呆滯、僵硬，也可能讓人對一切興趣缺缺、無精打采，甚至憂鬱。要是體內缺少氣，很容易造成身體的失調。最後，《瑜伽經》也提到了種種不同的呼吸失調。[1]在另一方面，我們越是平靜、調和，氣也就越不會散溢到身體之外。所有的氣若都存在身體裏面，就不會有上述種種症狀。

要是體內沒有足夠的空間可以給氣，唯一的理由就是：氣的空間被原本不屬於那兒的東西給占走，所以被擠了出去，我們將這些鳩占鵲巢的東西稱為廢物。練習呼吸控制的目的，其實也就是要減少這些廢物，好讓越來越多的氣可以進入身體。

心識的狀態與體內氣的品質也息息相關。因為我們能夠透過呼吸的流動來影響氣的流動，所以不但呼吸的品質可以影響心識狀態，反之亦然。在瑜伽裏，我們會嘗試運用氣、心識與呼吸之間的種種連繫，讓氣能集中於體內，並在體內自由地流動。

很多不同的資料，都將氣稱為純粹意識之友，並將氣的流動視為純粹意識的運作。要是我們能記得，純粹意識的力量所造成的清明程度，其實與心識狀態直接相關，那麼心識與氣的關係，也就再清楚不過。

氣可被理解為純粹意識的表現，不過氣既可出現在體內，也可出現在體外。請參考一下第104頁的圖：一個人感覺越好、越滿足，體內就有越多的氣；一個人越覺得混亂，就有越多的氣散溢、流失掉。瑜伽士的定義之一，就是「讓自己的氣全在體內的人」。在呼吸控制法裏，我們希望能減少氣的散溢，直到它不再外流。

心識的變化也會影響呼吸：興奮時，呼吸變快；放鬆時，呼吸變得深長而平靜。為了要能控制氣，也需要能控制心識。行動常常會擾亂心識，讓氣外溢，但透過每天規律地練習呼吸控制，可以逆轉這樣的過程，因為呼吸有所轉變，也會讓心識發生變化。

關於氣在體內或是體外的概念，也能用來象徵心識狀態。當心識像玻璃一樣澄澈的時候，沒有任何東西可以擾亂身體，體內也就不會有任何廢物。但在另一方面，要是我們覺得做某件事並不適當，而感到遲疑、不滿或是恐懼等等，那這個循環體系裏一定有障礙存在，而且不

1 原書注：在《瑜伽經》1.31，帕坦伽利將這些因心的混亂而起的症狀，分別稱為苦（duḥkha）、憂愁（daurmanasya）、身體顫動（agamejayatva）、呼吸不順（śvāsapraśvāsa）。

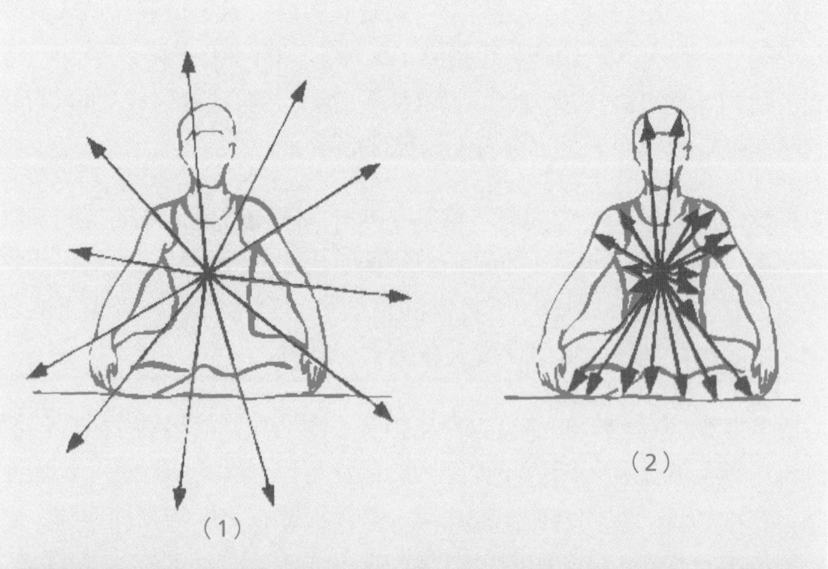

(1)人在生病或是不安時，由於有東西阻礙氣在體內的流動，所以會讓氣散溢到體外；(2)人在平靜、健康時，能讓更多的氣留在體內。

僅會發生在身體層次，還可能存在於心識、意識層次。我們在自己身上所發現的每一種廢物，一開始都起源於無明，亦即不正確的知識。因此，所謂瑜伽士是「讓氣全在體內的人」，指的就是他們是自己的主人。

心識與呼吸之間的連繫最為顯著。《瑜伽經》說：在練習呼吸控制後，遮蔽了心識的布幕會逐漸移開，讓心識越來越清明，而能夠進行更深的冥想。[2]根據《瑜伽經》的看法，我們還可以說：呼吸控制是覺察呼吸的第一步，也是最主要的一步，藉由這樣做，我們更能覺察自己在呼吸，更意識到吸氣、呼氣，甚至還有呼吸之間的自然停頓。那麼接下來就要問：我該如何持續地意識到自己的呼吸呢？

在呼吸控制裏，注意力集中於呼吸。因為被觀察的過程非常細微，所以在呼吸控制練習中，讓心識隨時保持警覺相當重要。呼吸控制並不像體位法練習，不會有可見的身體動作，我們只能實際去感受身體裏的呼吸運動。唯一的動態過程只有呼吸。帕坦伽利提供了幾種專注呼

2 原書注：《瑜伽經》2.52。

吸的實用建議。例如，將注意力集中在能感受到、或是聽得到呼吸的身體部位，或者試著隨順體內的呼吸運動，感受從鎖骨中心吸氣、通過肋骨，下降到橫隔膜，然後再從腹部向上呼氣。另一種專注呼吸的方法，則是去感受呼吸從鼻孔的何處進出身體。另外，也可以去傾聽呼吸。你若藉著輕輕收縮聲帶，來製造出些微的聲音，傾聽呼吸也會變得更加容易，這種呼吸控制法稱為喉式呼吸。

這樣的建議，可以幫助我們專注呼吸，避免練習變成機械式的動作。呼吸控制法的目的，既不是為了讓吸氣與呼氣維持特定的關係，也不是為了讓呼吸達到一定長度。雖然諸如此類的練習，若有助於專注呼吸控制是再好不過，然而，這種種技巧以及控制呼吸比的真正目標，最主要卻是給予我們隨順呼吸的不同可能性。在隨順呼吸時，心識也會回到呼吸的動作上，如此一來，呼吸控制法便為我們做好了冥想的預備。

呼吸、心識及氣直接相關。不過，我們不該想像在吸氣的時候，氣也會自動跟著跑進身體裏來，事情並不是這樣的──只有在心識有了正面改變之後，氣才會進入身體，而當然，心識的轉變需要好長一段時間，並不會在每次吸氣或呼氣時都發生轉變。要是我們有一天在練習呼吸控制時，發現心識改變了，那麼在這之前，氣一定已經進入了我們的身體。心識的轉變，主要可以在人際關係中被觀察到。我們是否真的更加認識自己，人際關係永遠是最實際的檢驗。

沒有氣，也就不會有生命。我們或許能想像氣在吸氣時進入了身體，但事實上，氣也是呼氣背後的力量。同樣地，氣不但會在身體之中被轉化成不同的力量，也參與了排出我們不再需要的東西的過程。而且，與氣有關的，甚至也不僅只是身體的排泄過程──氣的力量，還能夠讓心識脫離枷鎖，使我們變得更加清明。氣的這項功能，最後是由呼氣來完成的：呼氣釋放了多餘的東西，也移去了可能阻礙氣在體內自由流動的障礙。

氣的形式

氣有五種形式，依照它們所對應的身體功能而各有其名。這五種氣分別是：

- 上行氣（udāna-vāyu）：對應喉部與說話功能。
- 命　氣（prāṇa-vāyu）：對應胸部。
- 平行氣（samāna-vāyu）：對應身體的中間部位與消化功能。
- 下行氣（apāna-vāyu）：對應下腹部與排泄功能。
- 遍行氣（vyāna-vāyu）：對應分布於全身的能量。

在此，我們要來探討其中的兩種形式：命氣和下行氣。

進入身體的東西稱為氣，而離開身體的則稱為apāna。apāna這個詞，同時也用來指涉下腹部與下腹部的一切活動。但apāna也是一種具有排泄功能、也能為排泄提供能量的氣，即下行氣；另還可以指下腹部，以及當氣失調時，集中於下腹部的廢物。要是一個人行動遲緩而沉重，我們會說他身上的apāna（廢物）太多了。由於下行氣也是一種氣的能量，我們還是需要它；但如果下行氣在執行排泄功能之餘，拒絕被排出體外，就會阻礙氣在體內的生成。各種形式的氣都是必要的，但只有彼此保持均衡，才能帶來正面效果。要是一個人下腹部積了太多的廢物，就表示在那裏消耗了太多的能量，必須處理掉此種失調。所以，他的目標也就應該是將下行氣減少到能發揮作用的最低限度。

有很多因素會讓廢物增加，乃至變成一種多餘的負擔，而這些因素之中，有一些其實是我們可以控制的。瑜伽修習的目的，就是為了消除不純淨的東西。呼吸短促的人、無法屏氣的人，還有無法慢慢呼氣的人，可能都是積了太多的廢物；而能好好控制呼吸的人，廢物多半較少。廢物要是過多，會在身體各處引發問題，因此我們必須設法減少廢物，好讓更多的氣進入身體。

在吸氣時，體外的氣被帶入體內，而氣也和廢物相遇；在呼氣時，體內的廢物則向著氣流去。呼吸控制是氣流向廢物的動作，也是廢物流向氣的動作。同樣地，在吸氣後屏氣，可以讓氣流向廢物，並讓氣停留在那裏；在呼氣後屏氣，則能讓廢物流向氣。

生命之火

在命氣與下行氣的運動中，究竟發生了什麼事呢？瑜伽認為，我們的身體裏有火（agni），生命之火，就位於肚臍附近，在命氣和下行氣之間。火經常改變方向：吸氣時，呼吸流向腹部，將火向下牽動，宛如火爐；而在呼氣時，火被往反方向牽動，將剛剛燒盡的多餘之物一起帶走。不過，這火並不足以燒盡廢物。而為了讓身體能完全排盡火，我們還得做更多的努力。將呼氣長度變為吸氣長度兩倍的呼吸方式，目的就在於藉由延長呼氣，可讓身體有更多的時間排出障礙。我們為減少體內廢物所做的每件事，都是排除障礙的一步。下一次吸氣時，會將火帶回廢物，不過，要是前一次燒盡的東西還留在身體裏面，火就會失去部分力量。

某些身體姿勢，有助於火和廢物相遇：所有的倒立式都能將火引導至廢物，瑜伽之所以如此看重倒立式的淨化效果，原因正在於此。結合倒立式與呼吸控制，甚至還能進一步強化淨化效果。

所有呼吸控制的面向，都能幫助身體排出廢物，而讓氣在體內找到更多的空間。當多餘之物被排出，氣也填滿了它原本就該填滿的體內空間。氣有自己的運動方式，我們並無法加以控制，能做的只是創造出有利的條件，讓氣能進入、充滿身體。

《瑜伽經》用了一個可愛的意象，來描繪氣的流動：農夫若想灌溉他的梯田，並不需要把水提到每一層田地，只需打開最上方的水閘即可。如果農夫把梯田照顧得不錯，讓田裏沒有東西阻礙水的流動，那麼水自然能一直流到最低、最遠的田裏，不費農夫吹灰之力。[3]在呼吸控制法中，我們運用呼吸來排出體內的障礙，而氣則會隨著呼吸，自然而然進入被淨空的區域。我們就是藉著這種方式，以呼吸來讓氣的流動成為可能。

我們其實可以把氣理解為純粹意識的表現，因為無論是對哪一種氣，

3 原書注：《瑜伽經》4.3。

我們都不大可能有直接影響力。要影響氣，必須透過心識與呼吸。藉著呼吸控制來讓心識與呼吸發揮作用，可以創造出有利的條件，讓氣得以自由地流入體內。

呼吸控制法的實踐面向

正如心識活動會影響呼吸一樣，呼吸也會影響心識狀態。在練習呼吸時，我們的目的是調整呼吸，好專注於心識、讓心識平靜下來，以便進行冥想。人們常常會問：呼吸控制法到底有沒有風險？我向大家保證：呼吸控制法就像體位法練習一樣安全，不會比別的活動來得危險。呼吸控制法就是有意識地呼吸，只要練習時隨時注意身體的反應，就沒什麼好擔心的。

在我們改變呼吸，卻沒發現或沒注意身體的負面反應時，的確會造成一些問題。努力想讓呼吸變得深長而均勻的時候，有件事會變得特別明顯，那就是有需要在兩次深呼吸之間，做一個短促的呼吸。阿育吠陀醫學的重要原則之一，就是絕不壓抑身體的自然需求，所以即使是練習呼吸控制，只要覺得有需要做個短促的呼吸，還是可以去做。事實上，只有真正能調節呼吸的人，才可以做呼吸控制練習。那些長期受呼吸量不足或是其他呼吸問題所苦的人，只能等到真的準備好了，才能進行呼吸控制法練習。有些體位法能夠增加肺活量、舒緩肋骨、背部和橫隔膜的肌肉，練習這些體位法，有助於做好練習呼吸控制法的準備。舉例來說，做後屈式以及前屈反體位法，就有益於預備呼吸控制法。適當的體位法練習，能幫助呼吸控制有所進展。一個人剛開始接觸瑜伽時，就能夠、也應該去練習呼吸控制法，不過這樣的練習，絕對要在優秀老師的指導下進行。

呼吸控制練習的目的，是要強化吸氣、呼氣以及屏氣。對於吸氣的強調稱為「入息呼吸控制法」（pūraka prāṇāyāma）；[4]延長呼氣、卻仍自由吸氣的呼吸控制，稱為「出息呼吸控制法」（recaka prāṇāyāma）；至於對屏氣的強調，則謂之「屏息呼吸控制法」（kumbhaka prāṇāyāma）。我們做屏息呼吸控制法練習時，可以在吸氣後屏氣，也可以在呼氣後屏氣，或是在吸氣和呼氣後都屏氣。

4 梵文pūraka原為「圓滿」、「完滿」之意。其後所提之recaka、kumbhaka，則原本即有「出息」、「屏息」之意。

不過，無論選擇哪種技巧，呼吸控制法最重要的部分仍是呼氣。如果呼氣的品質不佳，整個呼吸控制法的效果皆會受到不良影響。一個人若尚無法緩慢而平靜地呼氣，就代表還沒做好練習呼吸控制法的準備，無論是心理上或是其他面向上皆然。有些經典裏的確有這樣的警告：如果吸氣粗糙，還沒什麼好擔心的；但要是呼氣不順，那就代表身體若不是已經生病，就是快要出問題了。

至於為何如此看重呼氣？我們要知道的是：瑜伽的重要目標是消除不淨、減少無明，而光是透過消除不淨，就可以帶來正面效果。當障礙從排水管裏被清掉的時候，水一定會流動；同理，要是我們身上有什麼東西阻止了改變，只要把這道障礙清掉，自然能夠發生改變。呼氣之所以特別重要，就是因為它能從身體裏帶走不淨，清理出更多的空間，好讓氣可以流入。

現今，討論呼吸控制法時，常常強調的是屏氣；不過在古代典籍，對於呼吸控制法的討論卻不僅止於屏息，而是針對整個呼吸。《瑜伽經》認為呼吸的優先順序如下：最重要的是呼氣（bāhya vṛtti），其次是吸氣（abhyantara vṛtti），最後才是屏氣（stambha vṛtti）。[5]總之，呼氣、吸氣和屏氣三者，都是呼吸控制法的一環，不應獨獨熱中於屏氣。有很多人以為，要是他們多練習屏氣的技巧，就能在瑜伽進展上一日千里，但事實上，若過度強調屏氣，常常會引發許多問題。

呼吸控制法中最重要的原則是：只有在淨空自己時，才能有新的呼吸；也只有讓呼吸進入身體，才有可能屏氣。要是我們無法完整地呼氣，又怎麼可能屏氣？屏氣的練習，必須以不影響吸氣和呼氣為原則。要是吸氣、呼氣以及屏氣的能力已獲得長足進步，那麼屏氣的練習的確也會變得更為重要，因為在此時，屏氣可以讓呼吸得到休息，讓心識充滿期盼。

呼吸控制法的技巧

• 喉式呼吸 •

5 原書注：《瑜伽經》2.50。

喉式呼吸（ujjāyī）是呼吸控制法的一種。進行喉式呼吸時，我們會故意輕輕收縮喉部，讓氣管變窄，如此一來，喉部在呼吸時就會發出微小的聲音。ujjāyī一字，指的是「淨化喉部、主宰胸部之物」。如果你想要練習喉式呼吸，請先徵詢老師的意見，看看你是否適合這個練習；不適合的話，問問老師你適合做哪種練習。

喉式呼吸有許多變體。舉例來說，先透過喉部吸氣，然後完全蓋住一個鼻孔，再從另一個部分蓋住的鼻孔呼氣，這種技巧稱為順向喉式呼吸控制法。[6]此外，還有一種叫做逆向喉式呼吸（viloma ujjāyī）的呼吸控制法，在進行這種練習時，是從鼻孔吸氣，再由喉部呼氣，主要目的在於延長吸氣。在喉式呼吸控制法中，有一條規則相當重要：透過鼻孔來調節呼吸時，絕不會同一時間也用喉部來呼吸。

• 淨化氣脈呼吸控制法 •

有一種同時延長呼氣和吸氣的技巧，是交替運用不同的鼻孔來呼吸，而完全不用到喉部：透過半閉的左鼻孔吸氣，再透過半閉的右鼻孔呼氣；然後透過半閉的右鼻孔吸氣，再透過半閉的左鼻孔呼氣……如此循環反覆。在這個過程中，我們用某種手印來控制鼻孔的開闔。這種呼吸技巧被稱為淨化氣脈法（nāḍī śodhana），nāḍī指的是呼吸或能量所通過的管道或氣脈，而śodhana指的是「清理」。右圖中示範了淨化氣脈法中的手部動作。一般說來，在練習淨化氣脈法之前，需要已經先練習喉式呼吸好一段時間。

要是你感冒或是鼻塞，就不適合做這個交替鼻孔呼吸的練習，因為強迫鼻孔呼吸可能引起併發症。在呼吸控制法練習中，有一條規則千萬要注意：無論在何種情況下，都不可以強迫自己做某件事。如果想用鼻孔來練習呼吸控制，那麼鼻孔就必須毫無障礙；而要是鼻孔現在有障礙，就應該轉而練習喉式呼吸。

6 原書注：anuloma ujjāyī，anuloma指的是依正常方式而行，舉例來說，在吠陀經 ，要是一個儀式有依照既定程序進行，就會被稱為anuloma。由於在《哈達瑜伽之光》，是將喉式呼吸描寫為只有在吸氣時讓喉部出聲、然後從鼻孔呼氣的技巧，所以這種方式被稱為anuloma ujjāyī（順向喉式呼吸控制法）。

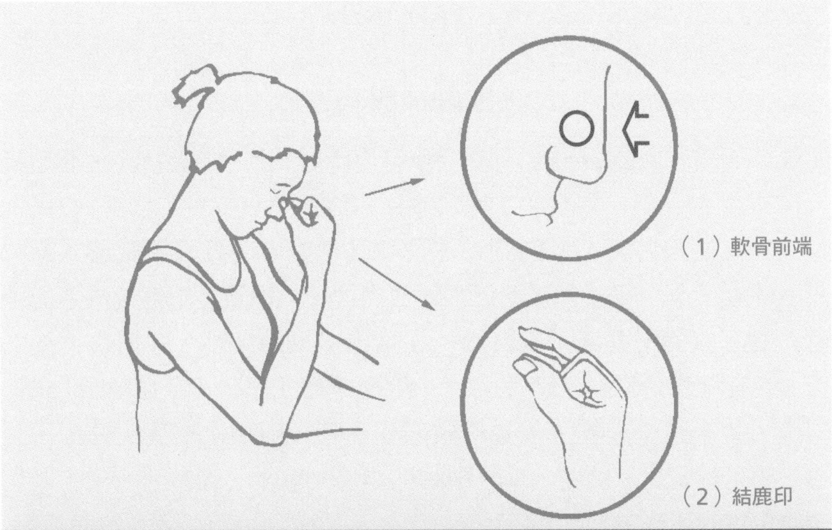

淨化氣脈法的手部動作：軟骨前端（1）是鼻腔最窄的部分，我們結鹿印（mṛgi mudrā）（2），將大拇指和無名指放在這個部位，輕輕地按壓以調節呼吸。這個手印之所以叫「鹿印」，是因為從側面來看，這個手勢看起來像鹿的頭部。傳統上，許多手印都是以動物為名。

• 清涼呼吸控制法 •

另一種很有效的呼吸技巧，則包括了舌頭的運用。這種技巧是在吸氣時將舌頭的兩側捲起，形成一個通道，再從這個通道將氣吸入，空氣於是通過濕潤的舌頭，讓喉部冷卻、清涼下來。至於呼氣，透過喉部或是交替鼻孔呼氣都沒關係。為了確保舌頭維持濕潤，在整個呼氣的過程中，要盡可能將舌頭後伸、抵住上顎，好讓下一次呼吸就像第一次那樣清新。這種技巧被稱為清涼呼吸控制法（śītalī prāṇāyāma），śīta指的就是「清涼」。

要是沒辦法捲舌，另一種同樣具有清涼效果的方式，則是在吸氣時讓嘴唇和牙齒微開，將舌頭仔細地放在牙齒之間，如此一來，空氣還是能流經舌頭。而在呼氣方面，同樣地，透過喉部呼氣或是交替鼻孔呼氣都可以。這種呼吸技巧，稱為發聲呼吸法（śītkarī prāṇāyāma）。

喉式呼吸、淨化氣脈法以及清涼呼吸控制法等種種技巧，能讓我們專注於呼吸在身體中的部位。這樣的專注能幫助集中心識。無論練習的是哪種呼吸控制法，都會帶來這樣的效果。

• 頭顱清明式 •

頭顱清明式（kapālabhātī）是一種專門用來淨化的呼吸技巧。要是氣管裏充滿了黏液，或者胸口覺得緊張或鬱結，快速呼吸通常會有所助益。在這個練習裏，我們刻意加快呼吸速度，而且只用腹部（橫隔膜）呼吸，不用胸部。在進行頭顱清明式時，呼吸是短促、快速而強有力的。我們把肺部當成幫浦，在排出空氣時施壓，好把廢物從氣管、也從肺部透過鼻孔清理出去。Kapāla指的是「頭骨」，而bhātī指的是「帶來輕快之物」。覺得頭部昏沉時，練習頭顱清明式相當有益。要是鼻竇出了問題，或是眼睛四周感到麻木，頭顱清明式也能幫助淨化這些部位。

• 風箱式•

以風箱式（bhastrika）呼吸時，腹部要像風箱那樣運動。要是一個鼻孔塞住了，就快速地從通暢的那個鼻孔吸氣，再用力從塞住的鼻孔呼氣。

頭顱清明式和風箱式的基本原理是一樣的，亦即以呼吸的力量來淨化鼻腔。當然，在運用這些技巧時必須非常小心，否則可能造成呼吸的緊張，而在快速呼吸時，也有可能感到頭暈而非輕快。因此，每次練習完頭顱清明式之後，應該用幾次緩慢的呼吸來收尾。相當重要的是，不可以快速呼吸太多次，而應該要在幾次快速呼吸之後，也做幾次緩慢呼吸，且在緩慢的呼吸中，又要特別強調呼氣。

呼吸控制法的次第

練習呼吸控制法時，必須一步一步地循序漸進。由於我們要嘗試的是新的東西，要轉而專注呼吸而非身體，所以在結束體位法練習之後，應該先休息幾分鐘，才能開始做呼吸控制法練習。體位法練習和呼吸控制法練習之間的空檔，並不只是用來讓身體休息，也是要讓心識從一個練習轉向另一個練習。要是在兩種練習之間不做休息，會很容易感到緊張，因為身體無法適應這樣突然的轉變。總之，在體位法練習和呼吸控制法練習之間，一定要休息。

在做呼吸控制法練習時，很重要的一點是，找到一個能坐上一段時間、起身後又不會覺得身體僵硬的坐姿。姿勢的重點在於讓脊椎維持挺直。有些人可能覺得跪姿最舒服，另一些人也許能輕鬆地以蓮花坐盤腿，如果都不行，直接坐在椅子上也沒關係（剛從心臟疾病中復原的人，甚至可以坐在安樂椅上練習）。就像練習體位法時，主要是關注身體一樣，由於練習呼吸控制法的目的，主要在於調理呼吸，所以在坐著練習呼吸控制法時，也千萬不能讓身體成為呼吸的障礙。雖然我們也會將呼吸應用於體位法練習，但在練習呼吸控制法時，還是要選擇一個適當的姿勢，好讓我們不必把太多注意力擺在身體上。在呼吸控制法練習時，對於身體唯一的要求，就是舒適，而且讓脊椎維持挺直。

下圖示範了幾種練習呼吸控制法的姿勢。如果能輕鬆地維持蓮花坐（1），用它來練習呼吸控制法或收束法都很不錯。另外兩種較為輕

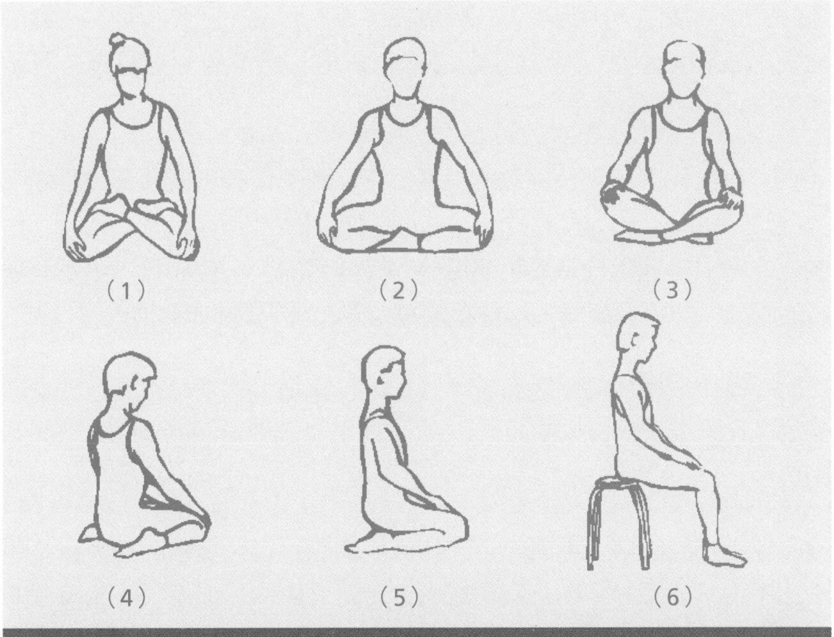

練習呼吸控制法時所採取的六種姿勢。

鬆、但同樣有效的盤腿坐姿，則是悉達坐（2）和盤腿坐（3）。有少部分人也許能用勇士坐（4）坐上好一段時間，但大多數人採取這種坐姿時，會不由自主弓起下背部。另外，在採取金剛坐（5）時，也有很多人習慣背部往內凹。最後，挺直地坐在板凳上（6）其實也是練習呼吸控制法不錯的坐姿。

該選擇哪種坐姿，端視我們打算練習多久而定。假設想練習呼吸十二次，每次吸氣、呼氣各五秒，整套做下來就只需要三分鐘左右；但吸氣、呼氣若想不只有五秒，或是還想練習屏氣，或是呼吸二十四次而非十二次，那麼原本能舒適坐上三分鐘的坐姿，可能不適合這麼長時間的練習，此時就該選擇另一個更為輕鬆的姿勢。總之，練習呼吸控制法的時間越長，越需要舒適的坐姿。

呼吸比

除了各式各樣的呼吸技巧之外，呼吸控制法中不同階段的呼吸比也很重要。我在前面已經提過如何以不同的方式強調不同階段的呼吸，而在呼吸控制法中，固定吸氣、吸氣後屏氣、呼氣、呼氣後屏氣之間的比例，也相當重要。雖然呼吸比千變萬化，但大致上仍可區分為兩類：

（1） 讓吸氣、呼氣及屏氣的長度維持一致：這種方式稱為等長呼吸控制法（samavṛtti prāṇāyāma，sama指的是「相等」，而vṛtti為「移動」之意），適用於將咒語運用於呼吸練習的人，他們可以讓每個呼吸的吸氣、呼氣及屏氣，維持在重複相同次數咒語的時間內。

（2） 讓不同階段的呼吸有著不同長度：這種方式稱為不等長呼吸控制法（viṣamavṛtti prāṇāyāma），基本原則是讓呼氣時間為吸氣時間的兩倍。

練習呼吸控制法時，重要的是該如何找到適合自己需求的呼吸比。呼吸比不會一成不變，因為我們或者會有新的需求，或者三不五時需要一個新的呼吸比，以便對呼吸練習保持專注。要是呼吸比太過簡單，會讓呼吸控制變成一種機械動作；但若是呼吸比太過複雜，也可能讓身體產生抗拒，造成別的問題。

選擇適當的呼吸比，需要考慮兩個問題：我們能做到什麼？目的又是什麼？第一個問題取決於我們目前吸氣、屏氣、呼氣、再屏氣的技巧有多好，而只要在體位法練習時觀察自己的呼吸，對此應該就能有所體察：做某些體位時，如果呼吸因身體需求而變得不穩，那麼我們呼吸的局限何在，便可一目了然。

我在這裏用一些例子，來說明如何在不同體位法裏觀察自己的呼吸，好讓呼吸比能配合我們的需求。我舉三種體位法為例：前屈式（如背部前屈伸展坐式）、後屈式（如眼鏡蛇式）以及肩倒立式（這種體位法能讓喉部收縮，並使腹部器官壓在橫隔膜上）。假設做這些體位法時，吸氣和呼氣都維持在六秒，而最後出現這樣的結果：做前屈式時，呼吸十分舒暢而自然；做後屈式時，吸氣和呼氣都變得短促；在做肩倒立式時，呼氣雖然沒什麼問題，但吸氣卻變得非常短。那麼透過這個實驗，我們就能知道自己在延長吸氣上可能有些困難。

除此之外，還可以在做前屈式時，盡可能延長呼氣，因為在此時，橫隔膜和腹部的收縮沒有受到限制，呼氣應該是很容易的。同樣地，也可以在做倒立式時，盡可能地延長呼氣。正常情況下，在倒立式時要慢慢呼氣十分困難，因為此時腹部器官正壓在橫隔膜上，讓空氣容易排出體外，於是也加快了呼氣的速度。要是有人在這種情況下還能控制好呼氣，對他們來說，在練習呼吸控制法時延長呼吸，也就不會有什麼困難。倒立式有加快呼氣的效果，眼鏡蛇式則是有助於讓吸氣維持正常節奏，但無論是做肩倒立式或是眼鏡蛇式，吸氣短促都代表我們的吸氣能力有所限制。總之，體位法所能透露的，並不僅止於身體的資訊。要是我們設定好一個吸氣與呼氣等長的呼吸比，並花上一段時間，好好觀察呼吸在不同體位法裏的情形，一定能得到不少關於呼吸的資訊。

有了這些例子的啟示，也可以自己來設計一個呼吸控制的練習，並刻意讓呼氣長過吸氣。我們可以選擇以1：2的比例來呼吸，亦即呼氣時間為吸氣時間的兩倍長。這樣做有助於完全淨空肺部，並回過頭來讓吸氣更為充足。簡單來說，如果希望吸氣得到強化，就得在呼氣上下功夫。

不過，在把這些新的要素放進練習之前，還有一些更為明顯的東西需要先行考慮。如果我們只是瑜伽初學者，才剛剛做過幾次練習，而現在想要練習呼吸控制法，就不該為自己定下野心太大的目標，例如練習一個月後，就要能在吸氣後屏氣、兩個月後就要能在呼氣後屏氣等等。一開始時的目標，應該是探索自己的需求，好培養對練習更深的興趣，而無論是吸氣後的屏氣或是呼氣後的屏氣，都只能循序漸進慢慢延長。無論在哪個階段，很重要的一件事是：在做完正確選擇過的呼吸控制法後，都要讓身體和呼吸維持舒適。要是我們在這方面多用心，那麼無論是什麼樣的呼吸控制法，終究會有能夠練習的一天。

目標會決定我們短期內能做到什麼，因為無論是我們的需求或是瑜伽練習的方向，都和這個目標有關。我們必須接受自己當下的情況，然後再向目標邁進。從當下所在之處走向企求之處，是瑜伽不變的概念，也是瑜伽的定義之一。

呼吸控制的專注點

的確有些特定的技巧，能幫助我們專注於呼吸控制。例如在專注呼吸時，把注意力放在呼吸的流動、呼吸的聲音，或者是呼吸主要發生之處。至於呼吸主要發生於何處，則要視呼吸階段而定。舉例來說，在呼氣以及呼氣後屏氣時，注意力應該擺在腹部；但在吸氣以及吸氣後屏氣時，則應該放在胸部。

雖然隨順呼吸聽起來好像很簡單，但要做到其實並不容易。因為一旦把注意力放在呼吸上頭，呼吸就會發生改變，我們很難不去控制、擾亂自然的呼吸比。一般說來，開始隨順呼吸時，若不是專注於呼吸的感覺，就是去觀察呼吸。若想單純地觀察呼吸，就不要干涉呼吸這個動作，應該要像觀察河那樣去觀察呼吸。成功做到這一點後，會發現自己幾乎處於冥想的狀態中，這也是為什麼人家常常建議我們：單純地去觀察呼吸。在單純觀察呼吸時，心識會沉靜下來。這不是件容易做到的事，但效果驚人。

除此之外，還有一些別的技巧，能幫助我們在練習呼吸控制法時保持專注，其中之一是內觀（internal gazing），[7]做這種練習時，需把眼睛閉上，使其維持靜止不動。之所以要這樣做，是因為我們太常使用眼睛，以致眼睛很難保持靜止。事實上，無論是看、聽、聞或嘗，眼睛都會以某種方式參與其中，因而常常處在緊繃狀態。閉上眼睛是呼吸控制法的重要時刻，在內觀時，假想用眼睛看著腹部、肚臍、鼻尖，或是雙眉的中心點；或者讓眼前出現一些景象，像是滿月、上升的太陽，或是某個咒語的符號。

內觀是一種練習。一開始做這樣的練習時，若在呼氣和吸氣時內觀，可能會覺得頭痛。一般說來，我會建議在屏氣時進行你所選擇的內觀方式。在屏氣時，一切都是靜止的，會讓練習變得比較容易。

內觀並不是自然之舉，因為眼睛通常動個不停，即使閉上後也不例外。但在內觀練習中，我們卻試著讓眼睛固定在一點上。就某種意義來說，內觀關閉了其他感官，讓感官能夠休息。

另一個有助於在呼吸控制法中保持專注的技巧，會運用到雙手和手指。在佛陀的畫像或雕像上常常可以看到手勢，這些手勢被稱為「手印」（hasta mudrā）。Hasta的意思是「手」，mudrā雖然有許多不同的意義，但在此將它理解為「象徵」即可。

很多不同的手印皆可運用在呼吸練習中。例如：將一隻手放在另一隻手上的手印，叫做「禪定印」（dhyāna mudrā）；而所謂的「思惟印」（cin mudrā），則是讓左手的拇指和食指合而為圓（右手則用來調節鼻孔的呼吸）。練習呼吸控制法時若是心識不定，結的手印便會散開，如此一來，馬上就能發現自己不專心。因此，手印也有助於確認我們是否專注於呼吸。

為了讓專注技巧發揮最大效果，在一天的練習中，最好僅僅專注於一種技巧，這樣會比同時關注各種經驗要更能發現一些東西。要是你在十二

7 需加留意的是，此處的「內觀」，是一種觀想，並非南傳佛教的內觀禪法（vipassanā，即「毗婆舍那」）。

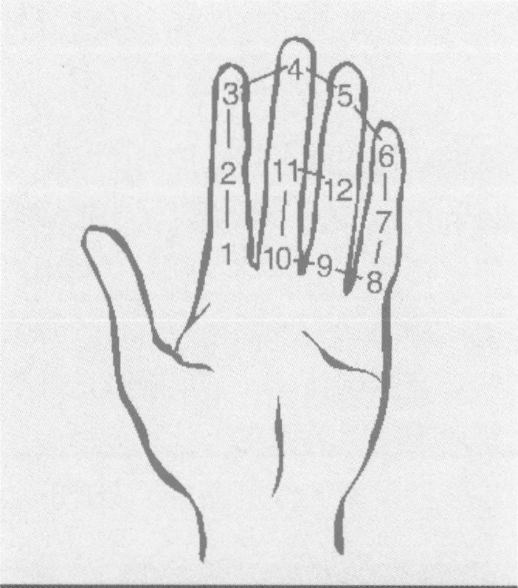

在呼吸控制法中利用手指由1至12數息的移動順序。

次呼吸裏不斷轉移焦點，很容易完全失去專注力。

最後，讓我們來談談數息。在練習呼吸控制法時，至少要做十二次呼吸裏。而之所以是「十二」這個數字，則與一種古印度儀式有關。在這種儀式裏，從食指根部開始，在每次吸氣時，都將拇指放在手上的不同位置。左圖顯示了這種計算方式的拇指移動次序。

關於呼吸控制法的延伸討論

問：我覺得在屏氣時，不太容易數息。

答：這點很有意思。屏氣其實能讓我們有一段空檔，在這一小段時間 去數息，並不是不可能的。有人甚至還說，帶入咒語的最佳時機，不是在吸氣或呼氣時，而是在屏氣當下。要知道，有些咒語其實是很長的，而我們之所以能在屏氣時讀誦它們，正是因為在這個時候，不需要專注在呼吸上。還有人說屏氣的時刻就是冥想的時刻，就是禪那的時刻。

所以，你的這個觀察其實讓我有些驚訝。我想，也許你可以試試手指計算法：在吸氣的時候，把拇指放在指節上，然後有節奏地用拇指點指節，一秒鐘點一次，來計算屏氣的長度。有時候這樣做會有幫助。終極目標，則是有朝一日不再需要任何技巧。

問：我們真的可以在練習呼吸控制法時不數息、也不管呼吸比嗎？

答：的確可以。畢竟呼吸控制法的目的不外乎與呼吸同在，此外無他。只是要做到與呼吸同在，其實十分困難，才會需要這麼多技巧。一般說來，身體有自己的節奏，我們通常不會意識到自己的呼吸。數息，則能讓我們專注呼吸。有很多人覺得呼吸控制法很無聊，認為光是坐在那裏練習呼吸，實在荒謬至極，但相對來說，體位法練習就充滿了挑戰性，而且成果看得到。

不過，當我們全神貫注於呼吸控制時，誰還會去管呼吸次數呢？無論是數息、呼吸的種類、比例或是技巧，其實都只是工具，而非目標。我再說一次：我們的目標是有朝一日不再需要任何技巧。一旦能單純與呼吸同在、主動觀察呼吸，便已進入了呼吸控制法的最高階段。不過這一點說到比做到容易。

問：關於呼氣後屏氣，可以請您再多談幾句嗎？

答：想把練習重點擺在腹部時，就會運用到這種技巧。一般說來，呼氣後屏氣要比吸氣後屏氣來得難。

問：您在吸氣後屏氣或呼氣後屏氣時，能夠放鬆橫隔膜嗎？

答：要是你能正確吸氣，就沒什麼理由需要刻意放鬆橫隔膜。但吸氣時若把胸部抬得太高，反而會導致過度擴充，橫隔膜自然也會被吸起、抬高。吸氣時倘若覺得喉嚨有點緊緊的，就代表這種現象已經發生。而在另一方面，呼氣時若過度收縮腹部，空氣流出得太快，也會讓你沒辦法好好控制呼吸。同樣地，要是在呼氣之後腹部仍然維持收縮，那麼無論這次呼氣有多完整，仍然沒辦法好好控制後續的吸氣。此外，如果開始吸氣時，有聽到或感覺到悶悶的聲音，便表示你太用力收縮腹部了。透過喉嚨的狀態，你可以感受到種種一切。

總之，只要做得太過火，一定導致橫隔膜緊繃。若是呼氣時過度收縮腹部，自然也就需要刻意放鬆橫隔膜。

問：您為了進行困難的呼吸控制練習，每天都得做同樣的準備工作嗎？

答：準備呼吸控制練習的方式，其實有很多種，而無論在什麼時候，準備工作都是必要的。要是目標是特定的呼吸比，也選擇好適當的體位法來做準備，準備時間相對來說就會比較短。如果目標是在吸氣後屏氣和呼氣後屏氣，在此之前，就不該做太多吃力的練習。

問：做完體位法練習之後，您一定會再做呼吸控制練習嗎？

答：若是我們所做的體位法練習不會太吃力，也有助於我們好好呼吸，那麼練習完體位法後，做做呼吸控制練習很不錯。雖然例外的情況還是存在，但一般說來，我們會在呼吸控制練習前先做體位法練習。

問：我們可能增進內觀能力嗎？

答：當然可以。一開始時，先內觀呼吸運動的中心，也就是橫隔膜，不管是吸氣或屏氣，都好好地觀看那裏。接著，呼氣時讓眼球向下轉動，去觀肚臍。下一個步驟，則是在整套呼吸控制練習中只觀同樣的點，無論是吸氣或呼氣始終不變。總之，先在屏氣時內觀，然後再試著於吸氣、屏氣時去做內觀。練習幾個月之後，觀照整套呼吸控制練習應該就不成問題了。

問：內觀時，真的需要動到眼部的肌肉，或者只要想像眼球在動就好？

答：內觀時的確會用到眼部肌肉，它們並不是放鬆的。不過，不同的內觀技巧也會有不同的效果。很多人因為太過緊張，一直眉頭深鎖，對於這樣的人，我會建議他們在吸氣和呼氣時向下看，因為眼睛向下看的時候，眉間就不會那麼緊張。換句話說，觀眉間的部位會造成肌肉緊張，如果會導致此結果，就表示這種技巧不太恰當。內觀練習必須循序漸進，否則會造成頭痛。

問：您會為了冥想，而使用觀蠟燭的瑜伽技巧嗎？

答：觀蠟燭是外觀（external gazing）的一種形式。在印度，我們每天早上透過一種特別的手印來觀太陽。這樣做的理由，是要讓我們熟悉太陽的樣子，好在練習呼吸控制時以內在之眼來觀想太陽。觀蠟燭的道理也是一樣（我們稱之為trāṭaka），只是未必要和呼吸控制法連在一起，有時候只是一種眼部練習。在呼吸控制練習中，使用的技巧主要是內觀而非外觀，因為在練習呼吸控制法時，注意力應該要導向內在。

問：在練習呼吸控制時結手印，難道不會造成分心嗎？畢竟如此一來，還得去注意手部的姿勢。

答：當然有此可能。但也正因如此，才更需要循序漸進練習這些技巧。要是你跟我學呼吸控制法，我可能會等上好一段時間，才告訴你這些技巧，而且一定會小心地、漸進地讓你認識它們。一切增進活力的努力，都應該要循序漸進，因為做得太急，反而會造成反效果。

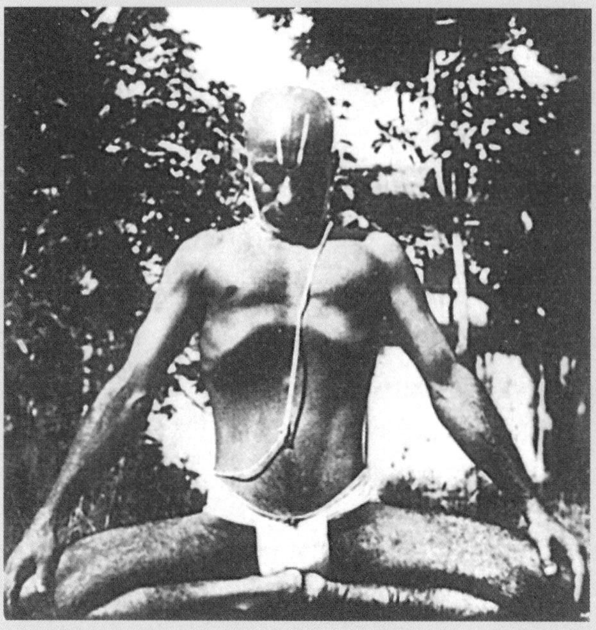

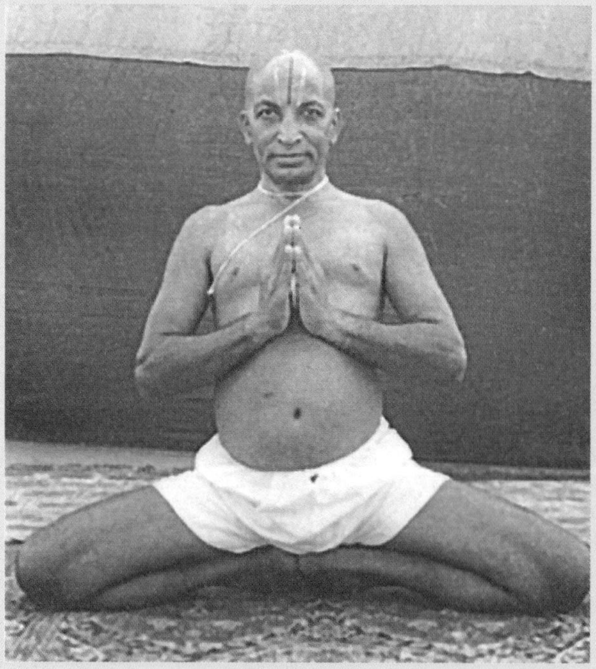

（上）奎師那阿闍梨示範全部三種收束法：收頷收束法、收腹收束法和會陰收束法。

（下）奎師那阿闍梨在做會陰收束法。

7

收束法

在瑜伽的淨化過程中，「收束法」（bandha）扮演了重要角色。我在前面已經提過，呼吸控制法能夠藉著引導生命之火的運動，協助減少體內的多餘物質，而收束法，則是能強化這個過程的工具。古代經典教導我們：雖然體內廢物會阻塞能量流動，但藉著運用收束法，可以準確將生命之火引導到廢物所在之處。簡言之，收束法可以強化火的作用。Bandha這個字，指的是「綁起」、「結起」或是「關閉」，被運用於瑜伽時，也可以指「鎖上」。在做收束法時，我們以某種方式鎖住了軀幹的特定部位。

三個最重要的收束法，分別是「收頷收束法」（jālandhara bandha）、「收腹收束法」（uddīyāna bandha），以及「會陰收束法」（mūla bandha）。收頷收束法會牽動頸部和脊椎上半部，讓整個脊椎挺直；收腹收束法的重點在橫隔膜與骨盆之間；而會陰收束法則涉及肚臍與骨盆之間的部位。

收束法技巧

學習收束法，一定要有老師指導，才能安全地學習。學習收束技巧時，一定要先從收頷收束法開始，只有先練習這種收束法一段時間，且相當嫻熟之後，才可以去學另外兩種收束法。

• 收頷收束法 •

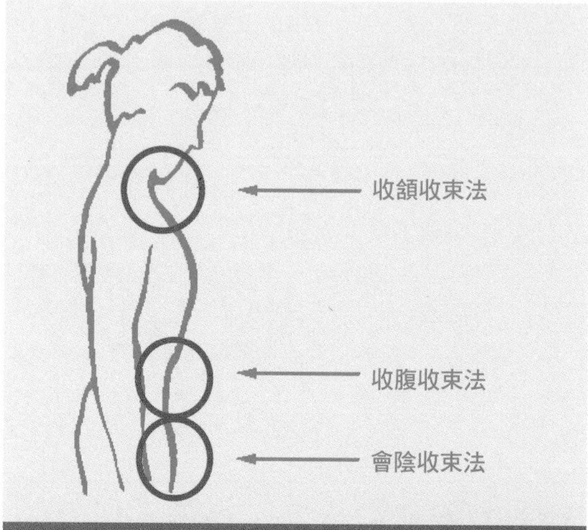

收頷收束法、收腹收束法以及會陰收束法的位置。

左圖顯示了三種收束法進行的位置。做收頷收束法時，挺直脊椎，頭往後拉一點點，並伸展頸部、收起下顎。這種收起下顎、挺直背部的動作，就是收頷收束法。雖然並不是每一種體位法都能運用這種收束法，但大多數都沒問題。

• 收腹收束法 •

嫻熟收頷收束法之後，才能嘗試練習收腹收束法，這種技巧會抬起橫隔膜和下腹部。開始呼氣時，收縮腹部；在呼氣結束之時，腹部應該已經完全收縮，被向上、往後拉至脊椎，同時使得橫隔膜上升。熟練這種收束法之後，肚臍可以向後移至脊椎，直腸和背部的肌肉也會跟著收縮。完成收腹收束法時，整個腹部會是空的。

這個練習裏很重要的一點是，讓腹部的收縮及放鬆都緩緩進行。舉例來說，要是在呼氣之後屏氣了十秒，就至少應該花上兩秒來放鬆腹部。如果做完收腹收束法之後沒有完全放鬆腹部，就會妨礙接下來的吸氣，你也會覺得悶悶的。諸如水平身印式和下犬式這樣較為簡單的體位法，可以讓我們輕易地體驗到收腹收束法的正確感覺（見右頁圖）。

• 會陰收束法 •

會陰收束法出自收腹收束法：在呼氣之後，放鬆上腹部與橫隔膜，但下腹部繼續維持收縮。換句話說，只要讓肚臍以上的部位放鬆，以下則繼續保持收縮。我們可以從收腹收束法轉換到會陰收束法，但無論是哪一種，都要在呼氣後屏氣。在之後的幾次呼吸間保持會陰收束法，即使是吸氣時也不例外。

收束法與體位法

以簡單的體位法來開始收束法練習，身體才比較容易適應。下圖示範了一些此類體位法。最簡單的體位法，是仰臥躺平、雙手過頭置於地板（1），這種姿勢稱為水平身印式（taḍāka mudrā），這種體位法可以練習收腹收束法。Taḍāka指的是印度神廟裏的大池子，以這種體位法收縮腹部，能讓我們想起這種大池子。另一種練習收束法的簡單體位法，則是下犬式（2）。只要能輕鬆運用這些體位法來練習收束法，就代表我們已經準備好以坐姿來練習收束法，例如採取大身印式

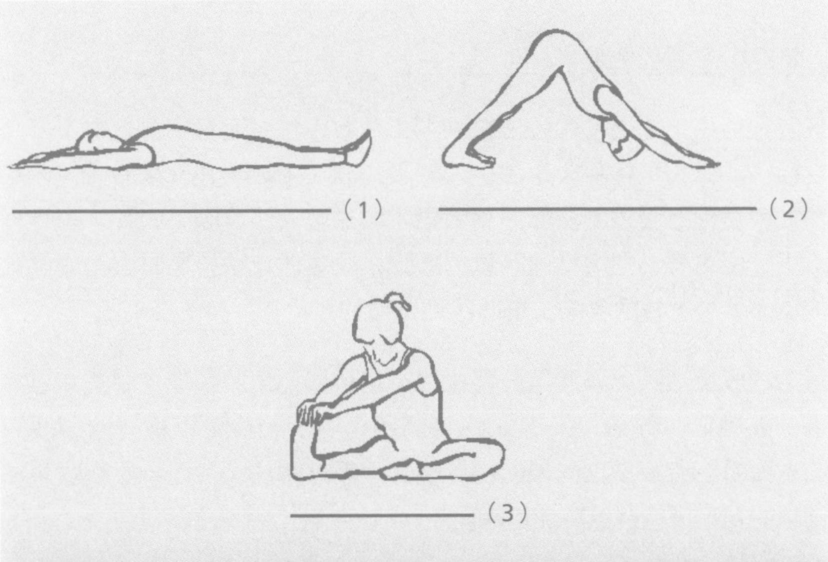

練習收束法的簡單體位法：水平身印式（1），以及下犬式（2）。只有在熟練於以這些體位法練習收束法之後，才能試著以大身印式（3）來練習收束法。

（3）。事實上，只有能同時完成三種收束法，這種體位法才能被稱為大身印式。在大身印式裏，腳跟置於會陰的位置能支持會陰收束法。

除了收頷收束法之外，另兩種收束法都能以倒立姿勢進行。收束法在倒立式這樣的體位法裏很容易進行，因為身體此時的姿勢，十分有利於（以收腹收束法）將廢物推向火焰，並（以會陰收束法）讓它們停在那裏。在此時，火焰會向上朝著廢物燒去，而廢物也會向下投入火焰。

要是十分嫻熟肩倒立式的呼吸，那麼以這種體位法來練習收束法也很不錯。總而言之，練習收束法的最佳體位法，是少部分的倒立式，以及所有的仰臥式與脊椎挺直的坐姿。但反過來說，在後屈或是扭轉的體位法裏練習收束法，即使不是根本無法做到，也會十分困難，最好加以避免。

請注意：不要在整套體位法練習裏一直運用收束法。因為就像其他技巧一樣，收束法應該被善巧練習，而非過度練習。一個好老師的協助是相當重要的。

收束法與呼吸控制法

只有在能用上述幾種體位法來練習三種收束法，而且不會覺得不舒服之後，才算夠資格將收束法引入呼吸控制法中。現在就來看看，收束法如何強化呼吸控制法的淨化效果：收頷收束法能調整軀幹，讓脊椎挺直，氣更容易把火推向該燒的廢物；收腹收束法接著將廢物舉向火焰；而最後，會陰收束法幫助我們讓廢物停留在那裏，直到燒盡。

這三種收束法既可以運用於體位法，也可以運用於呼吸控制法。事實上，在吸氣、呼氣以及屏氣的整個過程中，始終可以維持收頷收束法，而會陰收束法也同樣能用於整套呼吸控制法。然而，收腹收束法則只能在呼氣後屏氣時加以練習。

由於收腹收束法只能在呼氣後屏氣時進行，因此其重要先決條件之一，就是練習者必須能在呼氣後屏氣相當的時間，而且不至於犧牲掉吸氣與呼氣的品質。倘若做不到，就不要進行這個練習。同樣地，如果想練習收頷收束法，必須先確定你的頸部和背部都不緊繃，收下顎時，才能毫無困難地維持脊椎挺立；反過來說，要是你在脖子還僵硬時就試著收下顎，則會帶來更大的緊繃與疼痛。在練習頭顱清明式和風箱式呼吸控制法時，只能搭配練習收頷收束法；但在練習清涼呼吸控制法時，則不能練習這個收束法，因為在進行清涼呼吸控制法時，頭部必須上下擺動。

若想在練習呼吸控制時做收束法，必須先決定好適當的呼吸比（亦即吸氣、呼氣與屏氣的比例），這個呼吸比，必須是在不做收束法時，能讓我們在十二次呼吸間始終感到舒適的比例。在決定好適當的呼吸比之後，就可以逐步將收束法引進呼吸控制裏。就像一般的體位法練習一樣，這裏同樣也依據次第進程，循序漸進邁向更費力的收束法。在練習呼吸控制的過程中，逐漸讓呼吸變得細微，最後以簡單的呼吸來結束呼吸控制練習。直到有所進步之前，都不要增強練習的力道，練習時必須有耐心，既不勉強身體，也不勉強呼吸。

第二卷 理解瑜伽

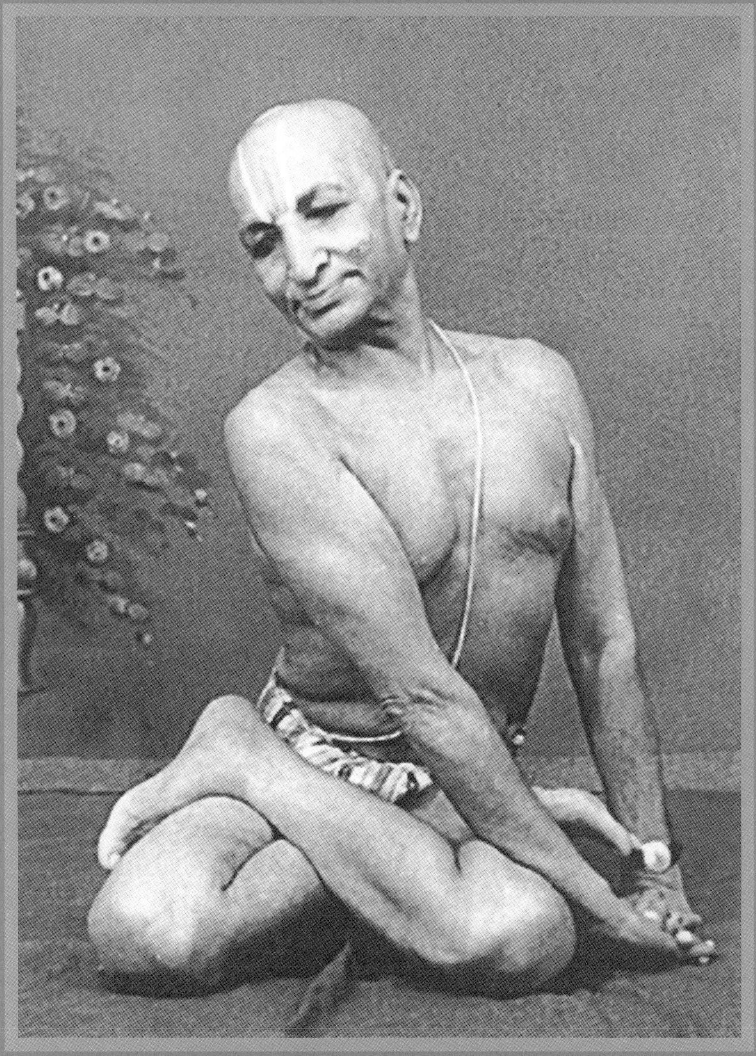

奎師那阿闍梨示範蓮花坐扭轉式。

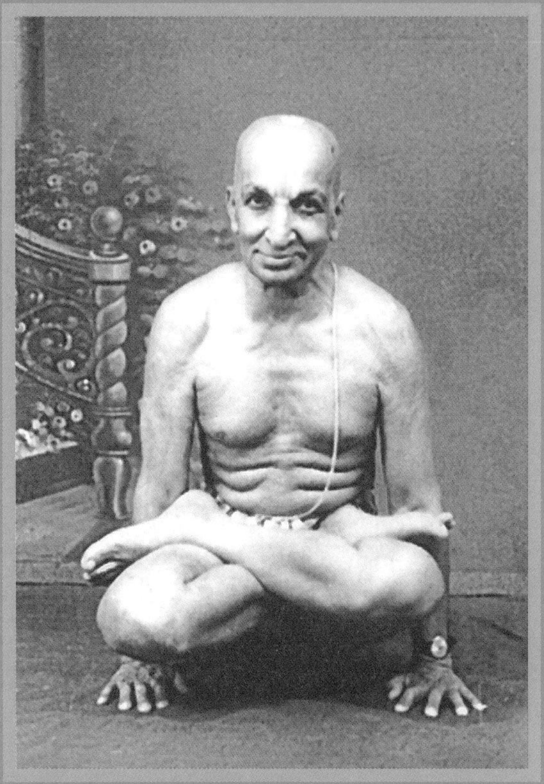

（左）奎師那阿闍梨示範天平式，正面。

（右）奎師那阿闍梨示範天平式，側面。

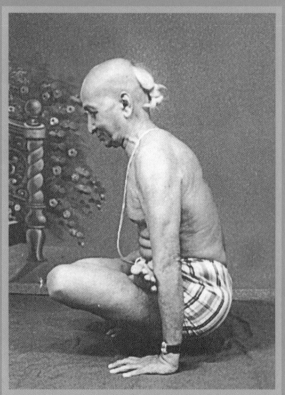

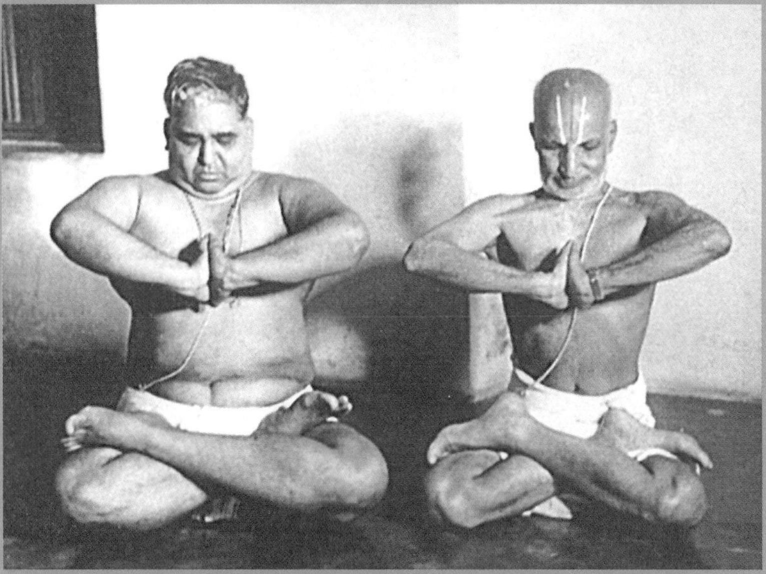

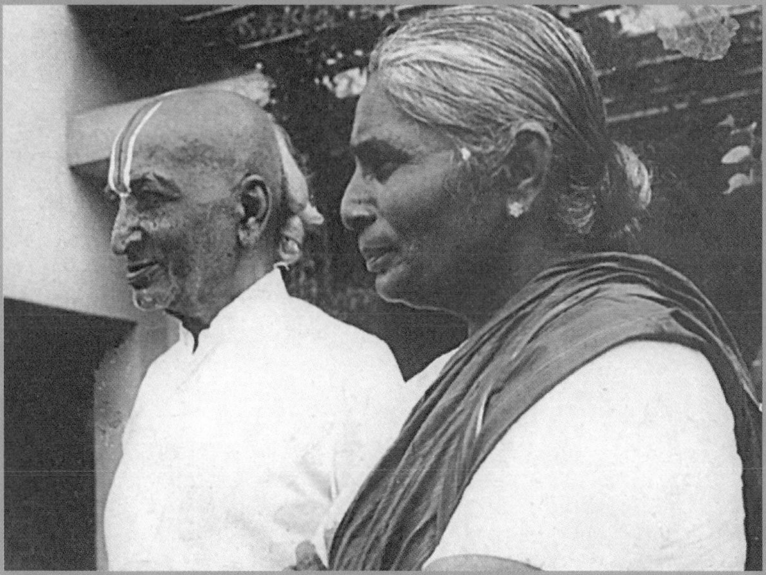

（上）奎師那阿闍梨示範蓮花坐。

（下）奎師那阿闍梨與夫人娜瑪琪拉瑪。

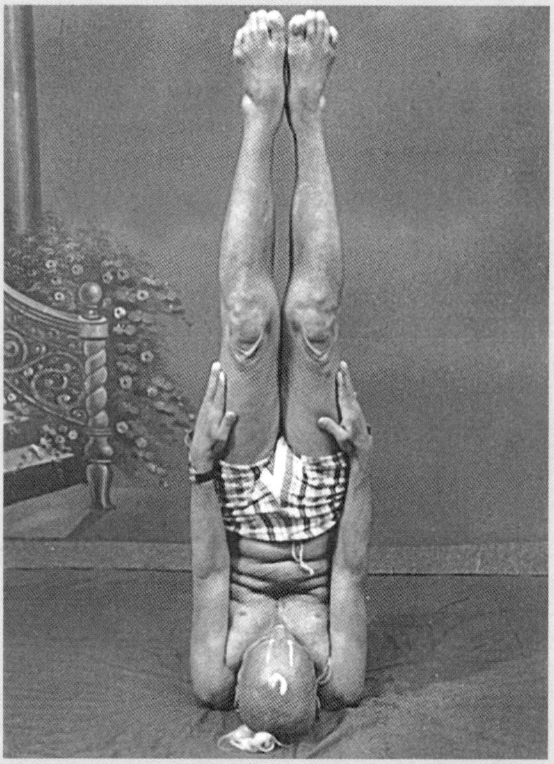

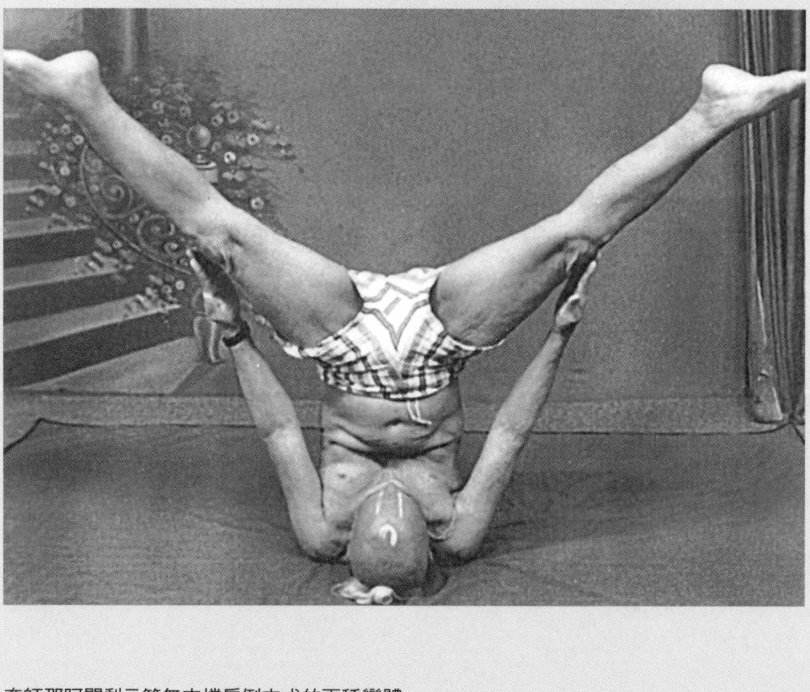

奎師那阿闍梨示範無支撐肩倒立式的兩種變體。

8

讓心迷惑之物

瑜伽的定義有很多，我已經提過了幾個：

瑜伽，是從一處移動到更高的一處

瑜伽，是將兩件東西結合爲一

瑜伽，是全神貫注而不分心的行動

這種種的瑜伽定義有個共同之處：有些東西發生了改變。正是這個改變，將我們帶到了從未到過的地方。也就是說：從前不可能的，現在成為可能；從前做不到的，現在可以做到；而從前看不到的，現在也可以看到。很多人接觸瑜伽的最重要理由之一，就是想要有所改變，無論這個改變是思考更清楚、感覺更舒服，或是在生命的各個領域百尺竿頭更進一步。對於這種種努力，瑜伽的確可以幫上很大的忙，而且我們開始付諸努力時，瑜伽也沒有設下任何門檻。雖然瑜伽起源於印度，卻不代表得先變成印度教徒，才能練習瑜伽；相反地，即使是印度教徒，也未必就會進行瑜伽修習。瑜伽並不要求練習者接受特定的信仰體系，我們如果已經有了自己的信仰，瑜伽也不會挑戰它。不論是什麼人，都可以進行瑜伽修習。至於每個人的起點何在，則端視當下狀態而定，基本上，起點是很個人的。

不過，我們為什麼會開始這段旅程呢？一般說來，那既是因為我們感覺到自己的所作所為，未必對自己、對他人是最好的；也因為我們發現自己對周遭及內心發生的事，並不總有明確的認識。那麼，種種狀況又為什麼發生？——因為無明之幕遮蔽了感知。無論在什麼時候，我們對於自身處境的評估可能是對的，卻也可能是錯的，然而在那個當下，往往不會知道自己是對還是錯。要是對於自身處境的看法是錯的，那麼無明就會現前，並迷惑之後的行動。如此一來，無明既影響了行動，也影響了行動所帶來的結果，而我們或早或晚，都會受到這個結果的影響。稍早已經提過，從瑜伽的觀點來看，每件事都是真實無妄的，即使是無明這個眾多問題的根源，也是真實而有其價值的。這種接受看到與經驗到的每件事的概念，謂之「實在論」。但在此同時，瑜伽也宣稱萬物不斷地轉變、流動，到了明天，萬物不再會是現在的樣子，這種想法，則稱為「轉變論」。

要是我們隨著瑜伽思考更進一步，就會發現：之所以有某種東西能夠覺知萬物的變化，是因為這個東西本身不會改變，那便是純粹意識，它深藏於我們之中，也真的能夠看到、覺知到萬物的真實本性及其不斷改變的事實。不過，即使是純粹意識，也同樣會被遮蔽心識的無明之幕掩蓋。

我已經提過，無明是如何以四種方式被表現與感受的：第一種是自我感。諸如「我是對的」、「我很難過」、「我是瑜伽老師」這種種陳述，都算是自我感。因為所謂的自我感，就是全然將自己視同某種會改變的東西，而這個東西可能到了明天就不再屬於我們。另一種無明是執著，對於所需要或是不需要的東西的欲望。第三種無明是拒斥，可能以拒絕或是憎恨表現出來。最後一種無明則是憂慮感，或者也可以說是對死亡的恐懼，因為我們總是會用盡一切力量求生存。以上，便是無明的四種表現方式。

瑜伽修習的最重要目的，就是減少無明，好讓理解得以逐漸浮現。然而，又怎麼知道自己是否真的清楚見到或是了解了某些事情？判斷標準之一是：在我們見到真理或是達到高於自己平日的理解時，內在深處會感到安寧而平靜，且出現一種滿足感，覺得自己不會失去任何東西。這樣的滿足感，並不同於觀看美麗事物的滿足感，還要更為強烈而確定，因為它位於我們的內在深處，不受任何情緒與判斷的影響。而這種滿足感的中心，正是純粹意識。

瑜伽既是移動，也是抵達。我們所練習、並能透過練習而得到進步的瑜伽，稱為「淨化瑜伽」（即所作瑜伽）。《瑜伽經》認為淨化瑜伽是由三個要素所構成的：修練、洞察自身和交付予神。修練指的並不是贖罪或苦修，而是讓自己身心健康的行動，是一種內在淨化的過程，用來移除自己已不再需要的東西。洞察自身則是一個漸進的過程，我們藉此來發現自己是誰？身在何處？自己是什麼？事實上，體位法練習也正是以這些問題為起點。我們以觀察呼吸與身體來踏出第一步，並在之後不斷重複這個步驟，期盼能隨著時間，增加對自身及當下處境的認識。藉由這種方式，也能學著去判斷下一步該做什麼。如果認同《瑜伽經》的看法，就會發現：無論是哪種瑜伽修習，都和洞察自身密切相關。最後，交付予神的字面意義，其實是「謙卑地交付予神」。不過，由於在淨化瑜伽裏，是否要接受神，由人自行決定，所以在淨化瑜伽的脈絡中，交付予神的意義其實與「專注行動」更為相關：重視每個行動的品質，而非隨之而來的成果。

在正常狀況下，行動的順序應該是先決定目標，將之銘記在心，然後採取行動以達成目標。然而實際發生的情況往往卻是：我們時常改變、甚至忘卻自己原本的想法。舉例來說，有人覺得自己需要一百萬元，於是花上兩到三年去達成目標。但有一天，他可能突然覺得這個目標沒什麼意義，於是另一個很不一樣、卻更重要的目標，就取代了賺一百萬的目標。因此，我們應該保持彈性，以因應舊願望和舊想法的改變，而且離努力成果越遠，也就越應該保持彈性。要是多去專注過程而非目標本身，即使原先設定的目標無法完全達成，也不至於太過失望。專注於行動時的心神狀態，少去在意行動所可能帶來的結果，便是淨化瑜伽中交付予神的真諦。[1]

1 原書注：《瑜伽釋論》（*Yoga Bhāsya*）是最古老的《瑜伽經》注釋，在其中，關於對行動應該採取什麼樣的態度，乃是界定交付予神（īśvarapraṇidhānā）的核心所在。《瑜伽釋論》寫道：「īśvarapraṇidhānā 是將一切行動交付予神，放下對於行動成果的欲望。」

無明也是會變化的，隨著自我感、執著、拒斥以及憂慮感等種種表現，而有所不同。無明有時表現為焦慮，有時表現為執著、否定、貪婪等等，這四個面向的比重未必每次相同。一般來說，雖然這四個面向每次都會出現，但其中總有一兩個是主導，其他幾個則潛伏於後。

僅僅一時半刻覺得平靜，並不代表已經克服了自私傾向，因為我們完全不知道無明會在什麼時候、以何種方式出現。無明就像播下的種子，一旦得到了水分、營養還有空氣，就會開始生長，而適合不同種子生長的環境與時刻，也不盡相同。有可能執著慫恿我們做一件事，但自我感卻禁止我們去做；或者我們想引人注目的自我感太強，而為了證明自己的確是個角色，憂慮感便受到了壓制。

總之，即使無明看來已經遠去，我們還是不能掉以輕心，因為那四個面向並不總會浮上檯面，而對於它們的力量與強度隨時處於變化的事實，也應該時時保持警覺。無明的四個面向有時很模糊，但在另一些時候，又會排山倒海地吞沒我們。由於無明的層次如此之多，必須時時不斷對行動保持覺察與警惕，才有可能降低無明的影響。有人若能持續幾年保持心識清明，那當然表示有很大的進步，不過即使如此，無明仍有可能像地震一樣偷襲他們。而這也是為什麼我們不斷強調瑜伽修習的目的，是為了追求更深的理解，而且應該持續進行，好讓無明降到最低。

練習瑜伽與冥想幾天，或許能帶來短時間的幫助，但影響不會持續太久，因為這樣的練習應該是一個循序漸進的過程，需要日積月累，並非一蹴可幾。雖然我們可能今天做得比昨天好，卻依然需要持續練習，因為明天仍有可能退步，而非進步。總之，要持續修練，直到無明的種子被燒盡、再也不能復生為止。只要種子還在，就無法確定會不會再冒出來。無明與不行動是密切相關的，而即使是不行動，也會帶來結果。《瑜伽經》裏提及，行動的後果是好是壞，端視無明對行動的影響力而定。[2]

《瑜伽經》裏區分了兩種行動：減少無明、帶來智慧的行動，以及增加無明的行動。我們的行動可以增加無明，也可以減少無明，而無論

2 原書注：《瑜伽經》2.12以下。

是體位法練習、呼吸控制法練習、冥想、專注觀察、找尋自我，或是探索特定問題，在瑜伽修習裏做的每一件事，都是以減少無明為目標。

每個行動都有結果

一切作為都會產生效應，無論是馬上出現，或是隔上一段時間。每個行動都有結果，而且會影響到後續的行動。舉例來說，如果我們對待一個人友善，他下一次與人交往時，也會對人友善。這是一個連續的過程：第一個行動影響之後的行動，然後一個接著一個，無窮無盡地延續下去。之所以要對一切行動保持警覺，原因正在於此。

那麼，有什麼方法可以避免做出讓自己後悔的行動，也就是會帶來負面結果的行動呢？有一種方法是禪那，在這裏的脈絡指的是「沉思」（reflection）。[3]沉思的形式有很多種，舉例來說，面臨重大決定時，你可以想像一下，如果採取和本能相反的行動，結果會如何？[4]試著把做出決定的結果想像得越真實越好。無論面對的問題是什麼、或者你的感受是什麼，做下任何決定並採取行動之前，應該要用開放的心胸與某種程度的客觀性，好好地思考面臨到的問題。這種意義下的禪那，指的是平靜、警覺的思考，也就是一種冥想，目的是掃除偏見，並避免之後會讓你後悔、為你帶來「苦」（duḥkha）的行為。

禪那可以強化自足的能力，而瑜伽則能有助於獨立。雖然很多人會依賴心理師、上師、老師、藥物，或是其他東西，但每個人都希望能得到自由。有些建議和指引或許很有幫助，但最後，只有自己才是自身行為的最佳判斷者。沒有人比我們對自己更感興趣。藉著禪那的幫助，可以找到屬於自己做決定之道，也能更了解自己的行為。

除了衡量若不照自己原本的意思去做，會產生什麼結果之外，還有另一些不同的方式，可以協助我們與行動抽離，例如聽音樂會、散步，或是做些別的事，都有助於沉澱想法，因為在這些時候，心識可以無意識地、沒有壓力地活動，而且做些別的事也能幫助我們抽離當下的

3 原書注：《瑜伽經》2.11。

4 原書注：在《瑜伽經》2.33和2.34裏，將這種概念稱為「對治修」（pratipakṣabhāvana）。

情境。這樣的時間也許並不長，卻讓我們有餘裕，將心識放在和這個決定相關的每件事上。然後，也許藉著平靜與抽離，我們可以做出更好的決定。這種暫時從情境之中抽離，好從不同的視角來進行觀察的作法，稱為「對治」（pratipakṣa），這個詞同時也可以指思考其他可能行動的過程。[5]用在禪那上的時間是極其重要的，藉著自我反思，可以提升行動的素質。

另一個和無明密切相關的概念是苦。有時候我們會用「痛苦」、「麻煩」或「病痛」來解釋這個詞，但最好的解釋應該是「受限的感覺」。苦是一種讓人有壓迫感的心識狀態，與肉體的痛苦截然有別，我們也許會感受到巨大的苦，但肉體卻並沒有痛苦。苦作用的層次是心識，它全然是一種心識狀態，在這種狀態中所經驗到的，是行動與了解的能力受到限制。即使我們並未因此潸然淚下，但內在深處還是會覺得困擾、受限、痛苦。

反過來說，當內在感受到輕快、開放，經驗到的就是苦的反面，一種被稱為「樂」的狀態。[6]苦的概念不僅對瑜伽很重要，對於印度所有的主要哲學流派也很重要。在生命的不同階段，有不一樣的苦，我們的目標就是將之消除。這是佛陀所教導的、吠檀多所追求的，也是瑜伽所試圖要達到的。

苦起於無明

苦和無明的關係是什麼？答案是：每個起於無明的行動，都會造成某種形式的苦。只是我們常常感覺不到無明正以自私、欲望、憎恨或恐懼的面目出現，卻能感受到它帶來的結果，也就是苦。另一方面，苦的形式有很多種，但它浮現之前，我們往往也不會知道它將以何種面目侵擾我們。有些時候，我們可能真的會覺得悶悶的；但另些時候，只會注意到苦存在於思想或感受之中。然而，不論苦的形式是什麼，可以確定的是：只要行動起於無明，苦就一定會出現。而且，即使另一個行動是由清明的心識所主導，也還是不能消去心識中的苦。我們也會慢慢發現，有些行動不會導致負面效果，而另一些原本以為不錯的行動，之後卻造成了苦。

5 原書注：《瑜伽經》2.33。

6 原書注：樂（sukha）是《瑜伽經》裏不斷出現的一個詞，其字義解釋應該可以幫助我們更加了解它的原意：kha指的是像「空間」這樣的東西，而su的意思則是「快樂」、「幸運」或「美好」。因此，若以圖像來隱喻作為樂反面的苦，便是一個黑暗的房間。

甚至沿著瑜伽修習之路前進時，也會產生苦。在看到想要的東西時，苦還不至於馬上產生，但若得不到這個想要的東西，苦就會開始浮現。人試著想改善生活時，便常常感受到這種類型的苦。因為他們急切地想尋求真正的洞見，以致於得到新理解與新行動的速度，總是趕不上理想的速度。

這種急切渴求進步，卻因為收穫不夠，而造成了苦和不快樂的故事，在印度的偉大靈性經典中屢見不鮮。要切記的是：即使人們努力想讓自己變得更好，這樣的事仍照常發生。

自己無法在新環境中得到安適時，也會產生苦。而養成做某些事、不做某些事的習慣，也是苦的根源，那樣的習慣一旦被破壞，會讓我們覺得不安。生活的慣常模式若無法被延續，也同樣會造成困擾。這一類型的苦，起於會帶給我們滿足感的行為。

還有另一些行為可能造成苦。在某些時候，改變一個我們明知不好的習慣，也會造成痛苦、帶來苦。改變一些其實沒幫助的習慣之所以如此困難，原因也正在於此。放棄習以為常的行為模式，或許非常痛苦，但我們還是得靠自己去發現原因所在，才有可能克服困難。[7]

苦起於德

為了了解苦，我們必須了解瑜伽所謂的三種心識特質：惰性（tamas）、激性（rajas），以及悅性（sattva）[8]。這三種品質，又合稱為德（guṇa）。[9]

惰性是感覺與決心的沉重狀態與遲鈍狀態。舉例來說，輪到你應該發表演講時，你突然覺得十分疲憊，在演講途中很難保持清醒，於是聽眾（和你自己）對這場演講感到非常失望，而你最後也感到了苦。惰性指的就是這種疲憊感。而在另一方面，有時候明明到了上床時間，但你的心裏卻高喊著：「走吧！去看場電影！你該去看場電影！現在怎麼可以睡呢？」這種心識特質被稱為激性，讓人想去行動、想去做些事。最後，第三種特質稱為悅性，指的是沒有惰性與激性的狀態，

7 原書注：因此，我們在這裏所討論的苦，其實有許多不同的面向：無法認知或接受改變，所帶來的是pariṇāma-duḥkha（變易苦）；需求無法被滿足，造成的是tāpa-duḥkha（貪苦）；而saṃskāra-duḥkha（行苦），則起於放棄習慣所遭遇的困難。在《瑜伽經》2.15裏，有關於苦種種成因的討論。

8 傳統上譯為「暗」、「憂」、「喜」或「答磨」、「羅闍」、「薩埵」。

9 原書注：在《瑜伽經》裏，其實並沒有詳細討論三種德的概念，而只有在2.18中略微點出，在其他部分，德則常常被當作一個前提。在數論派的典籍裏，有許多關於德的解釋。數論派認為：德包含了上述三種特質，它們適用於一切物質（我們的思想、感受，以及全部的心理活動都包括在內），但不適用純粹意識。此外，即使是三種德的活動，也可能造成苦。見《瑜伽經》2.15。

沒有沉重感、疲憊感，也沒有躁動與不安，有的只是清明。也只有這種特質不會帶來苦。

這三種特質會有所循環，有時主導的是這個，有時輪到那個，唯有清明的悅性，能全然正面地減少苦；相反地，惰性與激性則可能會造成苦。舉例來說，要是我真的需要睡眠、也真的想睡，這時的心識特質就是惰性，而且是好的；不過，要是我得去演講，或是想去聽一個演講，那麼由惰性所主導的心識，就會帶來不少麻煩。

所有造成苦的要素都大肆活動著，而且會減少我們的空間與自由，最後讓我們的能力也受到限制。如果警覺性夠，隨時就能意識到這種種力量在內在的活動。透過瑜伽修習，可以更加警覺這些內在活動，因而減少它們帶來的限制，避免可能產生的苦。而當我們能覺察到苦的存在，並好好面對它時，也就能找到一條擺脫它的出路。覺察苦之所以是擺脫它的第一步，原因也正在於此。

最後，瑜伽也認為有一種叫「解脫」（kaivalya）[10]的狀態，達到這種狀態的人，已經從造成困擾與苦的外在牽掛中獲得解脫。[11]舉例而言，我有一台對我來說非常重要的收音機，但我兒子有一天把它弄壞了，我很生氣，還對兒子發火，即使他並不是故意的。但事實上，我並不應該生氣才對，因為說到底，那也不過是台收音機而已。雖然我的確不該助長兒子的粗心，但我同時也該更有彈性，去看看實際上到底發生了什麼事。彈性總是減少苦的良藥。

10 佛教名相中的「解脫」，梵文為mokṣa、vimokṣa，用字與此有所不同。

11 原書注：《瑜伽經》2.25。解脫是瑜伽的核心關懷。《瑜伽經》的最後一章，即以解脫為標題。

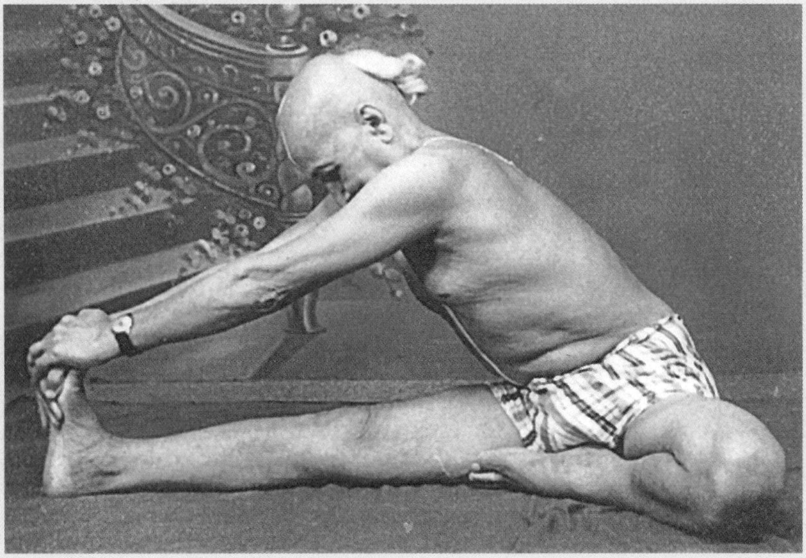

奎師那阿闍梨示範大身印式。

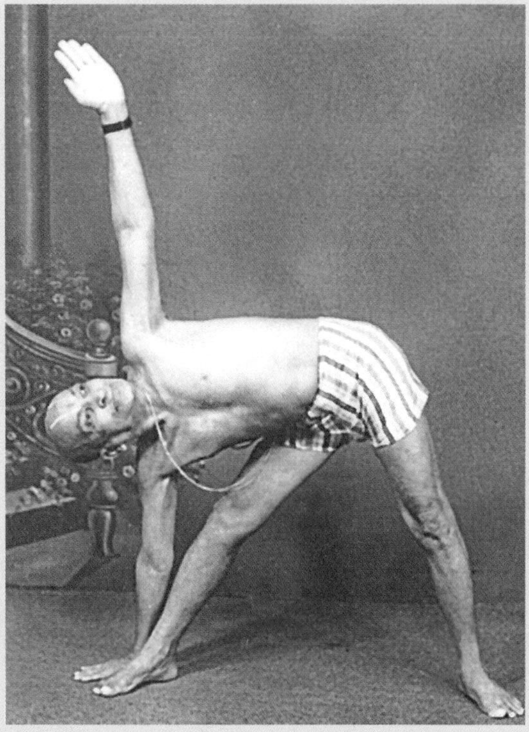

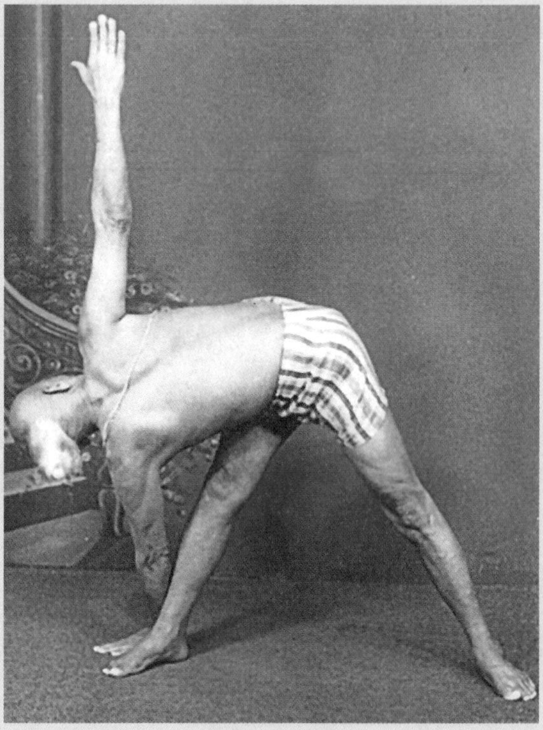

（左）奎師那阿闍梨示範三角式變體：三角側伸展式。

（右）奎師那阿闍梨示範三角扭轉伸展式，也是三角式的變體之一。

9

行動必留下痕跡

我已經提過，無明的錯誤知識會影響行動。有時我們無法看清事物的本來面目，以致依誤解而行。這樣的行動通常不會立刻產生負面影響，但我們遲早嘗到苦果。因某個感官而起的行動，會影響另一個感官，長此以往，我們也就越發不自由。要是始終故我不改其道，結果也終將是苦，一種受限制、不自由的感覺。苦起於欲望，當得不到想要的東西的時候，苦就會生起。此外，因為情境發生變化，而無法重複特定的愉快經驗時，也會造成苦。最後，放棄習以為常的東西，也會產生苦。要是我們習慣擁有某種東西，現在卻沒有了，就會感受到苦。

苦：尋求清明的必經之途

《瑜伽經》裏說道：雖然苦無處不在，我們卻未必感受得到，有些人甚至從來沒有察覺過它。而弔詭的是，那些尋求清明的人，也正是時常深刻感受到苦的人。毗耶娑為《瑜伽經》寫的注釋（在書末附錄一裏，有關於這本注釋的討論），對此做出了一個很好的比喻：皮膚上的沙塵不會給人帶來什麼傷害，但只要有一點跑進眼裏，就會帶來很大的痛苦。換句話說，尋求清明的人會變得特別敏感，因為必須張開眼睛，無論舉目所見有多麼不堪，都不能把眼睛閉上。那些尋求清明的人，會比其他人更早感受到、看到東西，而生起了一種特別的洞見、特別的敏感度。我們應該正面看待這件事，因為這種洞見與敏感度，就彷彿是車裏的警示燈，情況不太對勁時，可以做出提醒，而我們要是智慧具足，也就會去查出問題到底出在哪裏。尋求清明的人，總是會比不尋求的人見到更多的苦，因為這種對苦的覺察，來自於更高的敏感度；相反地，不尋求清明的人，甚至對什麼東西會為他帶來快樂或痛苦，也一無所知。

我在前面已經談過，激性、惰性和悅性這三種德的運作，會如何引起苦：激性是積極、猛烈的，能促使我們行動。有些時候，激性會讓心識持續處於亢奮狀態、靜不下來，特質是不安與易怒。激性的反面是惰性，是種心識固定、不動、沉重的狀態。最後，悅性是一種潔白、清晰、透明的洞見，也是另外兩種德都不具主導性的狀態。隨激性與惰性關係的不同，苦也會表現為不同形式。而我們的目標，則是減少這兩種德，讓心識維持在悅性狀態。

認識苦的過程，可以區分為七個階段。第一個階段是發現有些事不大對勁。舉例來說，我們可能發現有些習慣應該要改，或是覺得非去做些跟平常不一樣的事情。在這個時候，或許我們還不確切了解該做什麼，但至少已經覺察到問題的存在。這是七個階段中的第一階段。那些尋求理解的人，會比一般人更容易感到有地方出了錯。至於剩下的六個階段，由於過於複雜，不適合在這裏討論。在毗耶娑對《瑜伽經》2.27的注裏，有列出這七個認識苦的階段。

根據《瑜伽經》的看法，心識具有五種能力，梵文稱為vṛtti，意思是「運動」或「活動」。[1]第一種活動叫「正確認知」（pramāṇa），透過感官的直接認知；第二種活動叫「錯誤認知」（viparyaya），錯誤的了解；第三種活動叫「虛妄分別」（vikalpa），想像的能力；第四種活動叫「沉睡」（nidrā），無夢的睡眠；最後一種活動叫「念」

1 原書注：《瑜伽經》1.6-11。

（smṛti）[2]，儲存經驗或觀察的能力。

除了沉睡之外，其他四種活動全同時進行，我們每一刻都能經驗到它們的並存。這些心理活動無論是單獨或是混合出現，未必能化解某種形式的苦，但卻能影響苦的輕重。舉例來說，雖然夢是因為這種種心理活動而產生，但一場夢會不會讓我們感受到苦，卻取決於夢的影響有多大。夢的影響可能是好的，也可能是壞的，端視我們如何處理它，還有它對我們做了什麼。

純粹意識藉著心識來進行認識

心識和我們用來行觀看功用的純粹意識之間，究竟存在什麼樣的關係？《瑜伽經》說道：純粹意識只能藉由心識來進行觀看。如果心識被蒙蔽，認知就會被蒙蔽，純粹意識自然也會受到影響；然而，只要心識是清明的，它的觀察力就能維持在最佳狀態。當純粹意識透過心識、也藉著心識的幫助來進行觀察時，觀察品質全然仰賴心識狀態。心識是純粹意識賴以進行觀看的工具，而在此同時，心識為了觀看所需的精力與能量，卻也來自於純粹意識。[3]因此，既然我們無法直接干涉純粹意識的運作，就只好藉著對心識作功，來影響純粹意識。而藉著瑜伽，心識可以變得越來越透明，純粹意識於是也能看得更清晰，並讓我們也觀看到同樣的東西。

決定注意力該放在何處的，往往是心識。心識之所以如此，是因為原本就被制約為如此。讓心識不斷採取同樣行動的制約，稱為「行」（saṃskāra）。行，是制約我們言行舉止的一切行動的總合，可能是正面的，也可能是負面的。之所以要進行瑜伽修習，也正是為了透過瑜伽，來塑造新的、正面的行，而非強化舊的、會造成限制的行。當新的行夠壯大之時，舊的、不好的行也就不能再影響我們了。到了這個時候，甚至可說我們開啟了全新的生活，因為新的行為模式一旦確定之後，舊的模式也隨之失效。

在練習體位法時，我們所做的動作雖尚未全然受到習慣的制約，可是仍不脫我們的能力範圍。所以設計一套練習加以實行之後，心識多少

2 本書的《瑜伽經》將其譯為「記憶」，但因這裏談到觀察的能力，所以採傳統譯法「念」。

3 原書注：帕坦伽利以draṣṭṛ指涉「見者」，也就是純粹意識，dṛśya指涉「所見者」。帕坦伽利認為：在混同見者與所見者時，無明也會隨之產生。這樣的混同稱為saṃyoga，指的是兩個東西由於結合得過於緊密，導致難以區分。在混同發生之際，苦的種子便已播下。

自我感是混同的一種表現方式。當純粹意識和心識在「我性」（I-ness）這個不可分割的概念裏混合時，就會產生自我感。心識主要是一種認知工具，而純粹意識是認識者；心識具有改變的特質，而純粹意識則不會改變。當這兩種截然不同的實體結合在一起時，往往會造成很多問題。見《瑜伽經》2.6與2.17-24。

能變得清明，我們也不再完全受制於習慣。出現這樣的效果時，或許可以稍微更動練習計畫，以當下更清明的心識，來看看該做什麼對自己比較好。這種再調整的步驟，稱為轉向（parivṛtti），vṛtti的意思是「運動」，而pari的意思是「圍繞」。

想像你正開著車，然後右前方突然出現一棵樹。在你的心裏，你看到若不改變方向的話，會發生什麼事：亦即直直撞上樹。於是，為了避免那樣的結果，你立即轉到另一個方向。轉向的意義，便是這種預見即將發生的事，然後適當做出調整的能力。為了不讓心識繼續往同一個方向飄移，所以我們練習體位法，或是做些能讓自己看得更清楚的事。諸如此類的活動，也許能讓我們看清自己走錯了路。如果這樣的轉向沒能帶來幫助，我們接下來的行動很有可能仍由心識、而非純粹意識決定。有些哲學家說得很好：心識是忠心的僕人卻也是可怕的主人。心識並不是主人，卻常常表現得像個主人。這也是為什麼讓純粹意識有機會去做該做的事（亦即清楚地觀看），絕對是有益的，因為我們若一直因循舊習，心識真的會反客為主，占據主導權，純粹意識則變得什麼也做不了。

理想上，開始瑜伽修習，就已經啟動了阻止傷害自己的過程。我們並不需要刻意停止做某些事，也不必刻意去做什麼事，因為我們已經轉向正面之物，所以不好之物，今後也會逐漸消失。

純粹意識讓我們看到心識如何發揮作用，以及該如何對待心識。純粹意識並不消滅心識，而是讓我們有控制心識的能力。藉著純粹意識，我們能了解自身長處與短處，以及哪些事物會造成自己多大的痛苦。我們用「明辨」（viveka）這個字，來描述純粹意識的清明狀態。明辨指的是能區別、能看到事物的兩面，看到自己是什麼、又不是什麼。我們在前面說過，自我感這個字指的是「自我」（ego），在此同時，也可指涉純粹意識與心識混雜一起的狀態，在這種狀態中，純粹意識與心識一起行動，宛如一個統一體，但事實上，兩者絕不會成為一體。不過，一旦明辨出現，純粹意識與心識便可清楚被區分。

行的種類其實很多，所以有時候了解一下造成自己舊的、負面的行的成因，會很有幫助。不過，只有強大的行會真正造成問題，較弱的行，只會強化那些更有影響力的行。在一些情境裏，我們可能心存善念做事，每件事也做得很好，卻還是陷入困境。在這些時候，一顆平靜的心能幫助我們釐清問題，弄清楚為什麼會發生這樣的事。仔細思考自身處境，可以讓我們以後更加警覺。

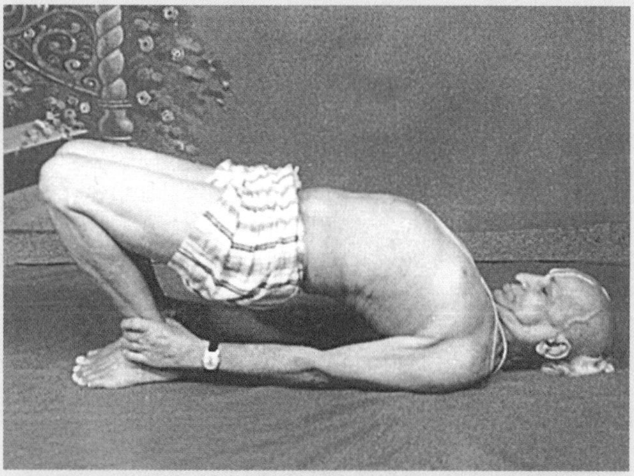
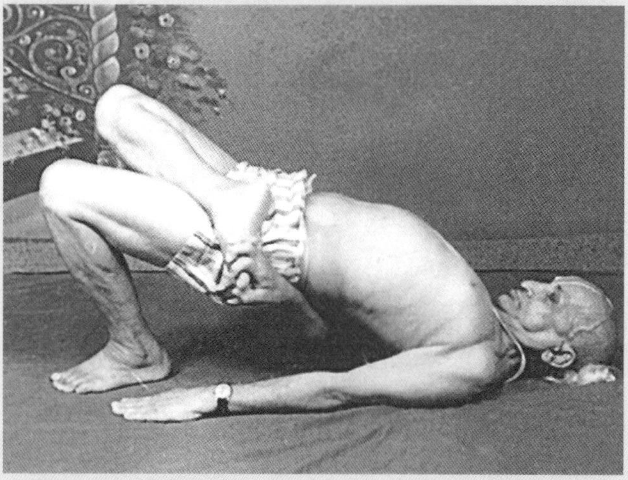
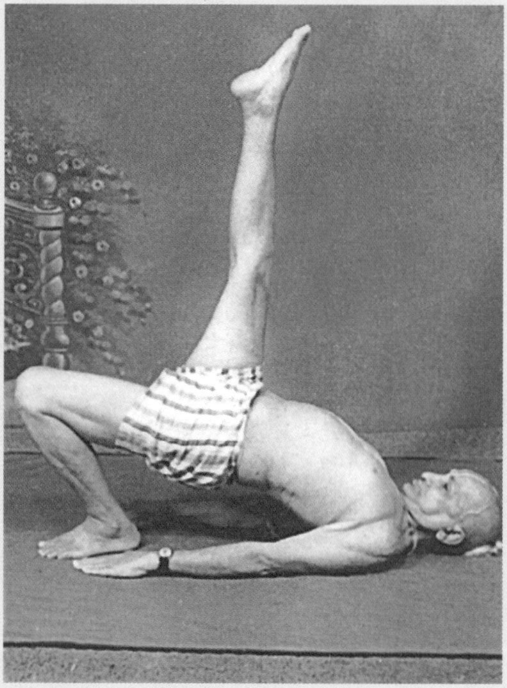
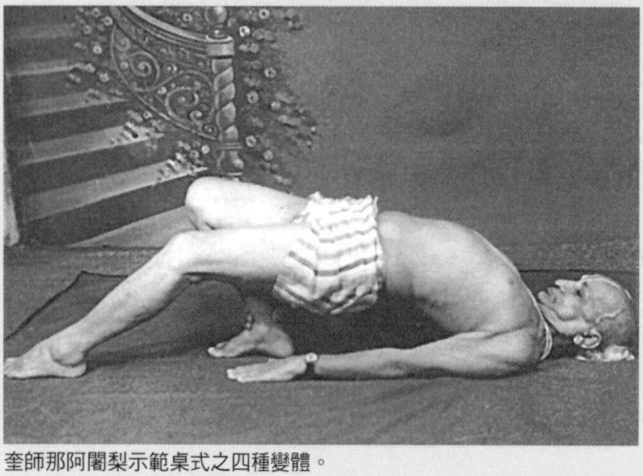

奎師那阿闍梨示範桌式之四種變體。

10

世界存在，為了被認識，被探索

瑜伽所服膺的是數論派哲學，數論派將世界分為兩個範疇：一個是純粹意識，一個是物質。純粹意識是人真正的觀看與感知所在之處，不會改變；而另一方面，物質則持續改變，並包含一切萬物，其中包括心識、思想、感受與記憶。所有的物質，都可以被純粹意識觀看、感知到。在《瑜伽經》裏，以見者代表純粹意識，所見者代表可見之物。

一切在物質領域之物，都以原初（pradhāna）為共同根源，這個字指的是最初的質料，萬物自它成形，所有生命也從中而出。一開始時，原初與純粹意識間沒有任何連繫，然而之後產生結合，並像種子一樣開始發芽。這個種子便是物質，整個物質世界自其成長茁壯。第一個出現的是「大」（mahat），最大的原理；從大之中產生「我執」（ahamkāra），即關於「我」的感覺；從我執之中，產生了「意識」（manas），即感官背後的能力；從意識又產生了「五唯」（tanmātras）和「根」（indriyas）：五唯指的是物質對象的色、聲、香、味、觸；而根指的是十一種感官，包括一切的心理活動、接受外在刺激的感官能力（如聽覺、觸覺、視覺、味覺、嗅覺），還有口、手、足、排泄與生殖等器官。自五唯之中，則產生了「五大」（bhūtas），即空間、氣、光、水與地五種元素。

上面所說的，其實是相當簡化的瑜伽演化論摘要。我們眼前所見的世界是由這些不斷相互影響的因素聚合而成。不僅外在世界發生的一切對我們造成影響，我們內在之中發生的一切，也會影響我們與外在世界的關係。

只要稍微想想屍體少了什麼，一定馬上能了解何謂純粹意識。在死亡之時，純粹意識隨之離去（至於它去了哪裏，《瑜伽經》裏沒有著墨）。此時，即使身體、大腦以及其他感知器官仍在，但純粹意識已經離開，所以也就不再有任何活動。然而對於純粹意識來說，卻不存在死亡，也沒有變化（死亡不也是一種變化？）。一般說來，心識看不到純粹意識，但因為我們偶爾會有清明的時刻，才會知道純粹意識的存在。純粹意識不斷見證我們的一舉一動，這種見證不但是主動的，而且不會受到其所見所聞的影響。由於純粹意識是透過心識運作，所以也只有在心識清明之時，純粹意識才能好好進行觀看。[1]

很難想像純粹意識和物質能不依賴彼此而獨立存在，至少對人類來說，兩者似乎始終相關。然而，我們為什麼會混淆純粹意識和物質呢？瑜伽認為，這樣的混同深深瀰漫在人類的存在中，不過在此同時，尋求清明的人能學習分辨真偽。在這個面向上，瑜伽是樂觀的，相信透過洞視問題與混淆，可以讓人逐漸走向清明。

不能因為有一些人試著尋找問題的答案，在過程中也得到一定程度的清明，就代表其他人的純粹意識也能看得較為清晰。雖然有些哲學流派相信純粹意識只有一個，但瑜伽則認為：即使某個人已經解決了他自己的問題，也不代表全人類的部分負擔也一併得到減輕。[2]不過，雖然有種種不同的純粹意識，物質卻只有一個。每個人所擁有的都是同一個宇宙，但各個純粹意識與此一物質的關係則是特殊的。正因如此，我們看待身體、感官以及習慣的方式，也會有所差異。只有在純粹意識有能力、也有意願從內向外探索，並帶著外在世界的印象回歸

1 原書注：《瑜伽經》2.20。

2 原書注：《瑜伽經》2.22。

時，觀察才有可能發生。這一點和現代物理學的說法大不相同，現代物理學認為，如果要讓一個物體的影像進入眼裏，需要的是光；但依據瑜伽的看法，即使有了物體、有了光，我們還是需要某些東西的召喚，才會去看、去想、去聽，而這樣的衝動，是來自於純粹意識深處，並非來自外在世界。總之，雖然常有外在事物吸引我們的注意，我們卻未必總有所回應，所以一切的行動，皆必然出於純粹意識。

關於純粹意識和物質的關係如何產生，有種種不同的說法。有些人認為它出自於「神聖的遊戲」（līlā）；有些人認為在最初之時，有個實體對自己說：「我想成為多。」第三種說法則主張純粹是機緣。但重要的是，無論採取哪一種立場，都必須保持審慎而不武斷的態度。

關於人在死亡之時，純粹意識會發生什麼事，也有種種不同的說法。相信有神，或是相信在人之上有更高能量存在的人，認為各個純粹意識將像江河一樣流向大海，雖然每一個各有自己的河床、自己的方向、自己的特質，但無一例外全流向大海。

改變並不是瑜伽或其他修練所造成的直接結果，甚至也不是因其而來的間接結果，我們不能對改變產生依賴感。能被視為從瑜伽而來的收穫的，是一個更為平靜，不沉重也不躁動的心識。不過，在適當的時刻，我們會遇到一些非常個人、也非常重要的事，會深深地觸動我們，讓我們突然想要停下來思考，並改變自己的行為步調。在這樣的事發生之後，我們將一步步前進，讓行為的品質發生改變，於是，新的、正面的「行」變得越來越茁壯，而心識也會更加清明。

心識無法觀察自身的變化，能觀察心識變化的是別的東西。[3]正因如此，我們才說純粹意識既是見證，也是行動的根源。作為行動的根源，純粹意識就像是自動門的感應器一樣，不過真正在動的仍然是門。而在另一方面，純粹意識雖然是行動的根源，但我們也需要用它來持續見證、觀察心識的行動。到最後，我們的心識將變得清明，不過，經驗的知識只會透過純粹意識產生。

在心識真正變得清明之後，就能經驗到內在的安寧與平靜。要是我們

3 原書注：《瑜伽經》4.18-21。

所得到的只是智性上的清明，一時半刻也許會覺得十分幸福，卻持續不了多久。我們的真正目標，是脫離苦、脫離煩惱與痛苦，而為了達到這個目標，就必須認識苦，必須知道它起於無明的誤解，也必須知道我們其實有能力避免它。

進行瑜伽修習的目的，是改變心識品質，好讓純粹意識能感知到更多東西。瑜伽就是要用這種方式來影響心識，以便純粹意識能順利運作，沒有障礙。

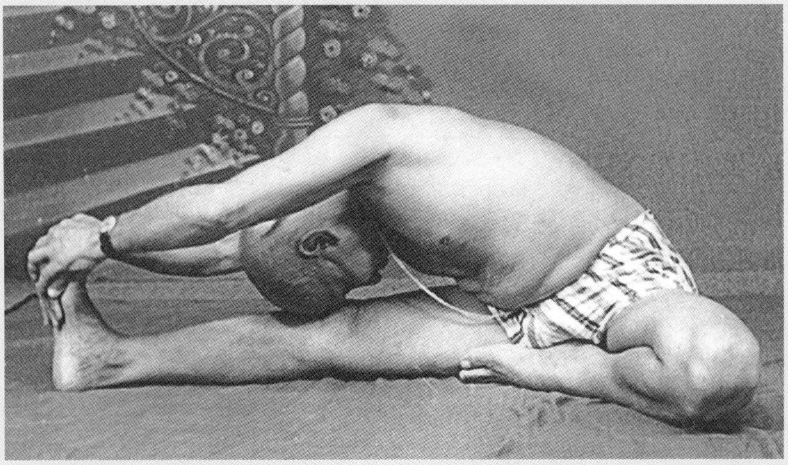

奎師那阿闍梨示範頭觸膝式。

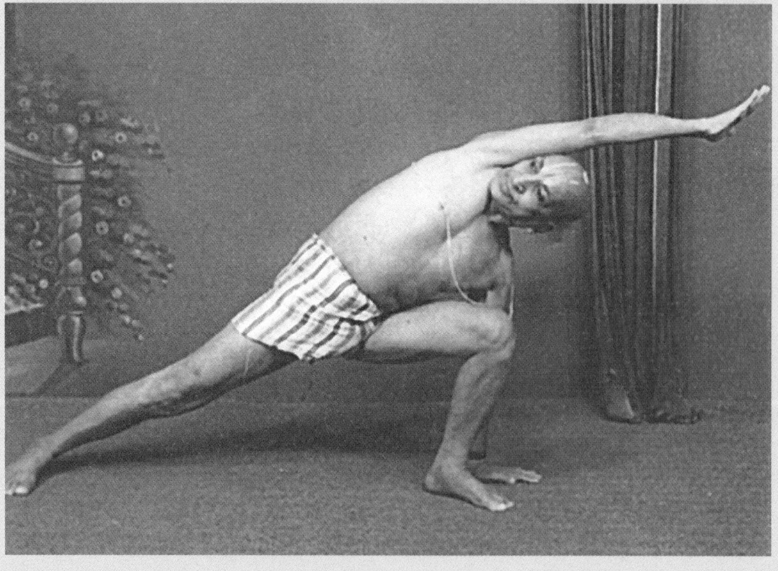

（上）奎師那阿闍梨示範拉弓式。

（下）奎師那阿闍梨示範三角側伸展式。

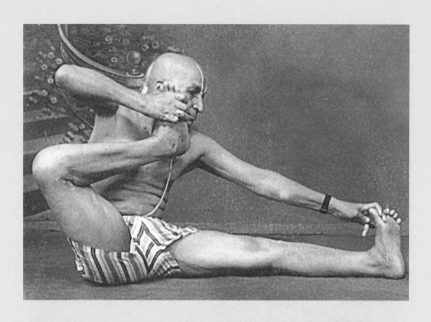

11

活在世間

即使我們精進練習，瑜伽也無法保證一定能帶來特定好處。雖然瑜伽的確能幫助我們改變態度，進而減少無明，大幅度脫離苦，卻不是減少痛苦的萬靈丹。我們可以把整套的瑜伽修習，視為檢驗自身習慣態度、行為，以及這些習慣之影響的過程。

制戒與內制：對待他人與自身的行為

關於我們與他人的互動（亦即，我們如何對待周遭的人），以及我們對待自己的態度，瑜伽會作什麼建議呢？在瑜伽中，我們對待自己之外的人或事的態度，稱為「制戒」（yama）；而內在與自己互動的方式，則稱為「內制」（niyama）。

制戒和內制，處理的是社會態度與生活方式，是關於如何與他人及環境互動，以及如何處理自己的問題。這些都是瑜伽的一部分，只不過無法被預先練習。能夠練習的，是體位法與呼吸控制法，兩者皆有助於我們覺察自己身在何處、又如何看待事情。認識自己的錯誤乃是清明的第一個徵兆，接著，我們才會逐漸改變對自然與親友的態度。沒有人會在一夕之間發生改變，但瑜伽修習有助於改變態度，無論是制戒或內制。瑜伽提供的不是捷徑，也不是什麼另類的出口。

我告訴你們一個故事，故事的主人翁叫丹尼爾和瑪麗，他們是一對夫妻。上班時，丹尼爾總是對人十分和善，但在家時，他卻既沒耐心又暴躁，瑪麗從不知道他什麼時候又會發火。當瑪麗告訴丹尼爾的朋友和同事這件事時，沒有一個人相信她的話，而丹尼爾也從不承認他在家時脾氣不好。後來有一天，丹尼爾因為背痛的關係，接受朋友的建議去學瑜伽，他的背痛也確實逐漸消失。每一次瑜伽練習結束時，老師總會說：「躺下休息時，去感受你的身體、感受你的呼吸，並持續覺察你的情緒。」有一天這樣做的時候，丹尼爾突然發現，自己總在下班回家的路上，讓脾氣慢慢變壞，然後把不能對上司或下屬做的事情，一股腦兒全倒在妻子身上。於是，他那天到家後，馬上告訴瑪麗：「妳說得沒錯，我的確脾氣不太好。請再忍受我一陣子，我已經設法處理它了。」丹尼爾的自我承認，讓瑪麗十分開心。

制戒和內制是瑜伽八支中的頭兩支，[1]這兩個詞各有許多不同的意思：制戒可以指「規矩」或「束縛」，不過我比較喜歡理解為「態度」或「行為」。的確，有些態度可以表現為規矩，並影響我們的行為。帕坦伽利的《瑜伽經》提到了五種不同的制戒，亦即五種個人與外在世界的行為模式或關係。[2]

制戒

• 不害 •

第一種制戒的行為模式是「不害」（ahiṁsā）。Hiṁsā的意思是「不正義」或「殘暴」，不過，ahiṁsā的意思卻不只是單純的「沒有暴力」而已（如接頭詞「a-」所表示的意思）。不害，指的不僅僅是沒有暴力，更是仁慈、友善，以及對他人及事物的體貼。在我們想到不害時，必須做出判斷，因為不害並不一定指涉不吃葷或不保護自己。不害的意義在於：對待他人，一定要體貼而有耐心。此外，不害指的也

1 原書注：《瑜伽經》2.29。這八支包括：制戒（yama）、內制（niyama）、體位法（āsana）、呼吸控制法（prāṇāyāma）、制感（pratyāhāra）、攝心（dhāraṇā）、禪那（dhyāna）、三摩地（samādhi）。

2 原書注：《瑜伽經》2.22。

是仁慈地對待自己。舉例來說，若是一位素食者發現除了肉類以外，他找不到可以吃的東西了，那麼在這個時候，堅持餓死是不是比吃肉好？我的想法是：要是生命中仍有未竟之事（如家庭責任），就應該避開會傷害自己、或讓自己無法履行責任的事。所以在上述情境中，答案應該很清楚。如果我們頑冥不靈地堅守原則，才是傲慢而有欠考慮。所以，在採行不害時，也必須考慮到我們的其他責任與義務。因此，在生命受威脅時起而反抗，甚至也可以算是不害。

總之，在每個情境中都抱持著深思熟慮的態度，即是不害的意義。

• 實語 •

帕坦伽利所提到的第二個制戒是「實語」（satya），亦即「說實話」，原意為「真理」。不過，說實話未必總是可欲的，因為事實有時會不必要地傷害到別人。說話時，我們必須想想自己說的是什麼？怎麼說？以及可能會以什麼方式影響到別人？要是說實話會對別人產生負面影響，最好還是什麼也別說。實語絕不應與不害的努力相衝突。印度的偉大史詩《摩訶婆羅多》提到：「說令人愉悅的真理，不要說令人不悅的真理。不要說謊，即使謊言悅耳也不例外。這便是永恆之法（dharma）。」

• 不偷盜 •

第三個制戒是「不偷盜」（asteya）。Steya的意思是「偷」，而asteya的意思則是「偷」的相反：不拿不屬於自己的東西。別人若將某件東西託付給我們，而我們不去占他便宜，也適用於不偷盜的範圍。

• 梵行 •

下一個制戒是「梵行」（brahmacarya）。這個字的字根是car，意思是「動」，而brahma指的是關於唯一真理的那種「真理」。梵行可以理解為「向著最重要、最根本的東西移動」，常常被用以指涉禁欲，尤其是性方面；但它還有更為特殊的意義，亦即去建立能幫助我們認識最高真理的關係。倘若這類關係中也存在著感官之樂，就有必要審慎保持方向，不迷失於其中。在嚴謹而持續追求真理的路上，有一些方式可以控制感官及性的欲望，不過，這些控制方式卻不等於全然的禁欲。

印度非常重視家庭生活。在印度傳統中，生命中的每件事，皆有其適當的位置與時間。我們將整個生命分成四個部分：第一階段是孩童期；第二階段是追求知識與真理的求學期；第三階段是建立、養育家庭；而第四階段，則是在一個人盡完家庭義務之後，全心投入於追求解脫與真理。[3]

在生命的第四個階段，每一個人都能變成托缽僧，無論是男性或女性皆然。不過，托缽僧必須向仍有家庭生活的人乞食。奧義書建議學生在完成學業之後，立刻結婚、建立家庭，這代表梵行未必要以獨身為前提，而相反地，梵行的意義，可能更在於負起探求真理的責任。

• 不取 •

最後一個制戒是「不取」（aparigraha），意思是「放下」或「不抓住機會」。Parigraha的意思是「拿」或「抓」，而不取的意思則是只取必要之物，而不多拿好處。我以前有個學生，他每個月付我學費，最後結束時，還送了我一個禮物。然而，他都已經每個月付我學費了，我為什麼還要收這個禮呢？我們應該只拿應得之物，要是多拿，就是在剝削別人。此外，不勞而獲的東西，也會在之後帶來問題。

開展制戒

《瑜伽經》裏提到上述五種制戒變成日常生活的一部分時，一個人會發生什麼樣的改變。舉例來說，我們越是開展不害（亦即，慈心與思考越有長進），越能為別人帶來愉悅與友善的感覺；而如果我們誠實面對實語的概念，我們所說的每件事也會是真的。

在印度史詩《羅摩衍那》裏，有一個關於實語的精采故事：猴神哈努曼（Hanuman）是羅摩（Rama）王子的僕人，他被派去尋找希妲（Sita），他主人的妻子。他到了希妲被囚禁的斯里蘭卡，卻始終沒

3 作者此處的說法與一般說法有些差異。根據一般的說法，印度的人生四期（āśrama）依序如下：(1) 梵行期（bramacarya）：求學問道，完成教育；(2) 家住期（gṛhastha）：成家立業，傳宗接代；(3) 林棲期（vānaprastha）：逐漸退出家務，隱居苦行；(4) 遁世期（saṃnyāsa）：遊方四處，尋求解脫。但值得注意的是：真的能完整經歷這四個階段的印度人，即使在傳統社會中亦屬少數，而且屬於「賤民」階級的印度人，是不能接受教育的。

有找到她，反而也被帶走希妲的人抓了，這些人還用火燒他的尾巴。當希妲看到哈努曼痛苦不堪的樣子時，忍不住叫了出來：「讓火變冷吧！」哈努曼的痛苦居然真的突然減輕了，於是他也開始喊叫：「怎麼回事？為什麼火燒不痛我了？」這個故事想表達的是：因為希妲總是說實話，所以她的話語也就有了極大的力量，甚至能熄滅烈火。

對於總是保持誠實的人來說，言語和行動並無區別——他們說的話，就是真實的。《瑜伽經》裏也說，持守不偷盜的人，將會得到世界上所有的寶物。事實上，這樣的人對於物質財富可能沒什麼興趣，但他們終究會得到生命中最重要的東西。

越是認識追求真理、追求真正重要的事的意義，越不會為別的事分心。這條路並不好走，需要我們全力以赴。在《瑜伽經》裏，將這樣的努力稱做「精進」（vīrya），而它又與「信」（śraddhā）這個概念密切相關，後者的意義是深刻的信任，以及熱誠的信仰。[4]《瑜伽經》認為，越有信仰，精力便越旺盛，也就會有更大的力量去追求目標。所以，我們越是勤修梵行、追求真理，越有精力持續不輟。「執取」（parigraha）是對於物質的偏好，只要減少執取、強化不取，也就能更深入內在。總之，我們花在物質上的時間越少，越有時間去探索所謂的「瑜伽」。

內制

內制和制戒一樣，都不是能被一筆帶過的練習或行動，也不僅僅是一種態度。與制戒相較之下，內制更為私密，也更為個人，它指的是我們對待自己的態度。

• 清淨 •

第一種內制是「清淨」（śauca），它同時具有內在與外在兩個面向。外在的清淨指的只是維持清潔；而內在的清淨，則不僅和身體器官的健康與正常運作有關，也和心識的清明程度有關。練習體位法或呼吸控制法，是獲得內在清淨的重要方法。

4 原書注：在《瑜伽經》1.20中，帕坦伽利列出了認識真理所需的東西：信仰與信任、力量與精力，以及永遠不讓目標迷失的能力。

• 知足 •

另一個內制是「知足」（saṃtoṣa），具有節制以及滿足於自身所擁有之物的感覺。我們常常希望行動能帶來特定結果，卻也常常因此而感到失望。事實上，我們本來就應該接受發生的事，而不需要感到失望。接受所發生的事，乃是知足的真義。有段《瑜伽經》的注釋說道：「知足比十六界天的總和更為重要。」我們應該接受既成事實，並從中學習，而不是去抱怨。知足包括了心理活動（如學習）、生理活動，甚至還包括了謀生方式。簡單來說，知足關係到我們自身，關係到我們擁有了什麼，以及對神所賜予之物的感受。

• 修練 •

下一個內制，是我們早先已經討論過的「修練」（tapas）。就內制面向而言，修練指的是維持身體健康的活動。從字面意義來說，修練的意思是讓身體發熱，好淨化身體；而背後的概念，則是我們其實有能力清除體內廢物。我在前面已經說過，體位法和呼吸控制法可以用來維持健康；而除了這兩者，另一種修練則是留意吃進肚子裏的東西，而在不餓時吃東西，正是修練的相反。身體之中要是累積了廢物，會造成過重以及呼吸短促。關注身體姿勢、飲食習慣，以及呼吸模式，能防止體內廢物累積。修練能讓身體保持健康，維持正常機能。

• 洞察自身 •

第四個內制是「洞察自身」（svādhyāya），sva的意思是「自己」或「我的」，adhyāya的意思是「探求」或「檢驗」，字面意義是「接近某物」。因此，洞察自身的意思是接近自己、研究自己，而一切有助於更加認識自己的學習、反省與接觸，也屬於洞察自身。在內制的脈絡中，這個詞彙常常被解釋為「研讀古籍」。這樣說並沒有錯，因為瑜伽的確會引導我們閱讀古籍。為什麼呢？因為我們不能總是思而不學，而思考的時候，我們需要一些參照點。對某些人來說，這樣的典籍會是《聖經》，或是其他具有個人意義的書籍，對另一些人來說，這一本書是《瑜伽經》。舉例來說，《瑜伽經》說道：自我檢驗有所進展之時，我們會逐漸找到與聖法的連繫，以及與揭示這些聖法的先知們的連繫。由於誦念咒語的目的也常常是自我探索，所以洞察自身有時也會被解釋成「誦念咒語」。[5]

• 交付予神 •

最後一種內制，其實已經在第一卷中討論過了，那就是交付予神，意思是將一切的行動，都交托在神的腳下。由於行動常常被無明支配，所以事情也就常會出錯。知足之所以重要，原因也正在於此：只要知道自己已經盡力，也就夠了，至於結果如何，只能交給更高的力量來決定。在內制的脈絡中，交付予神指的是一種處事態度，有這種處事態度的人，會在每一天的禱詞中，將自己行動的成果歸於神。

關於制戒和內制的延伸討論

問：行動與清淨之間的關係是什麼？

答：在討論種種內制的時候，《瑜伽經》裏其實並沒有講到行動（kriyā）。在你的問題脈絡中，它指的是淨化，運用外在的方式來淨化內在。舉例來說，用低濃度食鹽水來解決鼻塞問題，或是因為吸入髒空氣引起呼吸問題，而運用呼吸控制法解決。在這種意義上，行動的確是清淨（śauca）的重要面向。

問：我常常看到tapas（修練）被譯為「否定自我」或「棄絕自我」，請問您又如何詮釋呢？

答：要是你所說的「否定自我」，只是為禁食而禁食，或是為了過嚴格而不正常的生活，去採行這種生活方式，那就和修練一點關係也沒有。但若你投入實語，每一個修練便能讓你更進一步。如果你只是為了禁食，就禁食了二十天，一定會為身體帶來嚴重問題。但在另一方面，倘若你說的「否定自我」，是那些為了改進生活、而經過仔細規畫的溫和紀律，的確就是修練。修練絕不能造成痛苦，這點相當重要。

問：制戒和內制，可以幫助我們分辨真正的清明與自我欺騙嗎？

答：與外在世界人、事、物的關係，有助於我們辨識自我欺騙。就此

5 原書注：咒通常是一個字或一個音節，傳統上都是由老師傳授給學生。念咒被稱為japa，是有助於冥想的瑜伽技巧之一。

目的而言，制戒和內制的確很重要。若以正直、尊重的態度與人互動，很容易就能知道自己是否在欺騙自己。舉例來說，也許我以為自己是最了不起的瑜伽士，但從別人看待我的方式、對待我的方式，還有我和他們互動的方式，我馬上就能知道這個自我形象是否正確。因此，活在這個世界、並觀察人我之間的互動，是十分重要的，否則我們很容易流於自我欺騙。

問：我們現在知道制戒和內制有助於減少無明及其影響，但我還想知道的是，我們可以有意識地來增進制戒和內制嗎？

答：雖然原因和結果常被混淆，但我們始終應該把兩者分清楚。由於我們有特定的期望與目標，所以多數時候會在生活中採取特定的行為模式，不過，我們常常無法達成目標。相反地，由於個人進展與外在因素，在生活中，也常常出現完全預期外的事物。制戒和內制，兩者既是原因，也是結果。今天，我可能向你撒上數百個彌天大謊，而依然覺得沒什麼大不了的；但明天，卻可能只因為說了一個小謊，就後悔不已。這便是制戒成長的方式，其中沒有明確的規則，也無法確定接下來會發生什麼事。不過，透過以前的經驗，可以稍微預測未來的可能發展。

問：也就是說，我們可以透過觀察憎恨和貪婪如何出現，而防止它們再度出現囉？

答：我們的首要之務是觀察，單純去看到底發生了什麼事，才能知道該對什麼事保持警覺。我們不應該大剌剌地把車開上高速公路，然後橫衝直撞，而應該在前進的時候，不斷環顧四周。

問：住在寺院那樣的清幽地方，是不是比住在家裏更容易遵行瑜伽原理？

答：無論住在哪裏，都有幫助。以前，我有個朋友專程跑到印度來，覺得在喜馬拉雅獨居兩三年對自己有益，他找到一個不錯的地方，也在那裏過了三年。他帶了幾本書在身上，也非常勤快修練。有一天他來找我一起練習體位法，並研讀《瑜伽經》。他到馬德拉斯時，覺得自己已經進步不少，因此看起來十分開心。他用很複雜的表達方式，例如「有種三摩地」（sabīja samādhi），來說明他在喜馬拉雅的進展。後來，他在馬德拉斯神智學會（Theosophical Society）租了一個房間，那裏既簡單又安靜，絕不會有任何事打擾到他。但兩天後，他告訴我想換間較大的屋子。我有點驚訝，問他為什麼這麼快就想換，他告訴我：「我認識了一個女人，她讓我的整個生命都不一樣了。」我並不想對此改變做出評斷，我只是想說，我的朋友並不是他自己原先想的那個樣子。

像寺院或僻靜處這樣的地方，也許能帶給我們一些幫助，但真正的考驗，卻是像馬德拉斯這種人擠人的城市。對於來自馬德拉斯的人而言，真正的考驗會是孤寂的寺院生活。至少我敢肯定，那樣的寂靜有些人連一天都受不了；而在另一方面，還不是那麼有自信的人，在馬德拉斯可能只敢待上一天。

改變能帶來幫助。要是我們想知道自己對火和水有什麼反應，就得兩者都試看看。制戒之所以重要，原因正在於它包括了我們與不同的人、在不同時間下的關係。透過這些關係，我們可以更了解自己。

問：所以說，改變環境對瑜伽來說很重要囉？

答：沒錯，做些改變是很重要的。心識如果對於外在環境太習以為常，行動很快就會變成習慣、變成行。要是不做些改變，將無法體驗到自己真正的本性。這也是我們為什麼偶爾要做些全然不同的事，好考驗一下自己。

問：我現在已經了解，該如何不讓有害的欲望生起。不過，我們的重點應該放在放棄欲望，或是確保欲望不再生起嗎？我發現有一個惡性循環存在：每當我有欲望，就會感到憤怒；然後又會因為自己憤怒，而感到困擾。

答：我想首先得弄清楚的是：我們所認定的問題，真的是個問題嗎？你開始認為「那會造成我的麻煩」時，想想這到底代表了什麼。要了解到底是否真有問題存在，改變一下環境、試著從別的角度來看待事情，永遠很有幫助。假設你有機會對某件事說謊好了，那或許是個善意的謊言，可以避免令人難堪的互動；但那也可能是個不真實的陳述，能讓你不必再多花時間分析情勢；又或者是個不會有結果的謊言——一個單一謊言總有許多不同哲學起因。總之，在某些時候，撒個謊似乎無傷大雅，你甚至還可能主動想要撒謊。不過，通常沒過多久，撒謊卻又造成你的困擾，你會開始想：「我怎麼可以撒那樣的謊？當初要是說實話，或是什麼也不說就好了。」

遇到這樣的情況，怎麼做才比較好？你可以用較為抽離、客觀的方式，跟別人討論一下這個情境，再看看他們有什麼反應。你也可以換個環境，試著從另一個角度重新審視整件事情。這樣做，讓你有機會重新思考每一件事。《瑜伽經》說，要是有什麼事真的對你造成困擾，想像一下相反的情境，可以幫助你做出正確的決定。總之，保持開放的態度，能幫助你做出更好的決定。

改變看事情的角度，也就是塑造一個能建立全新態度的情境。藉著看書、與好朋友談話，或是去看場電影，可以完成轉換。這樣做之後，你甚至會發現原本煩惱的東西，其實並不是造成你困擾的真正根源。

無論遇到什麼情況，只要不確定如何反應，最好不要貿然行動。

問：**所以，有什麼疑慮時，也不該行動嗎？**

答：只要還有餘裕多做思考，就不要行動；即使時間緊迫，也至少要給自己一點喘息的空間。總之，只要有所疑慮，就該停下來想想。畢竟很少會有什麼事情，會緊迫到連想一下的時間都沒有。

問：**但我認為，通常正是在我有所疑慮的時候，才會覺得沒有停下來的可能，要是那個時候還得對另一個人負責，情況更是如此。有些時候，正因為我一點喘息的空間也沒有，那些疑慮和不確定感會變得更為強烈，否則，我不會感受到那麼大的壓力。所以，疑慮一旦生起，我到底該怎麼辦呢？我該換個想法**

或環境嗎？還是應正面面對自己的疑慮？或是乾脆置之不理？

答：無論如何必須面對問題，才有可能從更高、更好的位置去看待問題。如果能成功做到這一點，代表你已有進步。如果你勤練瑜伽，也許日子已經一天比一天更好。瑜伽有助於我們用不同的角度看問題。不過一般說來，光是從不同的角度看事情，或是和別人商量問題，並不能增進解決問題的能力。想讓解決能力有所長進，還有其他的功課要做。

對瑜伽來說，成長是很重要的。換句話說，我們必須有所進步。曾經讓我們困惑的事，不該永遠讓我們困惑。一九六四年，我從工程師變成瑜伽老師，這個重大的決定，帶來了不少問題。我當時和很多人談過這些問題，但還是一個也沒解決。不過有一天，這些問題卻突然不見了。因為在那時，我已經能夠從另一個角度綜觀全局，於是原先的問題也隨之消失。我的經驗是：事情一旦變得比較好處理時，疑慮會消失得更快。

瑜伽的目的，是要鼓勵我們一天比一天更好一點。我們藉著努力、也藉著培養耐心，讓自己逐漸進步。完成這個目標之後，將會發現自己不再被那麼多問題困擾了。我們的努力程度也許會變，但經過一段時間，進步仍然逐漸發生。對於每一個能推動進步的機會，都必須好好把握。

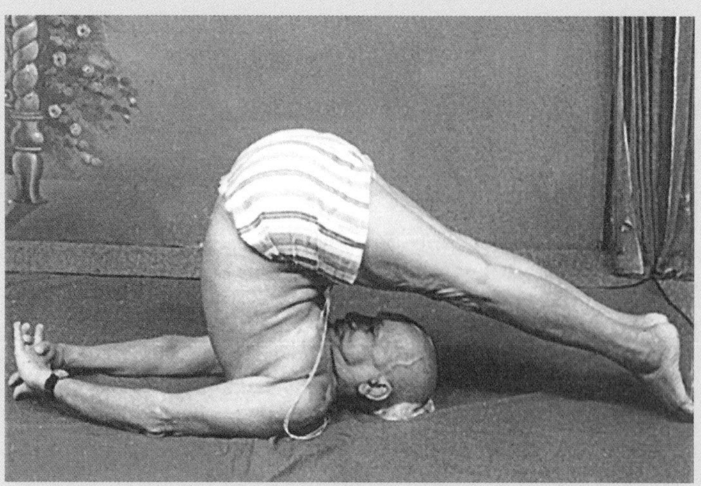

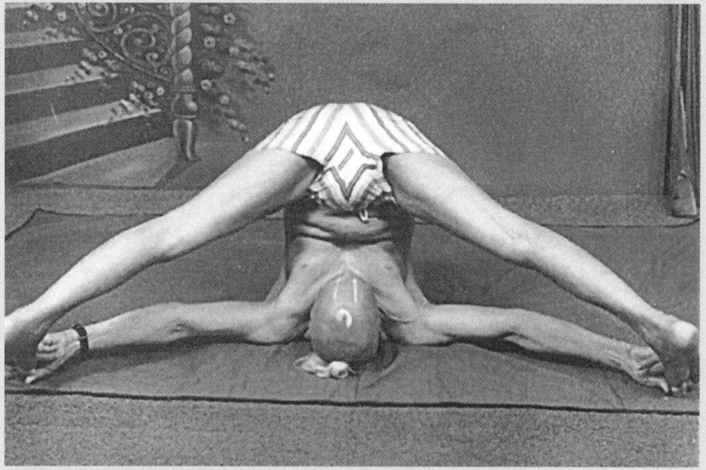

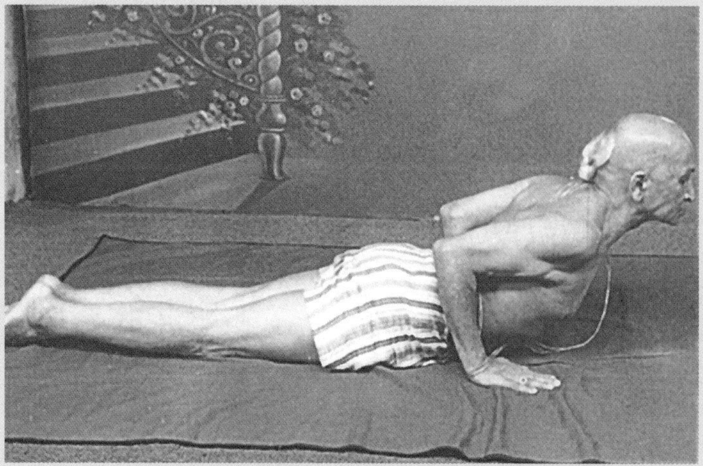

（由上而下）奎師那阿闍梨示範犁式、双角犁式以及眼鏡蛇式。

12

世界存在，為了讓我們解脫

練習制戒，沒辦法只是單純從不害開始，然後依照實語、不偷盜等等的順序，熟練了一個再換下一個。瑜伽之道是由渴望自我改進的欲望所引導的，我們在瑜伽之道上越是前進，行動越會發生改變。因此，「肢體」（aṅga）這個字具有十分重要的意涵：從受孕到逐漸成長的過程中，胎兒的肢體是同時成長，身體並非先長出手臂，再長出腿。同樣地，在瑜伽之道上，八個面向也是同時並行、彼此相關。所以，《瑜伽經》用「肢體」來指涉瑜伽的八個面向。而帕坦伽利則以「八支」（aṣṭāṅga）作為它們的總稱。

制感

我們已經談過了瑜伽八支中的前四支：體位法、呼吸控制法、制戒，以及內制。「制感」（pratyāhāra）是瑜伽的第五支，和感官有關係。[1]Āhāra的意思是「養分」，而pratyāhāra可以解釋為「自滋養感官之物抽離」。不過，這又是什麼意思呢？這指的是不讓感官依賴會引起刺激之物，而且不僅是不要產生依賴，也要不再受其滋養。我們的目光

1 原書注：《瑜伽經》2.54-55。

受夕陽餘暉吸引，一如蜜蜂受蜂蜜吸引，這是感官的正常運作方式。不過，如果我們深深沉浸在別的事情裏，還是有可能不被全世界最美的夕陽吸引，也不涉入感官。一般而言，感官會不斷跟心識說：「看看這個！聞聞那個！摸摸那個！」感官鎖定一個對象後，心識馬上被帶向它。

保持制感時，心識與感官的連繫被切斷，感官退場。每一種感官，都與一種特定的品質有關：眼睛和物體的樣貌有關，耳朵和聲音及其振動有關，鼻子則和香氣有關。進入制感之後，即使某物在感官之前散發一切魅力，仍會被全然忽略，感官則絲毫不受影響，也不會有任何動作。

讓我舉個例子：練習呼吸控制法時，若完全沉浸在呼吸裏，事實上就已自動進入制感狀態。在此時，因為心識全神貫注於呼吸，所以心識、感官和外物之間的連繫，只要與呼吸無關，就會被全部斬斷。因此，制感絕不等於睡眠狀態，因為在此時，感官其實完全具有回應能力，只是因為被要求退場，所以才不會做出回應。

另一個例子是：別人問我問題時，我會在回答時努力闡明我所討論的議題。在這個時候，我越是專注於回答問題，越不會覺察到自己身在何處，也就越能深入對話。這就是另一個制感的例子。我回答問題的時候，雖然眼前有大批聽眾，但因為太專注於討論的問題，感官也就不會對種種刺激做出回應，即使當時天上降下了雪，我也不會有所反應；屋外的聲音，我甚至連聽都聽不到。制感並不是說我明明看著一個東西，卻告訴自己：「我不要看它！」而是讓自己專注於某事，以致感官不再對其他事做出反應。

行動時，我們會用到感官，例如說話會用到嘴巴和耳朵。有一個概念叫「不執著」（vairāgya），意思是平靜或超然，代表行動時不去多想可以帶來什麼收穫。簡單來說，不執著就是超脫於行動結果之外。

制感與感官有關，而且也只和感官相關。在冥想時，制感幾乎自然而然出現，因為我們那時全神貫注於冥想對象。其實，也正因為心識集中，所以感官一定跟著心識，而不會去注意別的事情。在此時，感官會變得異常敏銳，和平時的狀況截然不同。在一般情況中，感官是我們的主人而非僕人，引誘我們去追求各式各樣的東西。但在進入制感之後，情況發生了逆轉：我們之所以吃東西，是因為需要，而不是因為貪嘴。在制感時，感官被放在適當的位置上，並不完全與行動分離。

由於制感可以把注意力導向別處，所以也能用來控制身體的不適。想像你正以蓮花姿盤坐著，完全專注於神或OM（代表「大自在天」），甚至沒發現已經維持這個坐姿很久了。當你回到一般狀態，才發現該按摩一下雙腿，使其放鬆下來。但在此之前，你的注意力完全放在另一件事上，所以沒注意到雙腿發生了什麼事。因此，制感其實有助於疼痛控制。只不過，如果疼痛控制變成了主要目的，感官反而很難被導向另一個東西，因為感官始終是一起運作的。制感毋寧是一種自動發生的狀態。很多人認為內觀就是進入制感的技巧，許多典籍也抱持相同意見。不過，制感終究還是自然發生的，我們無法「製造」出這種狀態，只能去練習那些有可能讓它出現的技巧。

攝心

「攝心」（dhāraṇā）是瑜伽的第六支，字根dhṛ的意思是「拿」、「保持」。攝心的核心概念是將注意力保持在同一個方向上。我現在要說的例子，傳統上也常常被用來解釋何謂攝心：農夫有個用來引水灌溉的水池，要是他把每條引水道挖得一樣深，水會平均流往每一個方向；但他若把其中一條水道挖得特別深，就會有較多水流往那處。攝心也是如此：讓心識專注一處而不散亂。深層的冥想與反思，可以為攝心創造有利條件，同時更加提升專注力，並強化心識的單一活動。而這個活動越是強化，心識的其他活動也就越遙遠。

因此，攝心是心識毫無旁騖地集中在一點的狀態，這一點可以是任何東西，但一定是單一的對象。攝心十分接近於禪那，亦即沉思或冥想。

禪那

處於禪那（dhyāna）的狀態時，心識宛如一條平靜的河，緩緩地流往同一個方向，除此之外一切皆無。在此時，人會專注於特定的事物，自我與對象之間也建立了連結。換句話說，在進入禪那的狀態之後，不但能感知到一件事物的存在，還不斷與之互動。攝心必須先於禪那，因為在與特定對象發生連結之前，心識必須先集中在它身上。總而言之，攝心產生接觸，而禪那造成連結。

三摩地

若是繼續專注在某件事物上，心識最後將完全與之合一，這便是三摩地（samādhi）。三摩地的意思是「在一起」、「結合」。進入三摩地後，名字、職業、家族史、銀行帳號等等的個人身分將完全消失，一個也不存在。沒有任何東西能分離我們與專注對象，我們變成了那個對象，兩者合而為一。

下圖所要表現的，是攝心、禪那和三摩地三者的關係。在攝心時（1），我們讓心識集中，並與所要專注之物產生接觸（這專注之物可以是呼吸、聲音、身體的某個部位、心識本身，也可以是月亮的影像、謙卑的概念等等）。接著，心識與其專注的對象產生連繫，並繼續維持連繫，此時，心識與對象兩者之間開始溝通互動，這便是禪那（2）。最後，禪那又導向了三

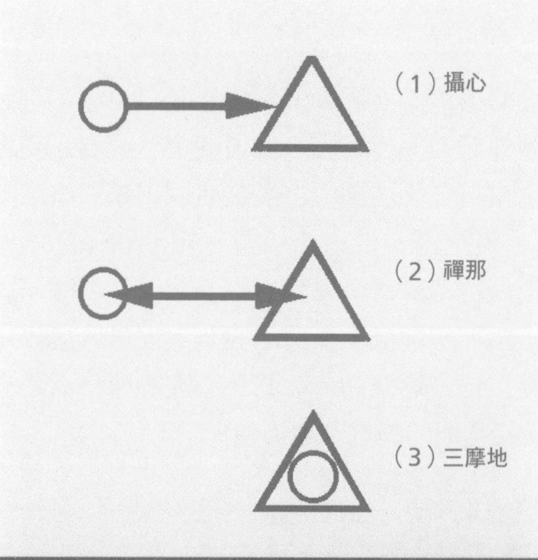

從攝心，經禪那到三摩地的過程，亦即心識與所要專注之物產生接觸（攝心）、溝通互動（禪那）至合而為一（三摩地）的過程。

摩地（3），在其中，心識與其專注對象合而為一。

制感、攝心、禪那和三摩地是無法練習的。我沒辦法坐下來說：「好，我現在要來練習攝心。」不過，我們還是能創造有利條件，讓攝心的狀態能夠出現。《瑜伽經》認為，透過練習體位法和呼吸控制法，能創造出讓心識進入上述狀態的有利條件。為了體驗攝心和禪那，心識應該先處於一種特別的狀態。所以要先止息種種雜念，讓心識平靜下來，因為心識若仍不停運作，並無法進入攝心。要是心裏明明還有各種雜念，我卻想強迫心識進入攝心，無異緣木求魚。所以，《瑜伽經》建議我們練習體位法和呼吸控制法，以此作為攝心的準備工作。這樣的練習能影響心識活動，並在心識繁忙的行程中清出空間。而一旦進入了攝心，禪那和三摩地也就隨之而來。

所以，當一個人說「我在冥想」時，意思其實應該是「我正為了禪那而準備。我想把自己的心識帶往適合的位置，好讓禪那出現。」說「我在冥想」或「我在引發禪那」，其實是破壞了禪那的概念，因為我們無法藉著技巧達到禪那的境界。一旦種種條件具足，這種境界自然出現，它是個只能被給予，而無法強求的成就（siddhi）。因此，我們所能做的，即是強化能為禪那創造出有利條件的工具。

等制

在攝心、禪那和三摩地全集中於一個對象之後，隨之而來的成果稱為等制（saṃyama）。saṃ的意思是「一起」，而yama在此可翻譯為「約束」或「紀律」。一個人持續專注於特定對象之後，會漸漸更了解它。比方說我若想知道天體如何運行，就該全面探索研究。一開始，我或許先問：「什麼是星星？為什麼它由東向西移動？」然後再以此為基礎，一步一步研究下去，直到滿足自己的求知欲。我這樣做時，究竟發生了什麼事呢？簡單來說，在這段時間，針對這個問題我學到比別人更多的知識。這便是等制：為了獲得特定知識，不三心二意，也不心猿意馬，只是持續把注意力放在眼前的課題上。例如我的興趣是體位法，我就去蒐羅關於體位法的一切。有人說等制可以帶來超自然力量，但要注意的是：超自然力量只是等制的副產品，並非等制的目的。要是把這些力量當成主要目的，就全然喪失等制的意義。等制的真正目標，是專注於特定對象並加以考究，直到完全了解關於它的一切。

解脫

解脫（kaivalya）是持續處在三摩地之後，對一個人的人格所帶來的影響。這是瑜伽致力追求的內在自由，《瑜伽經》的最後三十四頌談的也是解脫。Kaivalya一字的字根是kevala，為「保持自身」，有時也被譯成「孤立」或「退隱」。一個處在解脫狀態的人，非常了解世界，所以不會再被世界影響，不過他卻能影響世界。有些人誤解解脫的意義，以為人一旦達到解脫，就不會再有一般人的需求與功能。事實上，達到解脫的人也像一般人一樣，只不過世界對他們來說不再是個負擔。他們活在世間，卻不臣服於它；他們仍有感官和身體，只不過有點不大一樣；無論他們身在何處，總有自信。這就是解脫。這樣的人雖然很了解外在世界，卻不會受外在力量影響。

瑜伽認為，宇宙被創造的目的，是要提供一個環境，讓我們了解自己是什麼，又不是什麼。我們真正了解之後，便達到解脫，而物質的目的也告完成。[2]經驗到解脫的人，也會如實地認識物質，不多一分，也不少一分。

藉著練習體位法，我們變得更加柔軟；而藉著練習呼吸控制法，我們能夠控制自己的呼吸。解脫同樣也會帶來改變：原本超乎我們控制的事，現在開始一一出現。在努力以及前述狀態之間，永遠有一道隙縫；不過，有些事也永遠會自然發生、自然地從內在湧現。這就像睡著的那一刻，我們很難明確點出它在哪裏，我們要不是錯過那一刻而睡著，就是等著它出現而失眠。

在內在之中，有兩股力量：一股來自於舊習慣，另一股則是行為改變所帶來的新習性。只要這兩股力量繼續運作，心識就會在兩者之間搖擺不定。不過，當舊的力量消失之後，心識便不會再游移。這時，我們達到了另一個境界，那是一種連續、統一的狀態。

2 原書注：《瑜伽經》2.21。

關於制感、攝心、禪那和三摩地的延伸討論

問：請問制感和攝心的關係是什麼？

答：在攝心中，制感會自動出現。制感這個字，常被用來描述感官在攝心中的狀態。我們不能一面想著好幾件事情，一面又說自己正試著進入制感，因為制感是攝心、禪那或三摩地所帶來的結果。《瑜伽經》裏之所以先談制感，並不是因為它最先出現，而是因為它和感官而非心識相關，所以比攝心更加外在。我不能說我先練習體位法半小時，再練習制感二十分鐘，然後再練攝心一小時。過程並不是這樣的。

問：讓我們來想看看兩種情境：第一種情境，我完全沒察覺到感官送給心識的訊息；第二種情境，我的心識接收了這些訊息，但我決定不予回應。這兩種情況有什麼不同呢？比方我是個音樂家，完全專注於演奏，突然間發現有人等著和我說話，那麼我可以先不理他，等到演奏完了之後再問他有什麼事。請問這算是制感嗎？或者只有在我完全沒注意到那個人時，才算是制感？

答：我們不該認為，在進入攝心、禪那或三摩地之後，感官就像是死了一樣。這一點有聖人在進入三摩地後所作的詩為證。在三摩地中的人，仍然可以吟唱出美好的文字，而一旦吟唱，一定會用上聽覺和聲音。然而，聖人又是如何運用他們的感官呢？他們以感官服事心識與靈魂，而不是讓感官使他們分心。因此，感官當然不是死的。這種狀態與我們日常狀態的差別在於：在此狀態中，感官「協助」心識集中於同一處上。

例如，我們若想描述一尊以前看過的神像，就必須在腦子裏重新去「看」那座神像的腳趾、腳踝等等。但這時，「視覺」只是用來幫助我們描述那尊神像的工具。但如果我們開始想：製作神像的石頭不知道是從哪裏來的？它的地理位置在哪裏？那麼心識就已經不再專注了。不過，要是我們看著神像的腳，認出那正是採蓮花坐姿的神聖形象，那麼感官便與心識合作無間。在這樣的過

程中，感官絕對沒有消逝。總之，制感指的是感官在攝心、禪那或三摩地之中去「服事」心識。

問：在進入制感狀態之後，一個人還能感知到東西嗎？對象在此時是否自動、直接被感知？這時有沒有思辨存在？或者我們只是感知，但沒有思想？

答：那得視情況而定。舉例來說，在我剛剛提到的神像例子裏，思維會發揮一定程度的作用。不過那時雖然有思維存在，卻完全與對象無關。記憶只有在與客體發生連繫時，才會產生作用。在制感的例子裏，我們全神貫注於冥想的對象，所以感官也不會造成分心，只會對冥想的對象有所反應。

另一個例子是：假設我正在解釋《瑜伽經》裏的觀念，廚房突然飄來一陣香味，吸引了我的注意，那麼在這時，我就不處於制感狀態；相反地，如果我繼續解釋，不因香味而分心，即是處在制感狀態。在禪那狀態時還有溝通的媒介，可以讓我們思考；但到了三摩地，這樣的思考並不復存在。在這時，心識是清明的，它如實地了解其對象。

問：我還是不太了解禪那中的制感。

答：我們越是專注於冥想對象，越能發現感官發生變化（因為找不到更好的詞彙，我在這裏使用了對象〔object〕一詞。在此脈絡下的對象，可以是純白的光的影像，也可以是一段經文。總之，任何有助於心識專注的東西，皆可作為冥想對象）。處在冥想狀態時，感官便處於禪那的狀態，而制感便是這種狀態的產物，它絕不會自己憑空出現。在練習呼吸控制法時，的確會用內觀和手印等方式，來協助自己達到制感，然而這些練習本身卻不是制感。制感毋寧是感官服事心識的狀態，在達到禪那時，自然會出現。

現在，有很多不同的行動（如呼吸控制法、祈禱）全被稱作禪那，然而，它們其實只是達成某種冥想狀態的輔助工具而已。有些老師會推薦一些有助於制感的練習，像是「閉上眼睛，深呼吸，把呼吸送到腳踝」。這樣的練習其實和呼吸控制法並無二致，全是為了讓心識保持專注，不因別的事情分心。不過，要找到真正能演練制感本身的練習，卻是相當困難，因為我們越是在意感官，感官也就變得越活躍。但是，我們仍能創造一些條件，讓感官失去主導性，只能單純地在禪那中支持心識。

問：要怎麼做呢？畢竟我們不能像練習呼吸控制那樣，就這樣坐下來練習禪那。禪那到底是怎麼發生的？

答：當然，還是需要一點努力，這之中包括了兩件事。在做呼吸控制法練習時，我們總是會遇到一些障礙，出現在我們的心識之中：有一股力量想要做練習，而另一股出自舊習慣的力量，卻想阻止我們。這說明了一件事：我們若想練習，就必須付出努力。而那個我們不需多做努力，就能開始練習的時刻，便是禪那。帕坦伽利之所以會在《瑜伽經》第一章裏說：「修習是必要的。」原因也正在於此。[3]我們必須向著目標，持續往同一個方向邁進，越是如此，越不會為其他選擇分心。不斷持續下去，總會有那麼一天，我們不再需要提醒自己：「好了！來做點練習吧！」就可以自然開始練習。

舉例來說，假設我正在練習呼吸控制法時，郵差帶來了一封朋友的信。我的心裏出現了這樣的聲音：「快去讀信吧！」但另一個聲音卻告訴我練完再去看信。因為我的心識這時還游移不定，所以我需要做些努力自我克制。但達到禪那以後，所有這樣的努力都不再需要了。

問：是不是可以這樣說：假設你是學生，必須寫份報告，而你已經有了基本的想法。那麼當你坐在書桌前，開始集中精神的時候，即是處在攝心狀態；等到你努力想通問題、並寫在紙上的時候，就是處在禪那狀態？

答：沒錯。

問：那麼在這個例子裏，什麼時候是三摩地呢？

答：想像一下你寫到一半卡住了，不知道該怎麼繼續，於是決定先休息一下，做點別的事情。不管你決定做什麼，做到一半時你靈光

3 原書注：《瑜伽經》1.12。瑜伽的狀態，必須同時透過修習（abhyāsa）和不執著（vairāgya），才有可能達成。

一閃，知道該怎麼下筆了。在此之前，你還不知道該怎麼寫完整篇報告，但這時卻突然知道了。於是你坐回書桌，把報告寫完。在這個時候，你已經完全和研究主題合一，所以很快寫完報告。這個時候，就叫做三摩地。

問：所以，禪那和三摩地的差別是不是這樣：在禪那時，我還意識到自己在思考；而到了三摩地，知識則是自然地湧現出來？

答：沒錯，在三摩地時，心識和對象之間的距離變得更小，知識則變得非常直接、貼近，所以我們不用再思考。在《瑜伽經》第一章裏，有一段關於三摩地過程的描述：一開始時是思考，這個階段稱為「尋思」（vitarka）；思考完畢，則進入「伺」（vicāra）的階段，開始去研究對象；這種有目的的研究更加成熟之後，我們便剎時融會貫通，並經驗到深刻的幸福，稱作樂（ānanda）；而在此同時，我們也確信自己與冥想對象合一，這稱作自我感；[4]最後，我們知道自己已經清楚想要了解的東西。自我感這個詞，在此是指心識與冥想對象合而為一。這便是三摩地的過程。一開始時，心識還有所搖擺，接著表層的邏輯逐漸減少，整個過程變得更加內在、深沉而細緻；最後，思維被精鍊到知道自己已經有所了解，不再有任何懷疑。

問：我還是不太清楚攝心和禪那的差異。

答：我再說另一個例子好了：我上課之前，會先作好規畫與安排，但我無法確定實際上該如何進行。所以開始上課時，我會先問問大家：關於上節課的討論，有沒有什麼問題？這便是攝心的起頭：我尚未建立連繫，只是在調整自己，好確定接下來該跟學生說瑜伽哪個面向的事。攝心是準備與調整。接下來，我越是沉浸在討論之中，就越是接近禪那。處於攝心狀態時，比在禪那狀態時更容易分心。攝心和禪那的差異，大概就是如此。

問：要經驗到攝心、禪那或三摩地，必須坐在特定地方嗎？或者可以在不同的情況下經驗到它們，好比說看到落日餘暉時？

答：我想沒問題，你的確可以在壯麗夕陽的陪伴下經驗到它們。事實

4 原書注：《瑜伽經》1.17。

上，以外在物體作為冥想對象是有幫助的，對初學者尤其如此。這也是為什麼寺廟中有神像，教堂裏有十字架。這些受崇拜的物件，就是為了幫助初學者經驗攝心。不過需要注意的是，這只是第一步而已。其實，無論是坐著或站著，都沒什麼關係。甚至真正專注於某件事時，即使是走路，也不會注意到自己的行動。在印度，還有一些學校專門教人行禪。事實上，要是連走路這麼簡單的事，都會擾亂到我們的攝心，專注力也未免太不足了。不過，剛開始從最簡單的方法入手的確最好，所以建議選個舒適的坐姿，並以喜歡的東西來當作冥想對象。舉例來說，雖然濕婆神（Śiva）是印度神譜的最高神之一，但如果你不信仰祂，我卻要你以祂為冥想對象，一定會造成你內在衝突。所以，應該使用和你有關的東西來起步。瑜伽認為，你必須從當下所在之處出發、從你喜歡的東西出發，畢竟冥想對象本身沒那麼重要，真正重要的是這個東西不會造成你的困擾，或是妨礙你保持專注。這也是為什麼我建議你選擇適合你個性及信仰的東西，來當作冥想對象。畢竟，雖然OM是印度文化裏的神聖聲音，但要一個印度的穆斯林去冥想OM，顯然會造成不少問題。

問：在禪那狀態時，人和冥想對象之間仍然是個別分離的嗎？

答：沒錯。在禪那狀態時，冥想時仍有「我」的感覺存在，自我意識仍會出現。有些人會用禪那這個字，來指涉接近於三摩地狀態的人，好像在禪那之中也只剩對象存在一樣。不過，我們最好還是將這三種狀態，理解為三個階段或步驟：首先是攝心，專注於選好的對象，並切斷外物所可能造成的分心；接著是禪那，自我與對象之間的連結或互動；最後是三摩地，深深地沉浸於對象中，以致自我意識消失於無形。

問：在三摩地中，我們所專注的對象仍然能維持其獨特性、並與它物有所分別嗎？

答：當然可以。因為進行冥想的並不是對象，而是我們。對象會改變、萬物也會改變，但這不是三摩地造成的。而在另一方面，我們與對象互動的經驗因人而異。例如我想要思考「至尊主」

（īśvara）的概念，就會廣泛閱讀相關資料，全面加以探索。我越是深入，也就越了解。這時，改變的並不是至尊主本身，而是我對它的了解更加深入。在探索過程中，我們並沒有改變對象，因為我們根本沒辦法控制它；改變的只是我們的認識，由於心識更加清明，所以能夠看到之前看不到之物。

讓我再說另一個例子：探索憤怒的本性是禪那，但發現自己處在憤怒狀態則不是禪那。在所有的典籍裏，重點皆放在三摩地時所發生的事。在梵文裏，「般若智慧」（prajñā）的意思是「非常清晰的了解」，而古籍裏說，在三摩地時，充滿了「真實智」（ṛta prajñā），亦即，所見即是真理。也就是說，在三摩地，我們對於對象有真正的了解，即使那是憤怒也不例外。在這時，我們能夠看到它從何而來、如何生起，又造成了什麼影響。需要注意的是，這種狀態和憤怒到失控大不相同，如果我們被憤怒占據，就已經在它之中迷失自我了。置身這種狀態時，心識完全被無明蒙蔽。然而在三摩地中，心識完全沒有被無明蒙蔽，所以兩者非常不同。這也是為什麼處在三摩地時，常能看到之前看不到的東西。不過，是否經驗了三摩地，卻無法從姿勢、表情中得知。如果我們看到、了解之前沒看到、不了解的東西，就能確定自己已經驗了三摩地。

問：據說在瑜伽中，應該試著分辨純粹意識和物質的差異。但您現在卻說，三摩地是主、客之間的界線完全消失的狀態。這兩種概念似乎南轅北轍，該如何產生關聯？

答：之所以說主、客之間的界線完全消失，是因為此時已經不再有觀察存在。我也說過，在這時，能看到以前所看不到的東西。舉例來說，照鏡子時，我們以為看到自己在鏡子裏面，但實際上，看到的不過是自己在鏡子裏的倒影，而非真實的自己。雖然鏡中倒影和真實的我看起來一模一樣，還是能分辨兩者的不同。照鏡子時，我們自己不轉身走開，鏡子裏的倒影也不會離去，亦即，被觀者與觀者是二合一的，兩者之間沒有別的隔閡。就像我說過的，純粹意識是透過心識來觀看對象，要是心識被蒙蔽，我們的認識也無法清晰；若是心識非常清明，彷彿不存在一樣，我們便能如實地去認識對象。生活中需要處理的問題，來自於行動對心識產生了影響，亦即，它們起於「行」，起於我們無法分辨真實的對象與心中被渲染的影像。舉例來說，我可能現在會說：「嗯，我懂了。」但過了五分鐘之後又說：「啊，我還是不大清楚。」在這個例子裏，五分鐘前說懂的那個「我」，現在卻說不懂。而在三摩地中，這個「我」幾乎是不存在的，心識的迷惑也消失了。不過，要全然了解它的意義，還是必須透過經驗。

問：想要經驗這些狀態的瑜伽學生，可以自己獨自進行嗎？或者還是要尋求老師協助？

答：能得到點建議總是有幫助，無論什麼事都一樣。從理論上來看，每件事情好像都不難，但實際操作時，往往遇上不少困難。舉例來說，要選什麼東西當對象？該從哪裏開始？如何保持專注？對於初學者來說可能都是問題。由於每個人的出發點不一樣，所以最好找個你尊敬而且好相處的人來指導你。《瑜伽經》寫就之時，原本就假定每個學生都會去找老師，所以才沒有特別提到老師。在一開始時，瑜伽是透過口傳的，寫成文字是很後來的事。在那時，學生要和老師一起生活，直到完全了解瑜伽為止。所以，我覺得最好是有人能給你個別指導。

問：在練習體位法時，可能發生禪那的狀態嗎？我們可不可以把身體當作對象，並讓心識與身體的互動發展為禪那？

答：可以。事實上，《瑜伽經》第三品就是處理這個問題：要是你的冥想對象是北極星，你會明白星體的運行；[5]若是臍輪，你會了解整個身體。[6]以身體作為冥想對象，絕對是可能的。透過這種方式，可以更了解身體。同理，要是選擇呼吸作為冥想對象，就會更了解呼吸。

問：那麼，有可能在練習體位法時達到三摩地嗎？三摩地是否會造成動作中斷？

答：心識、對象與兩者之間的連繫這些要件，在體位法練習中不是都

5 原書注：這是《瑜伽經》3.28的主題。

6 原書注：《瑜伽經》3.29。

到齊了嗎？所以會有什麼問題呢？在體位法練習裏唯一的不同，就是專注的焦點不一樣。舉例來說，若想要感受扭轉，只要讓心識完全專注其上，就可以了解何謂扭轉。在練習體位法時，有很多對象能幫助我們達到禪那，那可以是體位法的整體概念，也可以是某個細節（如扭轉、呼吸的流動等等）。在禪那中能認識到什麼，端視選擇什麼對象而定。至於應該選擇什麼對象來專注，則取決於冥想的目的是什麼。印度之所以有很多神，原因也正在於此。我們看著微笑的毗濕奴時，會經驗到一些特別的東西；看著威武的難近母（Durga）時，也會產生不一樣感受；而想起仁慈的薩克蒂（Śakti）[7]時，又是另一種感覺。簡言之，我們所選擇的冥想對象，會影響我們的認識。

問：您談到三摩地時，曾說三摩地包含了三個要素：進行認識的人、對象，以及兩者之間的連繫。而您談到禪那時，也說觀者與被觀的對象會合而為一，並產生連繫。要是我沒誤會您的意思，您還說在三摩地中，只有對象會留存下來，而觀者，以及觀者和被觀者間的連繫不再重要。那麼它們之間的連繫會發生什麼事呢？

答：關於禪那的部分，我說的是觀者和被觀者相遇，並產生連繫；而關於三摩地，我想說的是在這種狀態中，沒有思維存在。在三摩地時思維不見了，事實上這時也根本不需要思維，因為我們已經和對象緊密連結一起，這時說「這像什麼」、「那像什麼」不再有意義。我們這些觀者當然還是存在，但對於觀察的對象，我們已經獲得了深刻而扎實的認識，所以也不再有思考或分析的必要。我之所以說「連繫不再存在」，要表達的是這個意思。

當然，在三摩地中還有很多不同的程度和階段。我剛才所說的，是比思考與溝通存在的階段還要更高的階段。

問：有人說，每學到一點東西時，就會經驗到某種程度的攝心、禪那和三摩地，這是真的嗎？

答：一點也沒錯！要經驗這些狀態，未必需要經過《瑜伽書》裏提到

7 小寫之śakti即為「能量」之意，參見書末「梵中名相對照表」。

的艱苦過程，而且一點也不會打折扣。了解新事物時，心識必須相當主動地投入。這便是攝心和禪那。

我知道還有一個問題，是關於攝心、禪那和三摩地這三種狀態是否可以持久。在三摩地中的人，是百分之百處於這個狀態中，亦即此時只有三摩地存在。那就好像在三摩地中的人，完全不記得自己的心識曾經不安、困惑過一樣。不過，當這個人再度陷入不安與困惑，最多也只會有關於三摩地的回憶。

雖然在三摩地時，甚至不會意識到自己曾經困惑過，但常常發生的情況卻是：我們不斷在這三種狀態，以及不安、困惑的狀態間搖擺。一個有所困惑的人，也許會模模糊糊記得自己的三摩地狀態，但除此之外再也沒什麼了。然而，更加投入的人，會花更多時間在三摩地上，而且更不容易感到不安。也許有那麼一天，這樣的人可以永遠處在三摩地狀態，這也是我們深切的盼望！

問：那麼，瑜伽的終極目標，就是永遠處在三摩地狀態嗎？

答：瑜伽的終極目標，是永遠正確地觀察事物，因此也絕不做出往後會讓自己後悔的事。

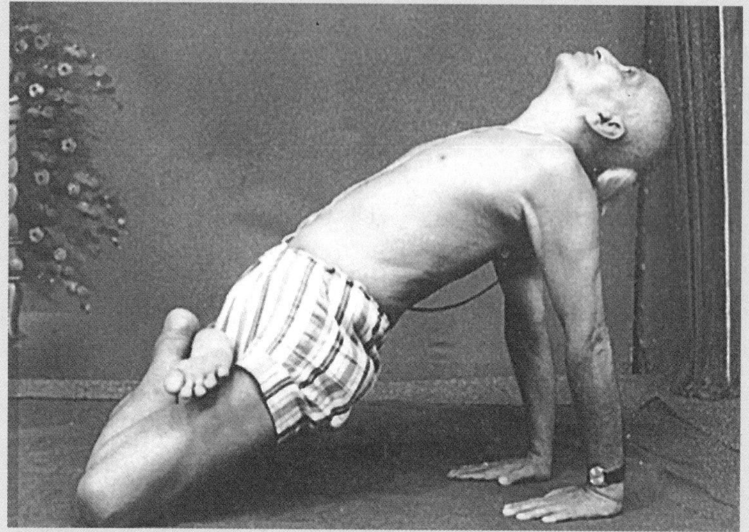

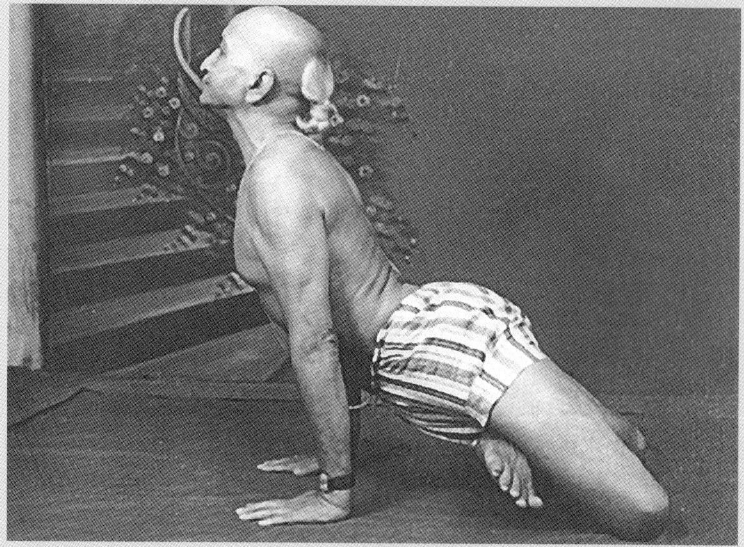

（上）奎師那阿闍梨示範蓮花坐向上式。

（下）蓮花眼鏡蛇式。

13

心識的特性

在《瑜伽經》裏，帕坦伽利將瑜伽界定為一種心理活動，並名之為「寂滅」（nirodha）。[1]寂滅是心識的第五個、也是最高的層次，特色是持續的專注。只有不斷認識且克服心識較低層次的活動之後，才有可能達此境界。心識的最低層次就好像喝醉了酒、在樹枝上盪來盪去的猴子，在這時，思考、感受與認知快速來來去去，很難被覺察，彼此也沒什麼關聯。心識的這種狀態稱為「心煩意亂」（kṣipta）。

心識的第二個層次稱為「愚痴」（mūdha）。這時的心識像隻在角落站了好幾個鐘頭的笨重水牛，觀察、行動以及反應能力似乎消失不見。心識之所以陷入這種狀態，原因很多，吃太多或睡得太少，都有可能造成此種沉重狀態；有些藥物也可能導致這種現象發生；某些人失去心愛的人，也會讓心識進入愚痴；此外，在得不到很想要的東西、感到深深失望的時候，也有可能讓心識陷入愚痴；最後，如果在生命中不斷遭遇失敗，最後乾脆放棄一切，什麼也不想知道，也會造成愚痴。

1 原書注：《瑜伽經》1.2。

「散亂」（vikṣipta）是心識的第三個層次。心識處在這個狀態時，雖仍有行動，卻缺乏持續的目標與方向，並不斷面臨障礙與疑惑。在這時，心識不斷搖擺，時而知道想要什麼，時而充滿不確定感；時而信心滿滿，時而漠不關心。這也是心識最常出現的狀態。

第四個層次是「心一境性」（ekāgratā），心識在此時相對較為清明，不太容易分心，不但有目標，而且尤其重要的是，能持續保持專注，向著目標前進。這個狀態與攝心相呼應。藉著練習瑜伽，能為心識創造出有利條件，讓它逐漸從心煩意亂到心一境性。

在心一境性完全成熟之後，即臻於寂滅，這是心識的第五個、也是最後一個層次，此時，心識完全和它專注的對象連結，不受外物干擾。心識與對象幾乎合而為一。

這個概念不太容易理解，所以我舉個例子來說明：在準備寂滅的演講前，我想了很多關於這五個階段的東西，而很多相關概念，也在心中一一浮現，其中包括許多經驗和回憶。但我開始演講、回答問題之後，我越來越投入於解說寂滅，於是也更知道該怎麼講下去，心中的疑惑逐漸減少。我慢慢進入狀況，不再迷失於次要問題，甚至也沒有特別注意聽眾，我不再擔心他們怎麼看待這些例子。因為我和討論主題在內在層次越來越靠近，所以也越說越順。在這個過程中，我的心識完全專注在一件事上，就是解釋何謂寂滅，好似心識被全然封在這個問題裏一樣，除此之外什麼也不關心。此時，我對於寂滅概念的一切了解，都與我同在，而對我來說，除了這個議題之外，什麼也不存在。

心識的這種狀態，即是《瑜伽經》裏所說的寂滅（nirodha）。rodha的字根是rudh，意思是「被纏起」；而ni-這個接頭詞的意思是強大的內部密度。寂滅所說的，便是一種心無旁騖、不受其他想法或外在刺激打擾的專注狀態。

nirodha有時也被解釋為「限制」或「束縛」，這個解釋也對，但意義並不是把心識限制或束縛在特定方向，而是由於心識強烈地指向某個方向，並完全專注其中，所以再也不會受到任何東西影響，其他的心理活動也隨之止息。也就是說，要是nirodha被解釋為「限制」，那是因為在這種情況中，其他的心理活動會自然受限、消失。在這個意義下，nirodha的意思是「全然的專注」。也因此，帕坦伽利把瑜伽界定為「心寂滅」（citta vṛtti nirodha），心識只有一個方向的狀態，即是心寂滅。

有些人或許會問：到底瑜伽和消除心理活動有沒有關係？我這樣說吧：要是你覺得觀察、推論、回憶、想像、靜止與躁動等心理活動，全都有害而應該消除，那麼你其實對《瑜伽經》的了解還不夠，因為瑜伽認為，這些活動對生活來說是必要的。只不過，心識倘若始終受其影響，被放任為所欲為，那麼到了最後，也就無法好好發揮本身所擁有的功能，因為它始終不穩定、不清明。這也是《瑜伽經》為什麼說一切的心理功能，可以是好的，也可以是壞的。[2]

在瑜伽裏，我們所做的其實只是創造有利條件，盡可能讓心識對行動有所幫助。而且只能循序漸進，任何抄捷徑的作法不過是妄想。這是一個有次第的過程，其中包括許多技巧，必需依據個人需求加以選擇。《瑜伽經》裏有很多建議，共同構成了瑜伽修習。無論是體位法練習、呼吸控制法練習、研讀《瑜伽經》、交付予神、從行動中退離、拜訪聖人，或是探索夢的本性，都是整個過程的一部分。

每個人各自擁有獨特的生活經驗。在瑜伽修習過程中，之所以提供那麼多建議給學生，原因也正在於此。你可以透過不同的方式，把心識帶入一種特殊狀態，使其能全然投入，以進行了解與行動。事實上，又有誰不是在追求更清明的了解？不是在追求新發現、並導正錯誤的認知呢？關於寂滅，要是還有什麼是你能說的，那就是：你看見了，也了解了。無論心在這時關注什麼，早已全然看見了，也了解了，蒙昧不明的部分所剩無幾。要是在這條路上更進一步，甚至能窺見潛伏在一般觀察與經驗背後的東西，那正是瑜伽智慧的基礎所在。瑜伽士所見到的，並不是他人永遠無法看見之物，而是尚未看見之物。

2 原書注：《瑜伽經》1.5。這個段落說：心有五種活動，可以被善用，也可以被誤用。接下來的幾個頌一一討論了這五種活動，它們分別是：正確認知、錯誤認知、虛妄分明、沉睡（無夢的睡眠），以及念（回憶）。

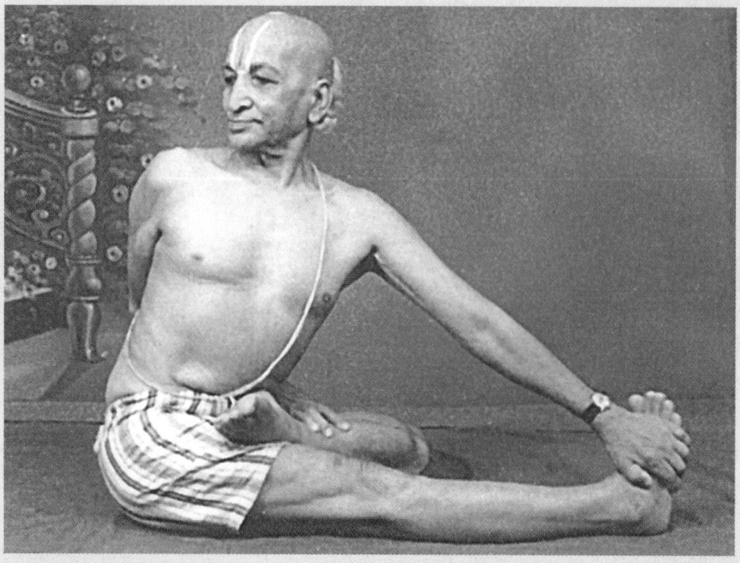

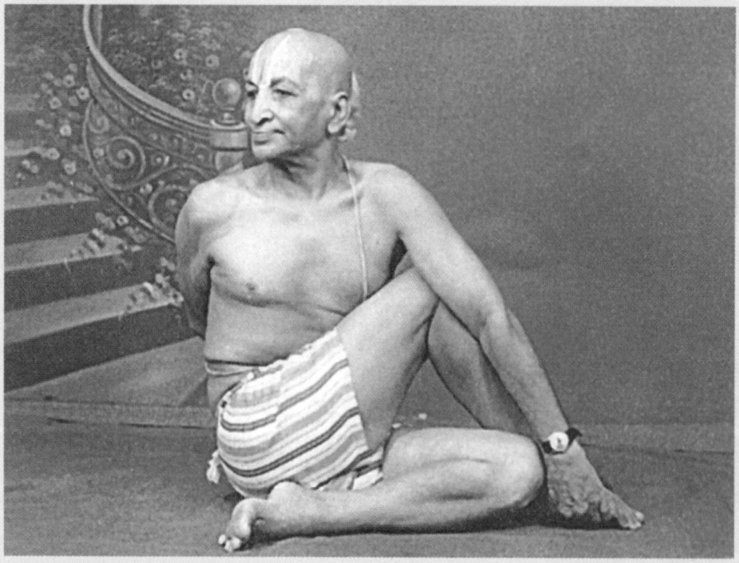

奎師那阿闍梨示範半後顧式（亦可稱「半魚王式」）之變體。

14

瑜伽之路的九道障礙

在前面幾章裏，我已經討論了心識的幾種潛能：變得專注（攝心）、與專注對象交流（禪那），以及與此一對象完全結合（三摩地）。這些都是心識能自動展現的自然狀態，然而，卻也總會有障礙阻擋它們出現。認識障礙，有助於讓心識獲得更大的清明。但問題在於：障礙是什麼？又有什麼方法可以排除？帕坦伽利把這些障礙比喻為瑜伽之路上的石頭，學習瑜伽的學生常常必須繞過它們，也經常被絆倒或擋住去路。現在，就讓我們來看看這九道障礙是如何生起，同時也學著如何避開它們。

帕坦伽利列出的九道障礙是：疾病、昏沉、懷疑、急切或沒耐心、放棄或倦怠、分心散亂、無知或傲慢、無能進步，以及喪失信心。它們的表現方式，可能是自怨自艾、負面態度、身體問題或是呼吸困難。[1]

障礙

1 原書注：《瑜伽經》1.30-31。

覺得不舒服或是生病，顯然對瑜伽修習就是種「疾病」（vyādhi）。由於疾病會對心識造成相當程度的混亂，所以在繼續練習之前，我們非得增進健康不可。

另一個直接對心識造成影響的障礙，是向情緒屈服。有時候我們感覺不錯，覺得可以好好面對任何問題；但在另一些時候，卻又感到懶散，提不起勁去做任何事情。這種沉重、懶散的感覺叫做「昏沉」（styāna），吃得太多、吃了不對的食物，或是天氣冷，都會造成昏沉。有些時候，心識也會自動產生這種感覺。在三種德之中，惰性所說的便是這種心識的懶散、沉重狀態。要是惰性占據主導地位，我們很難起而做事，即使面對的是習以為常的事情，也不例外。總之，人在這種狀態下很難採取行動。

對某些人來說，瑜伽之路的最大障礙是懷疑。我的意思並不是洞察自身，因為這樣的自我檢驗，其實是有助進步，而且也是瑜伽的內在部分。帕坦伽利所說的「懷疑」（saṃśaya），是一種規律而持續的不確定感，就好像我們事情做到一半，卻突然開始問：「接下來該怎麼做？」「再用上一天來做值得嗎？」或者「也許我該另請高明」、「也許我該另起爐灶」等等。這樣的懷疑，會阻礙瑜伽進步。

有些時候，我們衝得太快、也很不小心，想盡快達成目標的時候，尤其如此。這種急切稱為「放逸」（pramāda），會讓我們倉促行事，造成退步而非進步，因為在這時，我們不會有足夠的時間對行動作出分析與思考，於是反而原地不前，沒有進步。

另一道障礙是放棄或倦怠感，謂之ālasya，常被如此呈現：「也許我不適合做這種事。」這是一種缺乏熱情與精力的狀態，一出現這種狀態，我們就得做些事來恢復動機與熱情。在瑜伽之路上，缺乏熱情是個嚴重問題。

在感官占了上風、覺得它們是心識的主人而非僕人之時，會出現另一種叫「分心散亂」（avirati）的障礙。有些時候，我們甚至沒注意到分心散亂已經出現，但這一點也不令人意外，因為從我們呱呱墜地開始，就不斷被訓練去看這個、聽那個、嘗這個、碰那個。所以，感官很容易習慣成自然，占據主導地位，並逐漸將我們導入錯誤方向。因此，分心散亂也是個很大的障礙。

不過，最危險的障礙，還是自以為無所不知，以為自己看到真理、達到完美。只經驗了一小段平靜時刻，就認為「這就是我所追求的！我終於找到它了！我終於做到了！」這種已經到達頂點的感覺，其實不過是幻覺，這樣的幻覺還十分常見。然而，它們實際上只是無知與傲慢，謂之「錯誤的見解」（bhrāntidarśana）。

在明明覺得有了進步，卻突然發現還有很多東西要做時，也會產生障礙。臨到這種時候，我們不但相當失望，心情也會開始浮動，對於再嘗試一次興味索然，也不想嘗試別的方式或是進行下一步。我們開始說：「我受夠了！我本來還以為已經做到了，現在卻覺得自己像個白癡，而且比以前更蠢！我不幹了！」這種無法進行下一步的狀態，稱為「未到地」（alabdhabhūmikatva）。

如你所見，障礙可能是一般的身體疾病，也可能是自認比實際狀況更好的幻覺。障礙可能相當明顯直接，也或許十分細微難辨。事實上，你若能覺察到上述幻覺，其實就有了定性，也不偏不倚地看見了真實相狀。不過，要是妄自菲薄，過度看輕自己的重要性與成就，也絕不是好事，那會讓人喪失信心，這也是帕坦伽利所說的最後一個障礙，「退轉」（anavasthitatvāni）。做到了以前做不到的事，卻因為沒有能力保持下去，以致失去先前成果時，就會產生退轉。

以上所述，便是在瑜伽之路上會遭遇的種種障礙。障礙未必按照我介紹的順序出現，也不是每個學生都會全部遇到。

無論到達哪個瑜伽階段，都不該認為自己已經成為大師，反而應該清楚：那種一天比一天更好的感覺，就像希望一天將會比一天更好的期待一樣多。這些感覺不斷來來去去，直到我們到達沒有更好、也沒有更壞的那一點為止。

克服障礙

瑜伽不但指出可能遭遇的障礙，也提供了克服的辦法。與能夠教你堅持原則的人一同練習，可以帶來很大的幫助。所以進行探索的時候，最好有老師指導。有些時候，你也許會從老師那兒學到一些新東西，但不久之後卻發現學到的東西沒有為你帶來任何成果，於是就想換個新的、「更好的」老師；同樣的狀況再次發生之後，又去找另一個老師，如此不斷循環。然而，《瑜伽經》要我們別這樣做，反而建議應該與老師建立更長遠的關係，對他才能有更深的了解、更深的信賴。同樣地，老師感受到你對他的信賴之後，也會更清楚你需要學些什麼。跟隨同一位老師、遵循同一個方向，可以幫助你找到克服、避開上述障礙的方式。[2]

呼吸控制法，是另一種常被推薦來克服障礙的技巧。為了達到目的，呼氣又特別重要。帕坦伽利建議的練習方式，是一次深長而平靜的呼氣，然後在呼氣後短暫屏氣。[3]這樣的技巧雖然簡單，對克服障礙卻有極大助益。

另一種面對障礙的方式是去探索感官，好讓心識平靜下來。[4]可以探索一些問題，例如：舌頭怎麼運作？味道在舌尖、舌根和舌中的感覺有何不同？我如何觀察事物？又如何聽聞聲音？在探索中，真正重要的並不是發現了什麼，而是心識在過程裏得到了平靜，我們也更為了解自己。此外，檢驗純粹意識的概念，也能讓心平靜。奧義書認為：純粹意識位於心臟部位，心臟深處則有一個狀似蓮花花苞的小東西。只要把注意力放在這裏，深入觀看純粹意識，心識就能變得平靜。[5]

《瑜伽經》裏建議的另一個更有效的辦法，是去找到經歷了許多苦、如今已經克服了的人。[6]透過和這樣的人談話、閱讀他們所寫的書，可以發現他們解決問題的辦法，這些辦法，很可能反過頭來幫助我們面對自己的問題。在印度有很多神廟，每一間神廟都有自己的故事，訴說為什麼被建立，遵奉的又是什麼傳統。光是站在神廟前，就能思考、探索雕像與象徵的意義，以及建造者的目的，這樣做時，往往能發現許多令人動容的故事。在這樣的過程中，我們會慢慢知道一個特

2 原書注：《瑜伽經》1.32。

3 原書注：《瑜伽經》1.34。

4 原書注：《瑜伽經》1.35。

5 原書注：《瑜伽經》1.36。

6 原書注：《瑜伽經》1.37。

定符號指的是什麼，還有它對於我們的意義。越去探索這些事物，心識也就越加自由。

感到困惑或激動時，在自身之中追究原因，會很有幫助。對於一些持續出現、也十分熟悉的東西，我們實際上可能了解得不多。我們可以問問自己：夢來自於何處？背後的意義是什麼？睡眠是什麼？在清醒時又發生了什麼？有很多人說，在深沉、無夢的睡眠裏，我們這些孩子，亦即純粹意識，就睡在至尊主腿上。所以，探究深層的睡眠不僅有助於了解這個狀態，也有助於感覺舒適與平靜。我們甚至能去思考是什麼讓生命得以延續。平靜地探索這些問題，能讓心識變得更加平靜。[7]

要是這些建議沒一個有用，又該怎麼辦呢？你可以試試一種運用視覺意象的冥想方式。舉例來說，請觀想某個東西，思考它對你的意義。在印度，我們常常運用神的形象來進行此種冥想。傳統上，以心識之眼觀想某個神祇時，要同時唱誦這位神祇的名字一〇八遍或一〇〇八遍，此時我們會沉浸在和神有關的概念中，讀誦偉大詩人為祂寫的詩，並一遍又一遍呼喚祂的名字。這樣的冥想方式，可以讓心識更平靜、更清明，為進入禪那做好準備，讓自我與冥想對象合一。在這樣的時刻，除了專注於神，我們什麼也不做。

運用這個技巧時，很重要的一點是：必須十分確定選擇的意象不會讓你更分心，而能讓你的心識與靈魂更加平靜。《瑜伽經》有一頌說道用什麼東西來冥想都可以。[8]但即使如此，還是應該注意：選擇冥想對象時，一定要選能為我們帶來喜悅與平靜的東西。

交付予神

在通往更高清明的路上，最重要的移除障礙方式，是將一切交托給至尊主。[9]交付予神的概念，來自於相信在人類之上有更高的靈體，所以我們把自己交托給祂，相信祂會幫助我們，也把一切行動的成果都歸給祂。

7 原書注：《瑜伽經》1.38。

8 原書注：《瑜伽經》1.39。

9 原書注：《瑜伽經》1.23。

什麼是至尊主？首先，正如我曾經說過的，至尊主是最高神聖存有的名字與概念，祂不屬於物質世界，也不是我們身上的見者（純粹意識）。至尊主的特色在於：祂能如實地看待每個東西，祂的行動也是完美的；祂無所不在，也是首席教師，以及一切援助與支持的根源。至尊主和我們不同，雖然祂熟悉無明，卻不受無明影響，所以無論是過去、現在或是未來，祂都永遠不會錯。至尊主不會被無明之幕遮蔽，所以能見我們看不見的東西。這便是為什麼至尊主與我們不同，而且可以指引我們的行動。

至尊主不會做出有負面影響的事，也不會做出任何讓人後悔的事。在世間的惡性循環中，壞的行動會造成壞的結果，進而造成帶來負面效應的新情境，讓壞的事物不斷產生。然而，至尊主卻完全置身這惡性循環之外。就像我們的純粹意識一樣，至尊主也會進行觀看，這也是祂最偉大的特質之一，所以《瑜伽經》也把至尊主稱為純粹意識，不過卻是在一種較為特殊的意義上，將至尊主稱為「殊勝意識」（viśeṣa puruṣa，viśeṣa的意思便是「殊勝」、「出類拔萃」）。至尊主之所以殊勝，是因為祂不屈從於無明，不做任何導致後悔的負面行為，也絲毫不受苦的影響。也因此，至尊主具有認識、了解每一件事的殊勝能力。在瑜伽中，是以「一切智」（sarvajña）來形容這樣的殊勝能力（sarva的意思是「一切」，而jña的意思是「知」）。至尊主是全知的，祂永遠知道任何事物的每一個細節。只有至尊主具有一切智的能力，我們人類望塵莫及，祂之所以被視為偉大的老師、被尊奉為上師，原因正在於此。帕坦伽利也將至尊主稱為「第一上師」。至尊主是無人能及的老師，祂之所以配得這樣的尊崇，正因為祂無所不知。每一個呼喚祂的人，都會說：「祢是全知者，請與我分享祢的知識！」

瑜伽並未以特殊的方式來描繪至尊主。要是你想和這個存有建立關係，可以運用代表祂的特殊象徵，亦即OM這個聲音。在帕坦伽利的《瑜伽經》裏，完全沒有提到OM，不過你卻能看到聖音（praṇava）一詞，它和OM的意思是一樣的。

藉著吟誦OM這個聲音，我們可以接觸至尊主，與祂建立關係。越常吟誦OM，並在吟誦時想著OM代表至尊主，就越能認識至尊主。在吟誦OM的過程中，心識必須融入這個聲音象徵，也必須融入至尊主這個概念。如此一來，我們一定能平靜下來，並在瑜伽之路上有所進展。

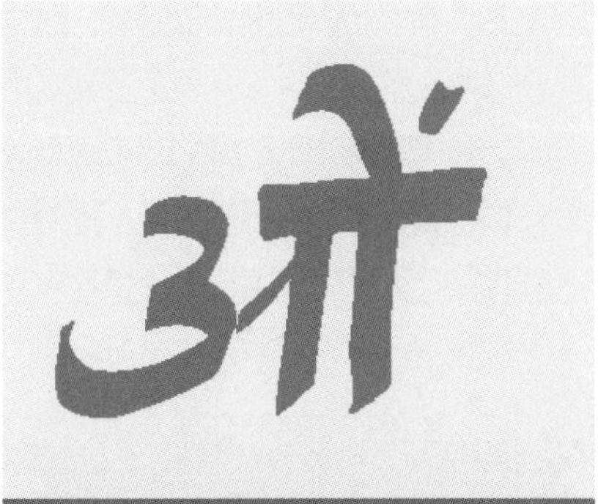

OM的梵文象徵。

我們與至尊主的關係是什麼呢？那是一種接受祂為最偉大的老師的關係，我們請祂伸出援手，因為知道祂能做到。向至尊主尋求幫助即是交付予神。將一切交托給至尊主，是帕坦伽利推薦的克服障礙方法之一。10

可惜的是，我在英文裏並未找到對應於至尊主的詞彙，但我想說祂是「上帝」或「神聖力量」應該也可以。重點在於：臣服於這個更高的存有，表現了一種信仰——相信在我們之上還有更高的存有，而且相信祂值得信賴。有了這樣的信仰後，就能將一切努力獻給祂，並沿此方向往前邁進。雖然如此，我想對很多人來說，交付予神可能仍沒有意義，這樣的人應該去尋找別的克服障礙方法。總而言之，真正重要的是：絕不要在看似毫無轉圜餘地的情況下，還勉強而為。我們必須為自己、也為心識留下一點空間。只要心識有所困惑，就該為它製造一點空間，無論是透過交付予神、呼吸技巧、尋求老師協助，或是探索感官。脫離困境，有許多方法；為了克服遭遇到的障礙，也有很多可能的工具與辦法。瑜伽對種種方法是保持開放的。

至尊主與OM

用OM這個聲音象徵來呼喚至尊主的理由十分有趣：藉著OM這個聲音，我們表達了一切。

若是分析OM這個字的梵文寫法，會發現它是由A、U、M三個音，以及一個代表共鳴的符號所寫成，所以OM具有四個部分：第一個部分

10原書注：《瑜伽經》1.23-29。

是A，一個由腹部發出的音，這個音要放開喉嚨才能形成，在發音時也要讓嘴巴張開。就像很多語言的字母序列一樣，A也是梵文字母序列的第一個字母；OM的第二個部分是U，這個音的位置在口腔中部，發音時嘴巴不能張得像發A音時一樣大；第三個部分是M，發音時嘴巴緊閉，接著聲音會傳到鼻腔，在那裏產生共鳴，讓OM的第四個部分出現。

在這四個部分中，U發揮了延續和連接的作用，而M則是梵文字母序列中的最後一個子音。所以這個從A開始，經過U到M的過程，其實象徵著字、詞所能表達的一切；而一切能以文字表達的事物，即是至尊主。要發A這個音時，必須張開嘴巴，象徵創造的過程；U象徵創造的延續，創造本身即是不斷地自我更新；接著，M象徵終結與消逝；在M之後，聲音依舊持續了一下子，但這個聲音卻沒有可以表達它的字母，因此我們也可以說：至尊主可用文字表達，也不可用文字表達。這便是OM的全部意義。

奧義書認為：A代表清醒狀態，U代表睡眠狀態，M代表深沉無夢的睡眠，而M之後的共鳴，則代表了三摩地。這樣的對比，也點出了真正清醒、超越全部四個狀態的那一位：至尊主。祂出現在所有狀態中，從不睡眠、從不做夢、永保清醒、永遠警覺，既無所不知，又超越萬事。要是在吟誦OM時，心中也記著這些概念，就能逐漸融入至尊主，心識也會完全浸潤在至尊主之中，變得十分平靜。做到這一點之後，我們就能繼續向前邁進。因此，交付予神乃是生命中最強大的消除障礙方式。

關於至尊主的延伸討論

問：在吟誦OM時，我必須知道什麼是至尊主嗎？

答：只要說OM，指的就是至尊主。至尊主超越無明，在過去、現在、未來都是全知者。有了祂的指引，我們一定能變得更好。吟誦OM其實就是某種形式的冥想，冥想對象就是至尊主這個名字的概念。既然至尊主超越一切我們所能想像的自然形式，就應該用象徵來代表祂，那便是OM。在吟誦OM的時候，應將之想像成是至尊主的展現。無論什麼時候吟誦OM，都要讓心識有些餘裕，去思考它真正的意義。

無論是OM的聲音（作為咒〔japa〕）或是意義，都必須體現在OM裏，否則吟誦就有淪為機械化的危險。鸚鵡學舌似地吟誦咒語，不會帶來任何好處。OM的意義十分重要，越是深入認識，越能在它之中進行觀看，而每個新發現都會帶來另一個發現。

問：OM不是個印度教象徵嗎？

答：沒錯。但在寫法上，印度教的OM不同於瑜伽的OM，兩者不可混為一談。我說個故事給你們聽：幾年以前，我受邀參加一個大型的瑜伽國際會議。第一天，一位穆斯林瑜伽老師拿會議手冊給我看。在手冊的封面，是印度教式的OM，我翻到背面，也是一樣的圖案；接著再翻開裏面，每一頁上還是同樣的OM，而且還被用來當作標籤，以區隔不同活動的內頁。除此之外，還有很多人穿著印有印度教OM圖案的T恤，大大的OM有的在前，有的在後。我不知道有多少人的耳環也是同樣的圖案。事實上，我在那裏還遇到了一隻叫OM的狗！

我得承認，當這位很了解印度的老師，問我這四處可見的印度教OM是什麼意思時，我覺得尷尬極了。因為對我們來說，OM絕不是配件或裝飾，我們絕對是嚴肅待之，也充滿敬意。

於是，我請會議主持人讓我發表一段演講，談談這個象徵被濫用的狀況。我解釋了象徵的價值，也談到我們被教導要以最大的尊重與關心，來看待它。我還嘗試讓觀眾了解：這個象徵不只屬於瑜伽，此外它在這次會議裏被運用的方式，實在是個錯誤。我那時天真地相信，聽眾會把這些話聽進去，實際上，有些聽眾太執著於他們的T恤和耳環，對我的干涉反而感到很生氣。

我想這個故事，已經說明了兩種形式的OM被混淆的情況，即使是瑜伽老師亦不能免俗。我還想說的是，其實OM也屬於佛教徒和耆那教徒，並不只專屬於印度教。所以，故意誤用這個象徵，其實是不尊重上述所有傳統。

問：要是我將自己完全交付給至尊主，接受祂的指引與保護，我自己的純粹意識又該做些什麼呢？對於您以前所說的「純粹意識是主人」，我現在又該如何理解？

答：在你面臨問題，或是無法克服障礙時，純粹意識並無法發揮應有作用，所以才需要把自己交托給另一位老師。想想練習遇到困難時，你不是需要幫助嗎？但你需要的是哪方面的幫助呢？事實上，無論你得到什麼樣的幫助，目的只有一個：讓你恢復平衡，使心識更加清明。只要心識稍微平靜下來，你就能繼續向前，不再需要別人推你一把。遇到瓶頸時，可以先試試呼吸控制法，或是練習體位法，這樣應該就夠了。瑜伽可以為你帶來很多可能性，其中最重要的就是奉獻、信仰，以及全然相信至尊主。

討論到數論派和瑜伽如何看待身體、心識，還有純粹意識的關係時，我說過最高的實體是純粹意識，接著是心識、感官，最後才是身體。但在我們的生命裏，這樣的關係有時會發生逆轉，純粹意識淪落到最底層，受到心識主宰，而心識再受感官主宰，感官又受身體主宰。其實，這也是我們日常生活中不斷發生的情形。瑜伽的目的，就是要導正這種扭曲的關係，讓純粹意識回到原本該在的位置。人類的真正素質，便是能被有感知能力的東西指引，這個東西即純粹意識。我們所遇到的問題，往往是失去了純粹意識，甚至忘卻它的存在。

我們現在完全被機械和外在世界控制住了，瑜伽有助於我們回歸真正的本性，亦即純粹意識為主宰，心識、感官與身體皆受其指引的狀態，這三個低於純粹意識的層次，原本就是要服事它的。

問：也就是說，這些東西都要服事純粹意識，而純粹意識要服事至尊主嗎？

答：瑜伽裏不會有這種問題，因為純粹意識和至尊主並不是主僕關係。我想說的是，那些試著進步、卻突然遇上瓶頸的人，可以用各種資源與技巧來獲得幫助，其中最重要的方法之一，即是尋求至尊主的指引。藉著尋求至尊主的指引，我們能給心識更多空間，而心識變得越清明，純粹意識也就越能發揮真正的功能，讓我們了解當前處境。由於只有至尊主過去、現在、未來都超越無明，所以交付予神才能為我們帶來幫助。這與純粹意識服不服事至尊主毫不相關。

問：您認為，信仰至尊主是克服障礙最好的方式嗎？

答：這因人而異。要是有人遇上問題來找我，而我二話不說馬上問他：「你為什麼不好好祈禱呢？」那我根本就沒有審慎回答他的問題，何況很多人碰到這種建議的反應都是「別叫我禱告」、「我沒空理神」，其實我以前也是這個樣子。在我第一次跟父親讀《瑜伽經》時，我跟他說：「拜託別跟我談至尊主。我想知道的是瑜伽的事，並不想學祈禱。」如今我不會那樣講了，但以前可不是現在這個樣子。

我再說一次：我們教別人的，應該是他當下能接受的方式，而不是最終對他來說最好的方式。要是對某些人來說，至尊主的概念毫無意義，就必須尊重這個事實。在我多年的教學過程中，常常會遇到態度和我當年一模一樣的初學者。可是不知道為什麼，過了一段時間之後，他們對於至尊主的態度幾乎總會轉變，慢慢尊重這個概念，逐漸接受在我們之上還有更高的東西存在。但在他們剛入門時，才不會接受這個概念。雖然學生的背景各不相同，但改變幾乎一定發生。我們不能把信仰至尊主，當作開始學習瑜伽的前提，畢竟對瑜伽來說，保持開放是極其重要的。萬物都是真實的，但萬物也會改變。只有在對方準備好要聽至尊主概念時，我才會提及。

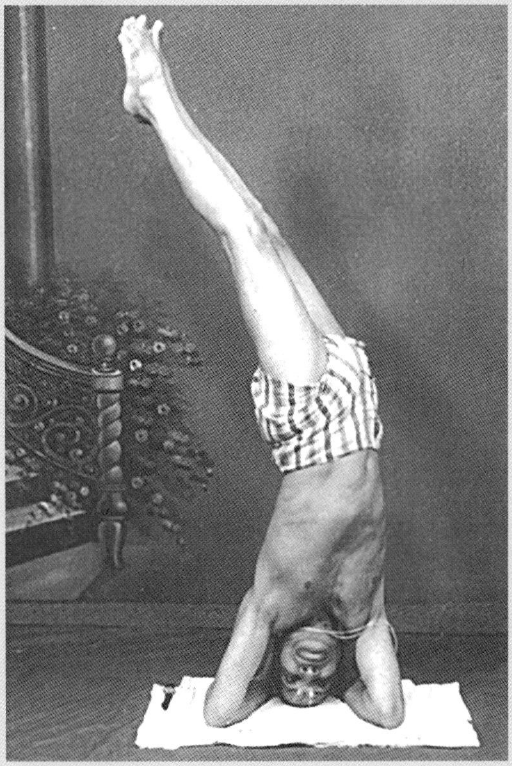

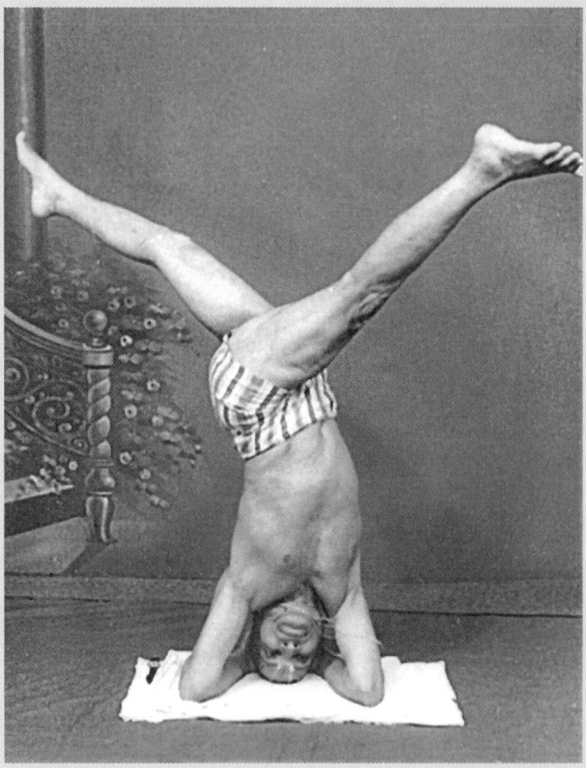

（左）奎師那阿闍梨示範倒立轉向式，時年79歲。

（右）倒角扭轉式。

15

瑜伽的諸多道路

為了讓心識獲得清明，瑜伽提供了種種不同的方法，每種的重點也各不相同。光是在《薄伽梵歌》裏，就提到十八種瑜伽。接下來，我將討論其中九種瑜伽：知識瑜伽、虔信瑜伽、梵咒瑜伽、王者瑜伽、行動瑜伽、淨化瑜伽、坦特羅瑜伽、軍荼利瑜伽以及哈達瑜伽。

知識瑜伽

知識瑜伽（jñāna yoga），jñāna的意思是「知識」，所以這種瑜伽的意思是追求真正的知識。在傳統上，追求始於尋師問道，聆聽老師對古代瑜伽典籍的解釋。在這之後，則是思考、與他人討論、釐清問題，並逐漸認識真理，與之合一。

知識瑜伽的背後假設是：一切知識皆潛藏於自身之中，我們要做的只是去發現。《瑜伽經》認為，心識從無明中解脫之時，知識也會自動出現。在此之前，知識是被封閉而不可得的。真知出現的狀態即是三摩地，而禪那則是通向三摩地的方法。

虔信瑜伽

虔信瑜伽（bhakti yoga），bhakti一詞的字根是bhaj，意思是「服事」。不過，這並非指服事人，而是服事一個大於我們的力量。這個概念和交付予神也有關係。

在虔信瑜伽裏，我們所服事的是神聖存有，那給予幫助與指引的終極根源。遵循虔信瑜伽，即是將一切思想與行動歸給這股更高的力量。無論看到了什麼事、見到了什麼人，都要在其中認出神，亦即真理；而無論做任何行動，也要相信自己在服事神。總之，無時無刻記著神的名字、冥想祂、進入祂的神廟，完全獻身於祂，就是虔信瑜伽。

梵咒瑜伽

咒語可能是一個音節、多個音節，也可能是整個句子。咒語最常見的定義之一，即是「護衛其受持者之物」，不但書上找不到，也沒有任何地方可以買得到。

傳統上，咒語是在老師確切了解學生需要之後，才傳授給學生，這個過程可能得花上好幾年。其他情況下得到的咒語，也許一開始有用，但效果不會持久，因為咒語會透過傳授及組合方式，得到特殊的意義與力量。一般說來，每個咒語各有相關的圖像，用於吟誦咒語時作觀想之用，圖像所描繪的也許是真實存在之物，也可能只是想像。若能明白咒語的意義，並依照傳授的方式吟誦，長期加以練習，那麼梵咒瑜伽（mantra yoga）將和知識瑜伽、虔信瑜伽一樣有效。

王者瑜伽

王者瑜伽（rāja yoga），rāja的意思是「國王」，在王者瑜伽的脈絡中，意指始終保持覺悟的國王。這裏所說的「國王」，指的是內存於我們之中，卻比我們通常認識的自己還要巨大之物。此外，國王也指涉虔信瑜伽裏的神聖存有或力量。

去接受至尊主的存在，常常被稱為王者瑜伽。在這個意義上，國王指的就是神或至尊主。此外在吠陀經典中，rāja這個字也常常和至尊主有關。

對於那些不想把國王和至尊主連在一起的人來說，王者瑜伽也有別的意義：在每個人之中，都有一位國王，亦即純粹意識。在日常活動中，純粹意識這位內在的國王通常隱而不顯，被心識的活動遮蔽，而心識則是被種種感官印象、記憶與幻想四處驅使。當然，這時無明也就遮蔽了純粹意識，讓人無法意識到它的存在。不過，這個過程發生逆轉之後，心識將成為感官的主人，我們也會得到清明與平靜，讓純粹意識回到其應在的位置。

無論「國王」指的是純粹意識或至尊主，王者瑜伽都是讓王者處於正確位置的瑜伽。《瑜伽經》提及，心識中沒有擾動之時，純粹意識即能生起、進行觀看。這就是王者瑜伽。

行動瑜伽

行動瑜伽（karma yoga），karma的意思即為行動。《薄伽梵歌》將行動瑜伽置於核心位置，認為在生命過程裏，只能去行動，而不應被行動結果影響，即使行動結果不如預期，也不該失望，因為結果往往不完美。由於結果本就難以預期，所以行動不應被期望左右；另一方面，即使結果不錯，也不該歸功於己，就像失敗未必全由自己造成的一樣，成功也不盡然是自己的功勞。而且到了明天，也許我們看待事物的角度又不一樣了。總之，應投入行動，結果則交托給神，不多做企求。這是《薄伽梵歌》對行動瑜伽的解釋，而這樣的界定，又和《瑜伽經》第二章對交付予神的界定相契。[1]

淨化瑜伽

1 原書注：這也讓我們想起毗耶娑對《瑜伽經》2.1的注，他說：「交付予神，可以說是將一切行動都獻給神，也可以說是放下對一切行動成果的欲求。」

關於淨化瑜伽（kriyā yoga）的定義有很多。《瑜伽經》認為，它指的是一切被認定為「瑜伽」的練習，凡是我們能練習的，即為淨化瑜伽。《瑜伽經》也點出了三個界定淨化瑜伽的面向：修練、洞察自身與交付予神。2

修練，是有助於排除身心鬱結與緊張的練習，體位法和呼吸控制法皆屬之；洞察自身指的是在自身之中追求、探索問題；交付予神則正如以上所說，是不計成果的行動。在練習裏結合這三個面向，我們就走在淨化瑜伽的道路上了。

哈達瑜伽、軍荼利瑜伽與坦特羅瑜伽

想了解哈達瑜伽（haṭha yoga）、軍荼利瑜伽（kuṇḍalinī yoga）與坦特羅瑜伽（tantra yoga），就要先清楚了解三者的核心概念，亦即軍荼利。這三種瑜伽的基礎概念皆認為人體內有可供氣進出的通道或氣脈。氣脈雖然不少，但在軍荼利的脈絡中，只有三個需要特別注意，亦即左脈（iḍā）、右脈（piṅgalā）與中脈（suṣumṇā）。三條氣脈皆沿著脊椎而行，不同的是中脈直行脊柱，而左脈與右脈則繞行脊柱數次；到最後，左脈從左鼻孔竄出，右脈則從右鼻孔竄出。左脈與右脈又分別有「ha」和「ṭha」這兩個別名，兩個音節合在一起，就變成了haṭha（哈達）這個字。ha代表左脈與月亮冷的能量；ṭha則代表右脈與太陽熱的能量。這些氣脈在體內匯聚六次，匯聚點謂之輪（cakra）。右圖畫出了這六個輪的位置，全位在脊椎的中軸線上：分別為雙眉之間、喉嚨、心臟部位、肚臍，還有一個正好在軀幹底部的上方，另一個在脊椎底部。

理想上，氣應該要能在這三條通道上暢行無阻，但也只有通道不受不潔汙染與廢物阻塞時，氣才可能自由通行。氣通常沒辦法到達中脈，只會沿著左脈與右脈運行，因此常常有所不足。氣一旦能夠進入中脈，「ha」和「ṭha」兩者的氣便結合為一，同時亦符合了瑜伽的「結合」之意，因此這樣的過程就稱為哈達瑜伽。

中脈被視為理想的氣通道，如果氣能順利通過中脈，就能大量集中在

2 原書注：《瑜伽經》2.1。

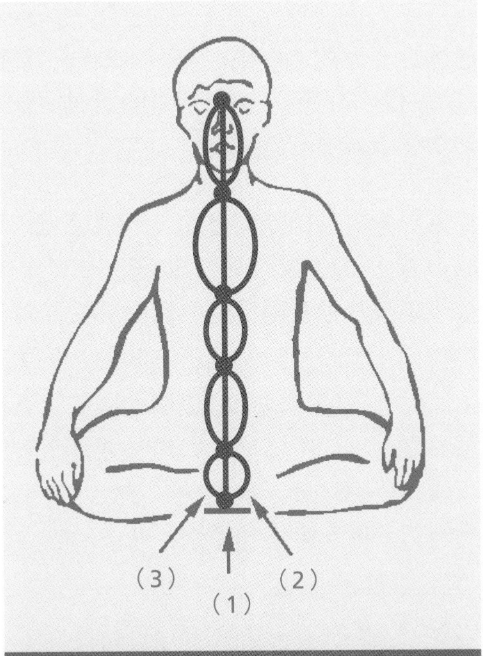

中脈(1)、左脈(2)與右脈(3)等三個氣脈的位置,以及它們的六個匯聚點,亦即一般所知的「輪」。

體內,氣的效用將能完美地擴散到全身,一點也不外洩。描述呼吸控制法的目的與效果時,我曾說過:氣一旦溢出體外,無明也將隨之生起。因此,氣進入身體的方式與部位,將直接影響心識狀態。氣的流動若受到阻礙,無法流往正確方向,氣脈中便沒有足夠的氣,於是氣會散至體外,導致心識昏暗而不安。相反地,要是氣能集中於體內,就能帶來內在的平靜與真正的理解。不過,由於常有東西阻塞氣脈,一般情況下,氣其實無法在中脈中自由流動。這阻塞氣脈之物,常以盤曲的蛇做為象徵,亦即軍荼利。

由於諸多並不精確的定義,軍荼利的概念現在已經相當混淆曖昧,在某些文本之中(如《哈達瑜伽之光》),甚至還出現完全相反的陳述。以下對於軍荼利的定義,取自於《瑜伽祭言》(*Yoga Yājñavalkya*),在軍荼利的界定問題上,我認為這是最好、最清晰、也最前後一致的典籍。在《瑜伽祭言》中,軍荼利被明確認定為障礙。根據這部經典,在瑜伽修習裏進入中脈的是氣,而非軍荼利。《瑜伽祭言》是處理瑜伽這個面向的最古老典籍之一,雖然很多書的觀點認為在中脈裏生起的是軍荼利,但根據《瑜伽祭言》,這種說法毫無道理。《瑜伽祭言》的核心概念之一就是氣及其在體內的諸多形式,都與瑜伽修習有關,只要練習成功,就能燒盡軍荼利,暢通氣的通道。[3]

3 原書注:《瑜伽祭言》12.11-12,16。

當盤曲的蛇被殺掉之後，牠會鬆開、伸直，無法再捲曲盤錯。據說，體內之火燒死這條蛇之後，軍荼利會展開，通道也會恢復暢通，讓氣能夠流動。不過，那無法一蹴可幾。即使軍荼利遭到部分破壞，還是能阻塞中脈好一段時間。

你若仔細思考前述的意象，一定能發現軍荼利顯然是另一種描繪無明的方式。就好像無明可能變得相當強大，妨礙我們看到純粹意識一樣，軍荼利也會阻擋氣的流動，使其無法通過中脈。軍荼利燃燒殆盡的時刻，也就是無明消逝的時刻。接著，氣將可通過中脈，慢慢地向上流動。我們可以把哈達瑜伽視為王者瑜伽的一部分，因為氣是純粹意識之友，而王者瑜伽即是氣逐漸上升的過程。氣到達頂端時，純粹意識將得到釋放，我們的內在之王亦隨之出現。重點放在軍荼利概念的練習，稱為軍荼利瑜伽；若以消除ha與ṭha的分隔為練習重點，則稱為哈達瑜伽。

最後，奠基於軍荼利概念的瑜伽修習，也稱為坦特羅瑜伽。坦特羅瑜伽的重點，是重新引導通常被浪費掉的能量，去消除阻塞氣流動的障礙。坦特羅瑜伽的練習十分特別。事實上，tantra可以翻譯為「技巧」，指技術或技藝。坦特羅瑜伽的焦點在於身體，而身體、世界及宇宙種種面向的關係，也在其中被創造出來。

關於軍荼利的延伸討論

問：我聽過一種說法：軍荼利被釋放時，宛如強烈的電流通過纜線，纜線若是不夠堅固，也會一起被燒掉。也就是說，釋放軍荼利這件事有點危險，必須事先做好充分準備才行。請問您對這樣的說法有什麼看法？

答：我認為，正是因為軍荼利概念蒙上太多的神祕與迷信，才會出現這種說法。軍荼利之所以顯得神祕，是因為我們沒辦法就這樣把身體切開，看看它究竟是什麼力量。不過，倘若把這股力量與氣合觀，就沒有神祕可言。這正是《瑜伽祭言》這種典籍的卓越之處，對於氣在中脈裏生起的經驗，它只提到一句：「我怎麼能描述人在那時會覺知到什麼呢？」事情沒有你說的那麼恐怖！見到真理時唯一的震撼，就是看到自己之前的樣子。像這種「一萬伏特電流」等等的說法，純為無稽之談。

雖然用這種方式來描繪軍荼利上升的情形，的確是不錯的比喻，但若將之當真，實在沒有什麼意義。如果有人認為，軍荼利是能引導我們走向真理的能量，他就得接受有兩種不同的能量同時存在：一種是氣，另一種是軍荼利。很多這樣的概念，常起因於膚淺而不正確的翻譯，然而無能解釋特定典籍中的晦澀段落，也很容易造成混淆。因此，解釋這些概念與技巧的人，不僅要有豐富的知識與練習經驗，還應該嫻熟梵文，因為這才是相關典籍所使用的語言。可惜的是，現在的詮釋者常常無法滿足這兩項條件。

問：若一點一點把軍荼利燒掉，也會有越來越多的氣進入中脈嗎？

答：運用意象來解釋經驗，必須審慎為之，不可太過。必須切記意象只是意象，不是經驗本身。不過，我們的確能照你提的方式來進行想像。心識有時候會進入禪那或三摩地狀態，另一些時候又回到分心狀態。要是心識不平靜或不清明，軍荼利就會盤捲，阻塞中脈。但心識平靜下來後，便較不會受到軍荼利干擾，而能視野清明與理解真徹地獨立運作。凡此種種，皆表示氣已在中脈裏上升，自由地流過之前被堵塞的部分。

問：根據哈達瑜伽的看法，收束法是不是唯一能移除軍荼利的技巧呢？

答：不是這樣的。翻閱《哈達瑜伽之光》，就會知道沒有哪一種技巧是「唯一」的，書中不同章節各提供了不同方法。無論是《伽蘭闥本集》（*Gheraṇḍa Saṃhitā*）、《濕婆本集》（*Śiva Saṃhitā*），或是其他古代典籍，也都不認為有唯一的方法，而是提供種種的建議。

問：這是否表示即使是在別的瑜伽裏，也能感受到和軍荼利瑜伽一樣的身體經驗？對於修習別種瑜伽的人來說，無明消失時，會是什麼感覺呢？舉例來說，若一個人修習的是知識瑜伽，他變

成智者（jñāni）時，會是什麼感覺？

答：只要心識不平靜，就不會有知識。ha和ṭha這兩個詞指涉心識搖擺不定的極端狀態，當氣只流入ha（左脈）和ṭha（右脈）時，就表示心識不平靜，不斷在兩個極端之間搖擺。氣若流入中脈，代表心識清明而平靜。所謂的智者，就是氣流入中脈的人。至於其他人的氣，則仍以一種十分不完美的方式，遊蕩在ha和ṭha這兩個相反的氣脈之中。雖然不同的瑜伽派別各自描述相同的過程，但我們不應為此感到困惑。舉例來說，《瑜伽經》把很多事情解釋得很清楚，卻沒有提到ha和ṭha，這是因為《瑜伽經》從最基礎的立場來看待問題，試圖讓我們了解各個概念間的差異其實沒那麼大。事實上，最重要的問題仍是心識狀態，無論有什麼事影響心識，造成改變，整個人都會受到影響，身體或是身體層次的一切經驗全受到波及。這就是《瑜伽經》的基礎所在。若想全面綜觀這些問題，《瑜伽經》是很好的指引。

偶爾有人問我是否教授體位法，當我回答「是」，他們會說：「喔，那你是哈達瑜伽士！」若我跟他們談《瑜伽經》，他們則說：「喔，原來你是王者瑜伽士！」而要是我說我吟誦吠陀，他們又會說：「喔，那你是梵咒瑜伽士囉！」但如果我只是簡單說我修習瑜伽，他們就不知道該怎麼把我歸類了。世界上很多人總想幫每一個人、每一件事貼上標籤，不幸的是，這些分類已經有點言過其實，讓人以為不同瑜伽之間存在著根本的差異。事實上，每一種瑜伽處理的議題都一樣，只不過看待事情的角度不太相同。只要真正奉行瑜伽中的一種方向，它就會帶我們通向所有的瑜伽之路。

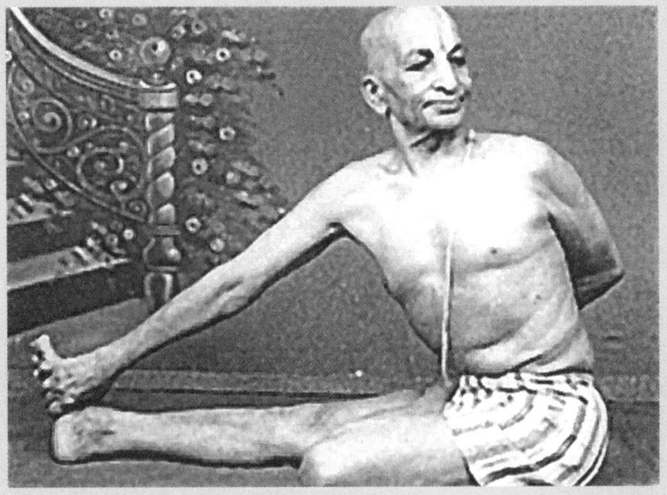

奎師那阿闍梨時年79歲。

第三卷 帕坦伽利的《瑜伽經》

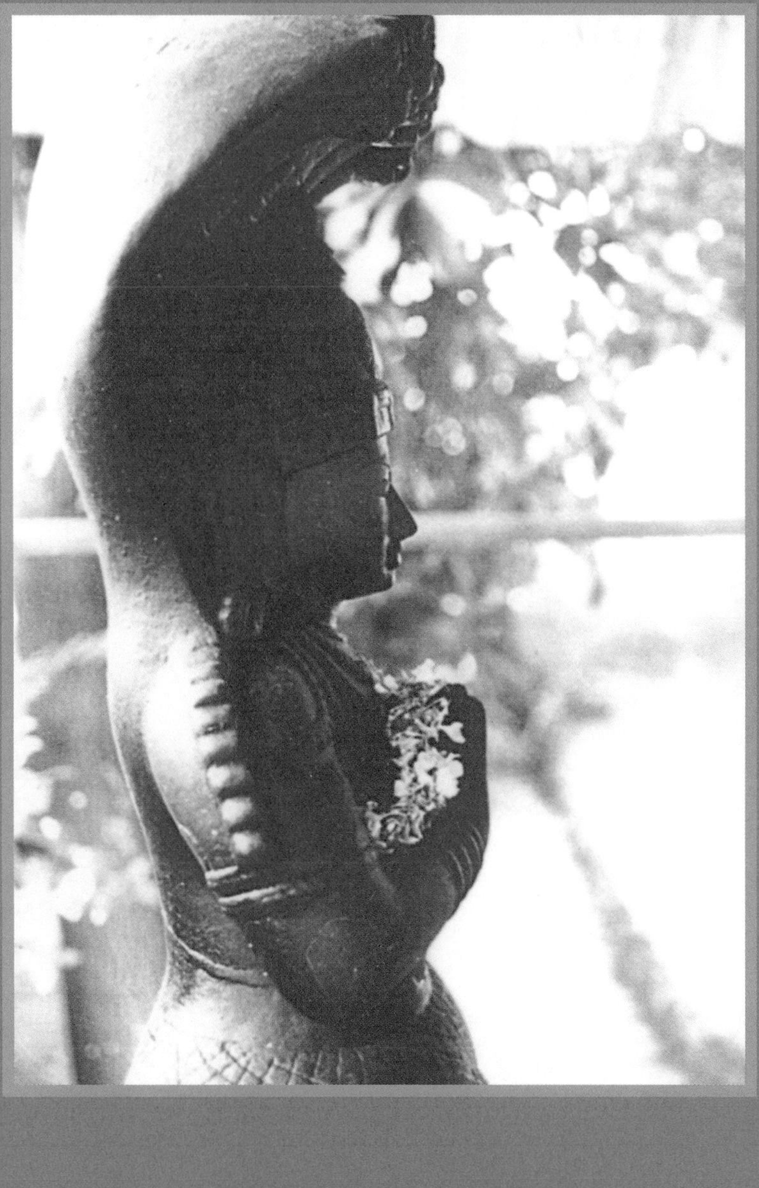

奎師那阿闍梨瑜伽修習中心內院的帕坦伽利雕像。

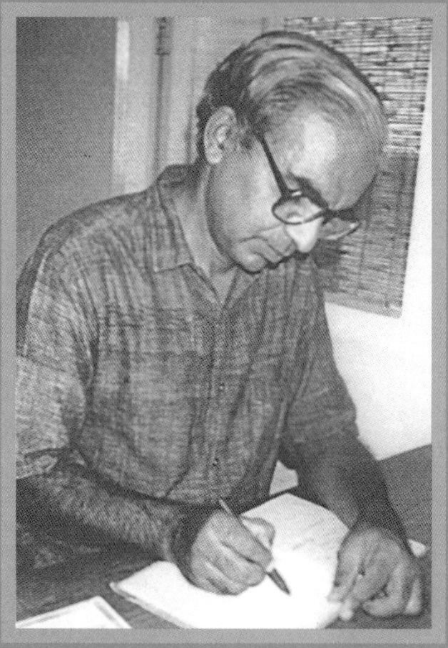

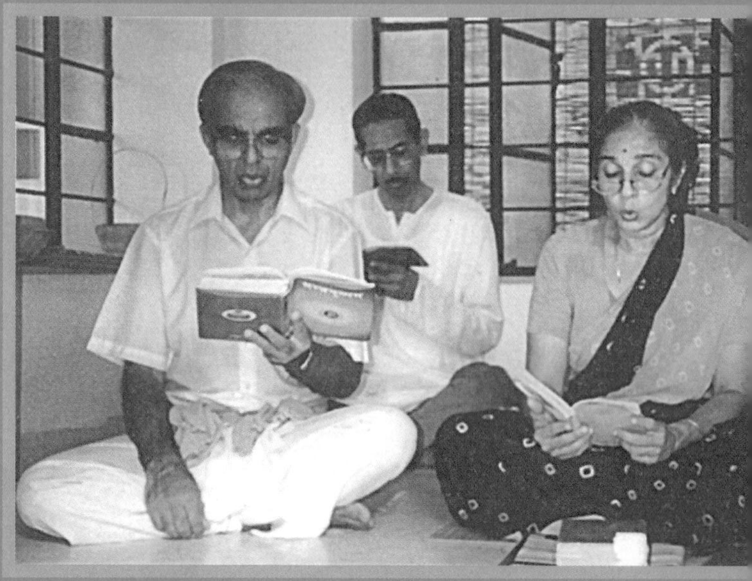

（左）研讀中的德悉卡恰。

（右）德悉卡恰、其妻梅娜卡與強德拉夏卡（Chandrashakar），奎師那阿闍梨瑜伽修習中心的總監，在情緒低落時吟誦讚歌。

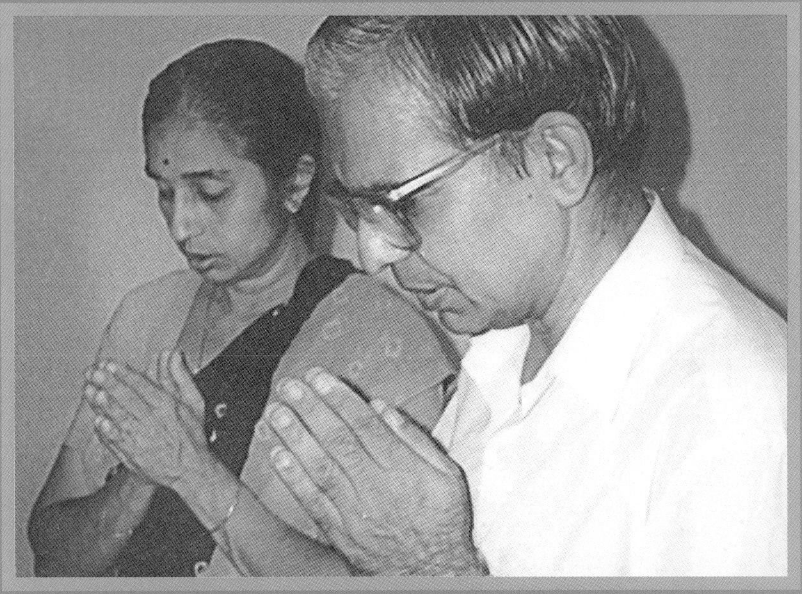

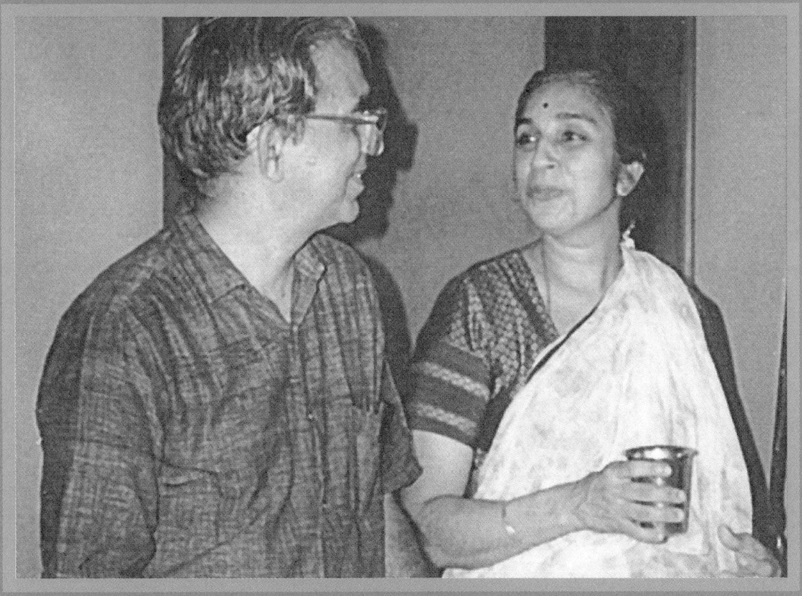

德悉卡恰和其妻梅娜卡。

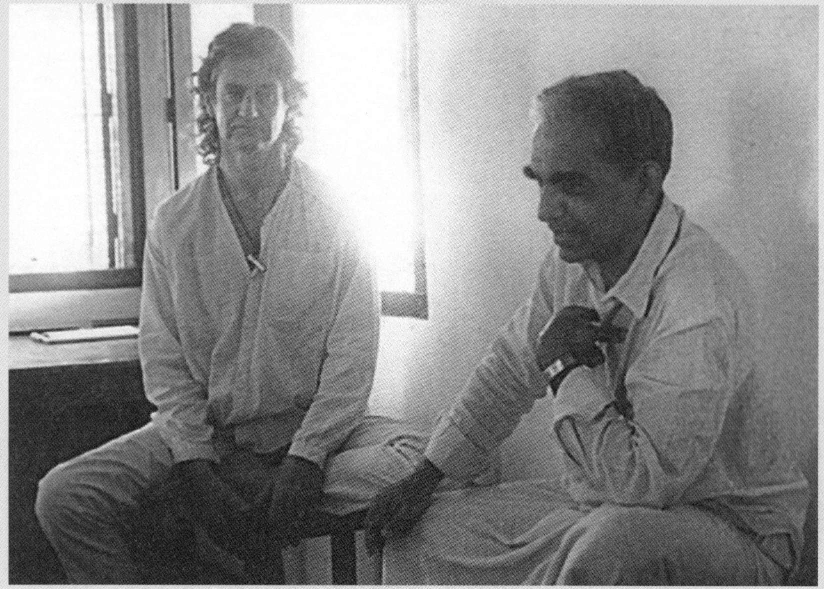

馬克·懷特威爾和德悉卡恰。

導論

帕坦伽利的《瑜伽經》是瑜伽之心。心，即hṛdaya[1]，是不會改變的——帕坦伽利在他的《瑜伽經》中，給了瑜伽這個永恆的定義和本質。然而，心若少了生命氣息，無論如何都活不了，對我們也一無是處。這一點德悉卡恰解釋得很清楚：教學關係，是《瑜伽經》的呼吸，也是其生命；正是老師，為這顆心帶來生氣。對於那些能夠讓《瑜伽經》對學生產生作用，並且將心的轉化力量傳遞下去的老師，《瑜伽經》是個強力有效的輔具。

因為《瑜伽經》涉及的範圍過於龐大，所以德悉卡恰很重視本篇導論。奎師那阿闍梨說過，在atha和iti之間，也就是經文的第一個音節和最末的音節之間，如海洋般廣闊。跟隨老師研讀這部經典時，饒富意味且深刻有力的洞見，間或會以一種極不期然的方式，彷彿從字句中躍出。建議你跟隨一位具格的老師學習，也就是他在修練、洞察自身和交付予神[2]的修持上已生起澄明性[3]。

帕坦伽利以經典書寫的風格呈現其作品——言詞簡約卻不模稜兩可，

1 梵文hṛdaya，有心、靈魂、心臟、精要、極密、真實或神聖的知識之意。

2 作者此處將svādhyāya（洞察自身）英譯為self-understanding（理解自身），īśvarapraṇidhānā（交付予神）則譯為surrender（臣服於神）。

3 英文為clarity，「澄明性」，指不再為無明所遮蔽，也就是「澄澈明淨」的認知。在《瑜伽經·三摩地品》將有更細膩的解釋。

內容精要而包羅萬象，且語氣堅定。經典（sūtra，由此字可想到suture，即「縫線」）可以將老師、教導和學生連結在一起。瑜伽研讀和修習一旦更進一步，經典的訊息將會產生更深的共鳴，變得更具相關性且更具啟示。這樣的領悟是自自然然的過程，急就章或者揠苗助長，只會白忙一場。

帕坦伽利究竟是何許人也，尚未有定論。有人認為他是支撐整個宇宙的龍王阿難陀（Ananta）的神聖化身，是阿底雪沙（Adhiśeṣa），「神的第一位僕人，和神極為親近，最了解神的教義。」我們可以假定帕坦伽利並未創造出瑜伽教義，而是承繼廣博浩瀚的吠陀經典。他承繼偉大導師的教導，指出吠陀經典中所有與心識相關的教義，並以清晰精確且條理分明的方式呈現出來。瑜伽的概念如至尊主、障礙、行動、德、純粹意識、三摩地、成就和解脫，都以不同的形貌含納於古奧義書中。然而，吠陀經典並未以特定的次序呈現出來，也因此很難連貫研讀。因此，帕坦伽利將吠陀經典中的瑜伽教義系統化，使之成為入門一窺堂奧的發展系統，實在是一份絕妙的禮物。

《瑜伽經》言簡意賅的字句和意義，使得理解瑜伽這件事可透由師徒相授的口傳傳承，歷經好幾世紀。在我們這個時代，是由奎師那阿闍梨（因其婆羅門種姓的身分），有權從他的老師婆羅門阿闍梨羅摩默罕那兒，以相當的實修程度，習得錯綜複雜的詞句。同樣地，德悉卡恰跟隨奎師那阿闍梨研讀和修練，也已生起澄明性，以及掌握到每句經文和當代的關聯性。奎師那阿闍梨和德悉卡恰的關注處，並不在於精神探索或哲學沉思。相反地，為了找出每個人都能夠減低苦的方法，他們將智識上的嚴密精準、術語的定義和實修，引進瑜伽修習之中。

帕坦伽利的立場與印度其他宣稱「除了神之外，任何事物都不為真」的哲學系統迥然相異，他主張在個人經驗上，每件事物都為「真實」或「實相」，不能被否定。甚至苦亦為「真」（sat），不須因苦而羞愧，或反抗苦。每個人都有苦，這是我們實相的一部分，如果苦被承認、辨識出來，苦還可以充當喚醒我們的輔助，讓我們更清明和更具洞察力。就如奎師那阿闍梨所說：「感謝神給我們苦。」他將苦形容為「修練時不可避免的動機」。此外，帕坦伽利闡述得很清楚，我們經驗中的每一件事物都在改變，沒有任何事物，包括苦在內，處於固定不變的狀態。因此，只要有渴望，就可以為自己做出正向的改變。帕坦伽利傳授了無數我們能力所及的方法，而且就從當下的實際經歷開始。我們必須從起點開始。德悉卡恰舉了一個淺顯易懂的例子：「如果你告訴一個找不到家在哪裏的人，說他家屋裏藏有一鍋子的金塊，那麼不知道這個消息，他可能還會快樂些。找不到家在哪裏，黃金還有什麼用處呢？只會帶來痛苦。首先，他必須先找到那棟屋子，走進去，然後才有許許多多的可能性可言。」

帕坦伽利總結了自我洞察的過程和技巧，如果抉擇適當的方法，以及在老師的協助下修練，我們翻滾騷亂的心識就能被引至寧謐安詳，超凡智慧與幸福康樂就不再遙遠。

這就是由奎師那阿闍梨和德悉卡恰所傳遞的帕坦伽利的核心教義。

——**馬克・懷特威爾**（Mark Whitwell）

發音指南

喉音（由喉部發音，又稱軟顎音）

母音	a	如but
	ā	如father
無氣音	k	如kin
	g	如good
氣音	kh	如sinkhole
	gh	如leghorn
	h	如hand
鼻音	ṅ	如encore

硬顎音（在舌前部靠近或接觸硬顎的發音）

母音	i	如tin
	ī	如teeth
無氣音	c	如church
	j	如judge
氣音	ch	如coachhorse
	jh	如hedgehog
半母音	y	如you
齒擦音	ś	如sure

反舌音（舌尖向後捲抵住硬顎的發音）

母音	ṛ	如sabre
	ṝ	如chagrin
無氣音	ṭ	如cart
	ḍ	如ardent
氣音	ṭh	如carthorse
	ḍh	如fordham
鼻音	ṇ	如friend
半母音	r	如rib
齒擦音	ṣ	如hush

齒音（舌尖向後捲抵住上齒的發音）

母音	l	如able
無氣音	t	如theatre
	d	如they
氣音	th	如withheld
	dh	如buddha
鼻音	n	如boon
半母音	l	如lip
齒擦音	s	如sun

唇音（閉上嘴唇或部分閉上嘴唇的發音）

母音	u	如bull
	ū	如rule
無氣音	p	如pat
	b	如bee
氣音	ph	如uphill
	bh	如abhor
鼻音	m	如man

喉音和硬顎音

母音	e	如prey
	ai	如aisle

喉音和唇音

母音	o	如go
	au	如cow

齒音和唇音

半母音	v	如van

鼻音 ṁ （ṃ）或ṅ使前面的母音鼻音化

氣音 ḥ 使前面的母音送氣發音

•第一品•

〈三摩地品〉समाधिपाद：

帕坦伽利的《瑜伽經》一共四品。第一品名為〈三摩地品〉（Sāmadhipādah），是關於瑜伽的定義和特性，並討論達到瑜伽境界所會遭遇的問題，以及可以用什麼方式來處理。每句經文都以梵文原來的天城字體和羅馬字母轉寫呈現，譯文則以楷體表示，再加上注釋說明。

1.1 अथ योगानुशासनम्।

atha yogānuśāsanam

第一句經文和口傳傳統一樣，需要先破題，在古梵文文學的傳統中，第一個字是atha，蘊含著祈請的言外之意，祈求吉祥的肇端和圓滿的總結。

現在，開始講授有關瑜伽權威性的教導。

帕坦伽利指出，儘管這個主題起源古老，他也絕非原創者，然而他在師門下鑽研至鞭辟入裏，堪與門人分享他的領悟。他的文風適宜他的門徒經由傳統的口傳方式，依篇章次第親傳給徒眾。

1.2 योगश्चित्तवृत्तिनिरोधः।

yogaśgcittavṛttinirodhaḥ

何謂瑜伽？這個詞具有豐富的解釋和意涵。帕坦伽利在此定義他對這個語詞的領略。

瑜伽是指引心識全神貫注地朝向某一對象或所緣，以及維持在這個方向而不散亂的能力。

這個對象可以是具體的外在事物，也可以是我們自身的一部分，或是某個感興趣的範圍、某個概念，或超越感官層次，例如：神。

1.3 तदा द्रष्टुः स्वरूपेऽवस्थानम् ।

tadā draṣṭuḥ svarūpe ’vasthānam

[在瑜伽中]那時，徹底且正確認知對象的能力是明顯可見的。

在瑜伽狀態中，會妨礙或扭曲體會的各種成見和想像，都被控制、減少或消除了。此時，將開啟未曾經驗過的認知，認知的障礙也會被克服。

1.4 वृत्तिसारूप्यमितरत्र ।

vṛttisārūpyamitaratra

沒有心識的狀態就叫做瑜伽。

[從另一個角度來看，]理解對象的能力，完全被心識加諸於對象的概念所取代，否則就是對於對象完全缺乏認知。

散亂的心識罕能循著一個方向。一旦如此，對於對象的認知將有缺陷。

1.5 वृत्तयः पञ्चतय्यः क्लिष्टाक्लिष्टाः ।

vṛttayaḥ pañcatayyaḥ kliṣṭākliṣṭāḥ

何謂心識？帕坦伽利以心識所從事的活動來定義心識。除非用心識活動來顯示心識，否則心識無法被感知。

有五種心識活動，每一種活動皆會帶來利益，也會造成問題。

活動有益或有害，無法立即見真章，謎底唯有時間能夠揭曉。

1.6 प्रमाणविपर्ययविकल्पनिद्रास्मृतयः।

pramāṇaviparyayavikalpanidrāsmṛtayaḥ

這五種心識活動是正確認知[1]、錯誤認知、虛妄分別[2]、沉睡和記憶。[3]

每一種心識活動皆有其自身特性，儘管未必總是明顯可見，仍可個別辨識得出。這些活動對我們的舉止和態度的支配與影響，合成我們的個性。

1.7 प्रत्यक्षानुमानागमाः प्रमाणानि।

pratyakṣānumānāgamāḥ pramāṇāni

分別定義五種心識活動。

正確認知，立基於直接觀察對象、推理和參照可信賴的權威。[4]

心識可以透過感官直接取得對象，當可取得的資訊對感官知覺來說，是不適當或不完整時，則能透過其他天賦如邏輯和記憶加以推斷，以便獲得較完整的認知。直接的認知不可行時，書寫的文本或可信任的人等可靠權威，就能夠提供間接的認知。如此一來，即能獲知超過我們直接認知的地方、人物或概念。於瑜伽的狀態中，認知不同於其他時刻，會較接近對象的真實性。

1.8 विपर्ययो मिथ्याज्ञानमतद्रूपप्रतिष्ठम्।

viparyayo mithyājñānamatadrūpapratiṣṭham

錯誤認知，在更有利的條件揭露其認知對象的實際本性之前，被視為正確的認知。

錯誤認知被視為心識最頻繁的活動，那或許源自於錯誤的觀察或對所見事物的錯誤詮釋。而我們對認知對象缺乏洞見，常是過去經驗和條件作用的結果。這個錯誤可能於稍後被辨識出來，也可能從未被認出。瑜伽修習的目標即是辨識、控制錯誤認知的諸多原因。（見第二品）

1 英譯為comprehension，但梵文原文是pramāṇa，傳統的佛典中譯是「量」，有尺度、標準之意，引申為正確的知識及其獲得的途徑。量有廣狹二義，狹義是指認識事物的標準或根據，廣義則是指認識作用的來源、形式、過程、結果以及用以判斷知識真偽的標準等，因此，英譯的comprehension在此文脈中譯為「認知」。

2 梵文為vikalpa，傳統漢譯佛典譯為「了別」、「分別」、「虛妄分別」。本書作者英譯為imagination則是「假想」「想像」、「幻想」或「虛構」之意。所謂「了別」，不只是知識意義上的判斷，而是指意識以名言概念構成的價值意義上作判斷，相當於經文1.4所言的「由心加諸於對象的概念」。

3 前三者亦可譯為正知、顛倒、分別知。記憶，為smṛti，傳統漢譯佛典譯為「念」更貼切，因為smṛti不僅儲存經驗，也是觀察的能力。

4 此三者在傳統漢譯佛教文獻中，譯為現量（pratyakṣa）、比量（anumāna）和聖教量（Āgama）。正理派早期學者將「現量」視為由感官與對象相接觸所產生的認識，後世正理派學者則將「現量」定義為直接的理解，未必需要感官和對象的接觸。Āgama，音譯為「阿含量」，有「聖典」之意。

1.9 शब्दज्ञानानुपाती वस्तुशून्यो विकल्पः ।

śabdajñānānupātī vastuśūnyo vikalpaḥ

虛妄分別，是僅僅基於文字和措詞來認知對象，即使對象並不在眼前。

這情況發生在缺乏直接感知。此時會參照描述性語詞的含意、言外之意或暗喻，指引著想像來做認知。若語詞表充滿詩意或激昂雄辯，或許更能輔助認知。想像也能經由睡夢、感覺和情緒生起。儲存在記憶中的過去經驗，通常促成這種心理活動。

1.10 अभावप्रत्ययालम्बना तमोवृत्तिर्निद्रा ।

abhāvapratyaỳālambanā tamovṛttirnidrā

沉睡，指心識深受遲鈍沉重所影響，且沒有其他活動現前。

睡眠對心識來說，是一種尋常、規律的活動，總是有一段時間需要睡眠。不過，也可能是無聊或筋疲力竭導致睡眠發生，而產生遲鈍沉重。對眾生來說，睡眠是一種習慣性、規律性的狀態。

1.11 अनुभूतविषयासंप्रमोषः स्मृतिः ।

anubhūtaviṣayāsaṁpramoṣaḥ smṛtiḥ

記憶，是心識對意識經驗的保持。

所有的意識經驗都會在個人的心識留下印記，而且做為記憶儲存下來。欲辨別一段記憶是否為真、為假，為不完整或是為虛構想像，是不可能的事。

心識的任一活動在在證實心識的存在。活動之間相互關聯，也很複雜，因此，除了睡眠之外的每一個活動，都應該被視為活動的網絡（matrix）或類屬（genus），而非具有排他和有限特徵的個別實體。在不同的時間和不同的情境下，每一個活動均會帶來利益或造成傷害，作用可能是直接且立即的，但也可能是間接的，也就是作用顯現出來後，才成為結果。

1.12 अभ्यासवैराग्याभ्यां तन्निरोधः।

abhyāsavairāgyābhyāṁ tannirodhaḥ

如何達至瑜伽境地？何者應為？何者不可為呢？

經由修習和不執著，心識即可觸及瑜伽境地。

1.13 तत्र स्थितौ यत्नोऽभ्यासः।

tatra sthitau yatno ’bhyāsaḥ

這樣的修習和無所執著，基本特徵為何？縱然此處並未特別具體言明所涉及的技巧，然而緊接的下兩句經文即指出其特性。

修習，基本上是為了朝瑜伽進展、觸及瑜伽，以及維持在瑜伽境地所需的正確的努力。（見1.2）

所抉擇的修習方法，必須正確無誤地學自洞悉學生個人素質和社會性格的稱職老師，且接受其指導。假如沒有提供給個別學生合適的修練，學生也未能遵照相稱的方法進行，想要有所成就，不過是癡人說夢罷了。

1.14 दृष्टानुश्रविकविषयवितृष्णस्य वशीकारसंज्ञावैराग्यम्।

sa tu dīrghakālanairantaryasatkārādarāsevito
dṛḍhabhūmiḥ

要有所成，唯有長時間不斷地正確修習，以及保持正向的態度和殷切的期盼。

我們起頭修習常常滿腔狂熱、勁頭十足，還恨不得馬到成功，不過日常生活持續而來的壓力，以及心識的強力抗拒，在在誘使我們屈服於人性的弱點。這一切不難理解，所有人都有這樣的傾向。本句經文強調抱持正向、自律的態度，胸懷邁向最終圓滿的長遠目標，而嚴肅修習之必要。

1.15

दृष्टानुश्रविकविषयवितृष्णस्य वशीकारसंज्ञावैराग्यम् ।

dṛṣṭānuśravikaviṣayavitṛṣṇasya
vaśīkārasaṁjñāvairāgyam

沿著正確的軌道開展修練，即可發現自己自我約束和拒斥煩擾影響的能力增強了。最後，我們將能達到不執著的境地，只要——

在最高層次中，沒有任何渴欲，無論是滿足感官或滿足超感官經驗的渴欲。

修習可以獲致利益，譬如身體的強健和熟練靈巧，以及更敏銳的覺察力和感受力。不過，卻也可能出現想運用新技巧來證明自己位於較高境界的誘惑。但這些不過是附帶的利益和轉移專注力的誘惑，假使過於看重這些能力，就會陷於忘卻瑜伽之道的危險境地。

1.16

तत्परं पुरुषख्यातेर्गुणवैतृष्ण्यम् ।

tatparaṁ puruṣakhyāterguṇa vaitṛṣṇyam

更進一步：

當一個人完全領會到真正的自我，[5]將不再受自身或周遭令人分心的影響所干擾。

不執著，會伴隨著洞察自身的程度發展。渴望消遣解悶是無可避免的，也是遏抑不住，這樣的欲望一旦被壓制，潛藏一段時間後必然會再浮現。

1.17

वितर्कविचारानन्दास्मितारूपानुगमात्संप्रज्ञातः ।

vitarkavicārānandāsmitārūpānugamātsaṁprajñātaḥ

那時，對象逐漸被徹底理解。首先是在較為膚淺的層次；再一段時間，理解變得更為深刻；最終，徹徹底底地理解。達到如此的理解深度時，會產生純粹的喜悅。因為那時，那個人與對象如此完全合

5 此處的「真正的自我」，從梵文來看，是指純粹意識。

一，以至於察覺不到周遭事物的存在。[6]

如此感知事物自性的層次，只有在瑜伽境地中才有可能。一般而言，我們往往只能理解事物表面和稍微明顯的部分。但是，在我們毫無謬誤達到最深層次的感知之前，認知判斷並不完善。

1.18 विरामप्रत्ययाभ्यासपूर्वः संस्कारशेषोऽन्यः।

virāmapratyayābhyāsapūrvaḥ saṃskāraśeṣo ’nyaḥ

當心識提升到瑜伽境地，也維持在此處時，

慣常的心理騷動不再現起，然而過去的記憶仍舊繼續存在。

那時的感知是即刻的，而非漸進的。存留的記憶幫助我們在日常世界繼續過活，但是不會再引生散亂。

1.19 भवप्रत्ययो विदेहप्रकृतिलयानाम्।

bhavapratyayo videhaprakṛtilayānām

由於無數億人和我們共享這個世界，不可避免地，

將有一些人生於瑜伽境地中，他們不需要修習或鍛鍊自己。

不過，這樣的人是稀有的，他們不可被抄襲，也不應該被模仿。實際上，他們當中有些人可能會抵擋不住世俗的影響，而喪失神通力。

1.20 श्रद्धावीर्यस्मृतिसमाधिप्रज्ञापूर्वक इतरेषाम्।

śraddhāvīryasmṛtisamādhiprajñāpūrvaka itareṣām

但是，我們其餘的人又如何呢？真的有機會達到瑜伽境地嗎？

信念將賦予我們足夠的能量，克服所有的逆境而取得勝利。透由信

6 中文通常會用「心物一如」、「物我相泯」、「物我兩忘」、「物我合一」或「主客相融」的用語來表達這樣的境地。

念，就能堅持目標方向。至於實現瑜伽目標，只是時間的問題。

目標即是指引心識毫無偏離地朝向某一對象的能力，經過一段時間之後，將能明晰且正確地理解那個對象。

信念是無可撼動的，堅信我們能夠到達目的地。我們不可以為成功的洋洋自滿所催眠，或因一時鎩羽而裹足不前，必須勤奮不懈、步履穩健地穿過所有令人分心的事物，無論那些事物是好是壞。

1.21 तीव्रसंवेगानामासन्नः ।

tīvrasaṁvegānāmāsannaḥ

信念越強烈，越自強不息；目標就近在咫尺。

1.22 मृदुमध्याधिमात्रत्वात्ततोऽपि विशेषः ।

mṛdumadhyādhimātratvāttato ’pi viśeṣaḥ

我們能夠有相同的機會達到目標嗎？

不可避免地，信念的深度隨著不同個人，以及同一個人在不同時間而有變化，結果反映了這些差異。

這樣的差異是人類境況的一部分，是個人的文化背景和能力的產物。

1.23 ईश्वरप्रणिधानाद्वा ।

īśvarapraṇidhānādvā

帕坦伽利承認，嘗試改變我們的心靈狀態而達到瑜伽境地的努力，是充滿了障礙的，這些障礙的力道也各有不同。然而，對一位天生虔信神，或是以多年的時間逐漸增強如此虔信的人來說，

臣服於神威，規律地向神奉獻祈請文，定然能夠達至瑜伽境地。

在下述的經文中，帕坦伽利為神下了定義。

1.24 क्लेशकर्मविपाकाशयैरपरामृष्टः पुरुषविशेष ईश्वरः ।

kleśakarmavipākāśayairaparāmṛṣṭaḥ puruṣaviśeṣa īśvaraḥ

神是至上的存有，其行動從未基於錯誤認知。

1.25 तत्र निरतिशयं सर्वज्ञबीजम् ।

tatra niratiśayaṁ sarvajñabījam

神何以如此超凡呢？

祂知道應該要知道的每一件事。

祂的認知能力，無一人類能夠相提並論。

1.26 स एष पूर्वेषामपि गुरुः कालेनानवच्छेदात् ।

sa eṣa pūrveṣāmapi guruḥ kālenānavacchedāt

根據帕坦伽利所言，神是受限於時間，或是不受時間影響？

神是永恆的。事實上，祂是終極至上的導師。不論過去、現在和未來，祂都是一切上師指導的源頭。

1.27 तस्य वाचकः प्रणवः ।

tasya vācakaḥ praṇavaḥ

我們該如何談論神？應該如何稱呼祂呢？

以和神的屬性最相稱的方式。

不同的文化和宗教，有不同的字詞描述神和祂的屬性。重要的是，以至高的尊敬且沒有任何牴觸來表達神。在這一點上，老師可能會有所幫助。

1.28 तज्जपस्तदर्थभावनम् ।

tajjapastadarthabhāvanam

我們如何能了解神，與神感應呢？

為了領會神，與神感應，必須規律且合乎禮儀地呼其名號，以及沉思其屬性。

帕坦伽利建議，不斷地沉思神的屬性乃為必要。重複唱誦其名號，連同祈禱與默觀（contemplation），應有所助益。不過，機械性地重複唱誦和祈請是不可取的，這些行為得伴隨有意識的深思熟慮，以及深深的虔敬。

1.29 ततः प्रत्यक्चेतनाधिगमोऽप्यन्तरायाभावश्च ।

tataḥ pratyakcetanādhigamo ’pyantarāyābhāvaśca

對於虔信神的人來說，這樣的沉思定然帶來利益。

個人終究會感知他的真性。在前往瑜伽境地的旅程中，任何障礙都無法干擾到他。

1.30 व्याधिस्त्यानसंशयप्रमादालस्याविरतिभ्रान्तिदर्शनालब्धभूमिकत्वानवस्थितत्वानि चित्तविक्षेपास्तेऽन्तरायाः ।

vyādhistyānasaṁśayapramādālayāvirati-
bhrāntidaśsanālabdhabhūmikatvānavasthitatvāni
cittavikṣepāste ’ntarāyāḥ

7 梵文是styāna，有「冷漠」、「懶散」、「閒混」之意，作者英譯為mental stagnation（內心沉鈍），此處採傳統漢譯佛典的用語「昏沉」。

8 梵文是pramāda，有「疏忽」、「漫不經心」、「昏醉」、「瘋狂」之意，作者英譯為lack of foresight（缺乏先見之明），此處採傳統漢譯佛典的用語「放逸」。

9 梵文是bhrānti-darśana，有「錯誤的見解」之意，作者英譯為illusion about one's true state of mind，強調此妄見的認知對象為「心的真實狀態」，因為「心」正是《瑜伽經》關注的核心。

10 梵文為a-labdha-bhūmikatva，有「未到地」之意，即「未到達穩固的瑜伽境地」。

11 梵文為an-ava-sthitatva，無法維持安住，即「退轉」。

12 梵文為vikṣepa：有「分心」、「散亂」之意，從偈頌1.30開始談的障礙都是指「分心」、「散亂」。

13 梵文為duḥka：這個梵文佛典傳統中譯為「苦」，這個苦可以是痛苦、憂傷或不安、不滿足等。

14 梵文為daurmanasya：有「沮喪」、「憂鬱」、「絕望」等義。

15 梵文為aṅgamejayatva：指「身體顫動」，因身體無法舒適地放鬆，就會搖擺不定或顫抖。

16 梵文是śvāsa-praśvāsa：指「很用力呼吸」，這表示呼吸不均勻、不和緩。

如果有任何障礙，那是什麼呢？

在拓展心識的澄明度的過程中，會有九種干擾：疾病、昏沉[7]、懷疑、放逸[8]、倦怠、分心散亂、對心識的真實狀態所持的妄見[9]、無法堅持到底[10]、退轉[11]。這些都是絆腳石，因為它們引起心識的騷動，使其分心散亂。

越容易受到這些障礙影響，要達至瑜伽境地就越加困難。

1.31 दुःखदौर्मनस्याङ्गमेजयत्वश्वासप्रश्वासा विक्षेपसहभुवः ।

duḥkhadaurmanasyāṅgamejayatvaśvāsapraśvāsā vikṣepasahabhuvaḥ

你能看出這些障礙何時起了作用，何時固著生根嗎？

所有障礙[12]都會產生下面一或多個徵候：心理不自在[13]、負面思考[14]、在各種體位中無法舒適放鬆[15]，以及無法自如地控制呼吸[16]。

任何一個徵候各有後續的結果。對於如何駕馭這些干擾和徵候，接下來的八段經文給了一些建議。無論對神是否有深刻的信仰，這些建議都非常有用。

1.32 तत्प्रतिषेधार्थमेकतत्त्वाभ्यासः ।

tatpratiṣedhārthamekatattvābhyāsaḥ

如果能選擇適當的方法來保持心識的平穩，並加以練習，那麼不管那撩撥是什麼，障礙終將無法牢固生根。

1.33 मैत्रीकरुणामुदितोपेक्षाणां सुखदुःखपुण्यापुण्यविषयाणां भावनाताश्चित्तप्रसादनम ।

maitrīkaruṇāmuditopekṣāṇāṁ sukhaduhkhapūṇyāpuṇyaviṣayāṇāṁ bhāvanātaścittaprasādanam

日常生活中，我們看到周遭有人比我們快樂，也有人比我們不快樂。有些人也許做了值得讚賞的事，另一些人則惹出風波。對待這樣的人和他們的行為，無論我們的慣常態度如何，若能為那些比我們快樂的人感到高興，對於比我們不快樂的人心懷慈悲，而為那些做出值得稱讚的事的人感到喜悅，對於他人的過錯，則不為所擾，我們的心就會極度平靜。

1.34 प्रच्छर्दनविधारणाभ्यां वा प्राणस्य।

pracchardanavidhārṇābhyaṁ vā prāṇasya

在我們發現障礙或是干擾的徵候時，

練習包含深長吐氣的呼吸運動也許會有幫助[17]。

無論如何，這樣的技巧必須被正確教導和指引。

1.35 विषयवती वा प्रवृत्तिरुत्पन्ना मनसः स्थितिनिबन्धिनी।

viṣayavatī vā pravṛttirutpannā manasaḥ sthitinibandhinī

感官作用如視覺和聽覺，可以提供訊息給心識，有廣大深遠的影響。感官能力是感知的門戶，[18]我們通常是他們的奴僕。但是，我們難道不能在自身審察出比我們的感官更強而有力之物嗎？我們難道不能把感官磨得更敏銳，而任我們自在支配嗎？[19]

規律地審察我們的感官作用，可以減低心識的扭曲。

1.36 विशोका वा ज्योतिष्मती।

viśokā vā jyotiṣmatī

17 梵文pracchardana-vidhāraṇābhyaṁ是個複合字，拆解為pracchardana（吐氣）和vidhāraṇa（屏氣），這一節經文指的就是呼吸控制法中的吐氣和屏氣斂息。

18 漢譯佛典傳統稱這些感官為「根門」，五種感官就是「五門」（或稱為「五根」，意為五種感官能力），指眼、耳、鼻、舌、身。五門直接經驗對境則產生「五門識」（或「五根識」），心識無法像感官一樣經驗事物，而是以五門識的感官經驗為基礎，產生一連串的心理活動。

19 因五門識是直接而非概念性的，無關過去和未來，作思量和判斷的心則會受到過去的經驗和想法所影響（見經文1.42），因此此處瑜伽修習主要鍛鍊的就是心識，相當於佛教禪修鍛鍊的對象──第六、第七或第八意識。

生命的最大奧祕就在於生命本身。

如果審察生命是什麼，以及什麼東西讓我們活著，可能會發現一些慰藉來撫平心識的散亂。

深思比我們個體的自我更偉大的事物，能幫助我們正確地安置自身。

1.37 वीतरागविषयं वा चित्तम्।

vītarāgaviṣayaṁ vā cittam

面對難題時，降伏相似問題的人的忠告，可能會大有幫助。

這樣的忠告可能是由在世的人直接傳授，或者來自於對生者或逝者的研究。

1.38 स्वप्ननिद्राज्ञानालम्बनं वा।

svapnanidrājñānālambanaṁ vā

一旦認為自己懂很多，很可能對於自己所擁有的知識感到傲慢。結果或許會吹縐一池春水。事實上，即使最尋常的例行事件，我們未必也搞得清楚是怎麼回事。

探究夢境和睡眠，以及我們處於這些狀態下的經驗，有助於澄清自身一些問題。

一晚好眠後，多麼令人精神振奮啊!一夜惡夢後，又是多麼擾人心神啊!

1.39 यथाभिमतध्यानाद्वा।

yathābhimatadhyānādvā

任何關注的探究，都可以平靜心識。

有時候，探究最簡單的對象，如嬰兒第一聲的哭號，可以幫助減緩心靈的擾動；有時候，複雜的探究如栽進數學假說中，也有所助益。不過，這樣的探究不應該取代主要目標。主要目標仍是逐漸改變心識狀態，從分心散亂到達專一的境界。

1.40 परमाणुपरममहत्त्वान्तोऽस्य वशीकारः ।

paramāṇuparamamahattvānto ’sya vaśīkāraḥ

發展這樣的瑜伽境地，會帶來怎樣的結果呢?

當一個人到達這樣的境地，沒有任何事物能超越其理解。心識可以審視以及幫助理解最簡單和最複雜的、無限和極微的、感官可感受到的與不可感受到的。

1.41 क्षीणवृत्तेरभिजातस्येव मणेर्ग्रहीतृग्रहणग्राह्येषु तत्स्थतदञ्जनता समापत्तिः ।

kṣīṇavṛtterabhijātasyeva maṇegrahītṛgrahaṇagrāhyeṣu tatsthatadañjanatā samāpattiḥ

心念若是免於散亂，就能夠讓所有的心理過程投入探究的對象。一個人維持在這種狀態時，整個人將逐漸全心全意專注於對象。那時，心念就像一顆無瑕的鑽石，僅是映射出對象的外貌特徵，而別無其他影像。

一開始時，除了睡眠外，所有的心念活動都要投入於理解對象。然而逐漸地，僅有那些為了正確、無瑕的理解而需要的心念活動保留下來。

1.42 तत्र शब्दार्थज्ञानविकल्पैः संकीर्णा सवितर्का समापत्तिः।

tatra śabdāthajñānavikalpaiḥ saṅkīrṇā savitarkā samāpattiḥ

無論如何，這不是自然發生的，而是逐步的進程。

最初，因為我們過去的經驗和想法，我們對於對象的理解有所扭曲。每件被聽到、讀到或感覺到的東西，都被我們的感知所干擾。

其中的一些影響可能並不正確，另一些影響又可能不需要。

1.43 स्मृतिपरिशुद्धौ स्वरूपशून्येवार्थमात्रनिर्भासा निर्वितर्का।

smṛtipariśudhau svarūpaśūnyevārthamātranirbhāsā nirvitarkā

心識維持專注朝向對象時，過去的想法和記憶就會逐漸模糊、淡去。心識將如水晶般晶瑩剔透，與對象合一。此刻，沒有自我感。這就是純粹感知。

1.44 एतयैव सविचारा निर्विचारा च सूक्ष्मविषया व्याख्याता।

etayaiva savicārā nirvicārā ca sūkṣmaviṣayā vyākhyātā

不過，這個現象不局限在一定範圍內。

任何類型的對象、任何層次的感知，無論是表面的、一般的，或者深入詳盡和明確特定的感知，都可能有這樣的過程。

1.45 सूक्ष्मविषयत्वं चालिङ्गपर्यवसानम् ।

sūkṣmaviṣayatvaṁ cāliṅgaparyavasānam

心識除了不能理解內在認知的最源頭之外，其所認知的對象範圍是無限的。

1.46 ता एव सबीजः समाधिः ।

tā eva sabījaḥ samādhiḥ

心識能夠片面到達瑜伽境地嗎?

所有導引心識全神貫注的過程，都涉及探究的對象。

這些過程也涉及準備、次第的進展和保持關注。缺乏關注，就會導致分心散亂；缺乏準備，將沒有任何基礎；缺乏次第的進展，人類系統可能會起而反抗。

1.47 निर्विचारवैशारद्येऽध्यात्मप्रसादः ।

nirvicāravaiśāradye ’dhyātmaprasādaḥ

達到將心識全神貫注的能力後會產生什麼樣的結果？

那時，一個人將開始真實地認知自己。

當我們因為正確理解對象而更為豐富時，就開始了解生命真正的存有。

1.48 ऋतंभरा तत्र प्रज्ञा ।

ṛtaṁbharā tatra prajñā

那時，他所見到的，以及與他人分享的事物，都可以免於謬誤。

1.49 श्रुतानुमानप्रज्ञाभ्यामन्यविषया विशेषार्थत्वात् ।

śrutānumānaprajñābhyāmanyaviṣayā viśeṣārthatvāt

他的知識不再是基於記憶或推論，而是自然產生的、直接的，在層次上和強度上，都超越一般尋常的知識。

在這樣的情境下，我們的心識就像一面澄澈、明淨且完美的鏡子，單純地反映出我們所探究的對象。

1.50 तज्जः संस्कारोऽन्यसंस्कारप्रतिबन्धी ।

tajjaḥ saṁskāro 'nyasaṁskārapratibandhī

當這種剛獲得的心識特性逐漸增強，對其他基於錯誤認知的心念傾向[20]，就會有決定性的影響。[21]

1.51 तस्यापि निरोधे सर्वनिरोधान्निर्बीजः समाधिः ।

tasyāpi nirodhe sarvanirodhānnirbījaḥ samādhiḥ

最終，無可置疑地，

心識達到一種沒有任何印記（impression）[22]的境地，那是一種開放、澄澈明淨、真誠透明的狀態。[23]

這樣的理解不是努力追求來的，而是必然的，沒有任何事物可以阻止。

這是無上的瑜伽境地，無法以語言文字描述，僅有那些已經達此境地的人，才能夠理解其本性。

20這裏的「心念傾向」，指的是梵文saṁskara，「行」，就是過去身、語、意的造作活動共同留下的心理記錄，形成了我們的習氣，成為現在和未來造作的潛在力量和作用。

21梵文中的pratibandhin：意為「止息」、「暫停」。因此這裏的決定性影響，是指停止業力習氣的作用。

22因1.50提到saṁskara，「行」，這一段梵文則有nir-bīja，意為「無種子」，也就是沒有任何舊有的業力印痕，因此這裏的impression，指的就是這種印記。

23這個境地稱為無種子三摩地，是瑜伽的最高境地。

•第二品•

〈修持品〉साधनपादः

第二品名為〈修持品〉（Sādhanapāḥ），是描述想要將心有效地、逐漸地從分心散亂的狀態，改變成專注的狀態所必備的特性，以及這些特性為何重要，和修習這些特性會帶來怎樣的結果。

2.1 तपःस्वाध्यायेश्वरप्रणिधानानि क्रियायोगः।

tapaḥsvādhyāyeśvarapaṇidhānāni kriyāyogaḥ

瑜伽鍛鍊必須減少身體上和心靈上的染污，[1]也必須發展我們自我審察的能力，[2]以及幫助我們理解：解析到最究竟，我們並非我們所作所為的主宰。[3]

如果瑜伽修習未幫助我們清除身體與心靈問題的徵候和原因，就不能引導我們發現自己的內在存有，也不能引導我們理解行動的本性和特質。如此一來，將無法確定這樣的修習是否有效用。透由瑜伽，我們越淨化自己，就越了解需要再次有系統地檢驗我們的行動，以及不可以將自身行動的結果視為理所當然。

2.2 समाधिभावनार्थः क्लेशतनूकरणार्थश्च।

samādhibhāvanārthaḥ kleśatanūkaranārthaśca

那麼，如此的修習確定將能消除障礙[4]，以達到澄明純淨的感知。[5]

我們內在都固有澄明純淨的感知力，不過，似乎多少經常有一些障礙橫亙其中，這些障礙是什麼呢？

1 此處所談的是tapas，修練，也就是行動瑜伽。

2 此處指的是svādhyāya，洞察自身，也就是知識瑜伽。

3 此處指īśvarapraṇidhāna，就是臣服自身，交付予神，也是虔敬瑜伽。

4 障礙是來自梵文的kleśa。

5 指的即是第一品的三摩地境界。

2.3 अविद्यास्मितारागद्वेषाभिनिवेशाः क्लेशाः ।

avidyāsmitārāgadveṣābhiniveśāḥ kleśāḥ

這些障礙是錯誤認知、混淆的錯誤評價、過於依戀、莫名其妙的厭憎，以及侷促不安。[6]

2.4 अविद्या क्षेत्रमुत्तरेषां प्रसुप्ततनुविच्छिन्नोदाराणाम् ।

avidyā kṣetramuttareṣām
prasuptatanuvicchinnodārāṇām

這節經文對上述障礙的彼此關係做了解釋。

錯誤認知是所有其他障礙的源頭。障礙未必同時出現，造成的衝擊也各不相同。有時候，障礙模糊微弱到幾乎無法察覺；另一些時候，則明顯展露，而且深具支配性的影響力。

唯有當障礙完全顯露，所產生的影響才眾目昭彰，儘管對當事者本身來說，可能未必如此昭然若揭。

2.5 अनित्याशुचिदुःखानात्मसु नित्यशुचिसुखात्मख्या-
तिरविद्या ।

anityāśucoduḥkhānātmasu
nityaśucisukhātmakhyātiravidyā

下面的經文描述上述所列的五種障礙：

錯誤認知，導致在理解感知對象的特性、起源和作用上出了差錯。[7]

一度顯現為大有助益的事物，結果卻成了一個難以處理的問題；以為是愉悅源泉的東西，後來可能產生相反的效果；把愚人金[8]視為黃金；事物一定會改變，就如青春之美，卻被認為可能永遠持續下去；被評價為最重要的學習，經過一段時間之後，也許證明為無用的。

6 分別為本書之前提過的avidyā（無明）、asmitā（自我意識）、rāga（執著）、dveṣa（拒斥），和abhiniveśa（憂慮感）。

7 從梵文來看，錯誤認知，即無明（avidyā），也就是把無常（anitya）視為常（nitya），把不淨（aśuci）視為淨（śuci），把苦（duḥkha）視為樂（sukha），把非我（或無我，anātman）視為真我（ātman）。

8 Fool's gold：黃鐵礦或虛幻的搖錢樹。

2.6 दृग्दर्शनशक्त्योरेकात्मतेवास्मिता ।

dṛgdarśanaśaktyorekātmatevāsmitā

當我們將心念活動當作最初的感知來源，就會發生錯誤的同一性認定。9

心念的態度和活動是無常的，會隨著情緒、習性和周遭環境而改變。然而，我們經常認為它們是持續的、不變的感知源頭。（見2.20）

2.7 सुखानुशयी रागः ।

sukhānuśayī rāgaḥ

過於依戀，是基於認定這樣的執著有助於快樂的持久。

某個事物滿足了某個欲望，便提供了一時的快樂。由於這樣的經驗，擁有那些事物可能變得極端重要，甚至不可或缺，無論其代價為何。結果可能是未來的不幸，甚至是失去生命中重要的事物。

2.8 दुःखानुशयी द्वेषः ।

duḥkhānuśayī dveṣaḥ

莫名其妙的厭憎，通常是來自於過去與特定事物和情境連結在一起的痛苦經驗。

這樣的厭憎，即使在造成不愉快經驗的情境已經改變或消失，仍然繼續頑強地堅持下去。

2.9 स्वरसवाही विदुषोऽपि समारूढोऽभिनिवेशः ।

svarasavāhī viduṣo ’pi samārudḥo ’bhiniveśaḥ

倘促不安，是一種與生俱來、對有什麼將會發生的憂慮感。這樣的

9 這一節談的是自我意識，也就是經2.3所談的混淆的錯誤評價，也就是把非我（或無我）誤認為我，我們將心念的活動等同於不變的「我」（持續的、不變的感知源頭）。

憂慮感對愚昧之人或聰明、飽學之士都有影響。

這個徵候可能有過去經驗做為合理的基礎，也可能是非理性的。即使當我們知道死期迫在眉睫時，也不會就此消失。這也許是最難以克服的障礙。

2.10 ते प्रतिप्रसवहेयाः सूक्ष्माः।

te pratiprasavaheyāḥ sūkṣmāḥ

描繪完妨礙澄淨感知的障礙後，帕坦伽利指出，熱切渴望減少障礙的人應該持有怎樣的態度。

障礙似乎沒有現前的時候，保持警覺是重要的。

暫時的澄明性狀態不應該與永久的狀態混淆。障礙當下沒現起，想當然耳，認為已從此解脫可能是充滿危險的。現在更重要的是小心保持警覺，與完全不具一丁點澄明性的狀態相較，從澄明性的境地墮入迷惑的狀態，其障礙更為艱鉅。

2.11 ध्यानहेयास्तद्वृत्तयः।

dhyānaheyāstadvṛttayaḥ

當障礙再度出現，明顯可見時，無論如何，要馬上

進入冥思[10]的境地，可以降低障礙的衝擊，也能夠不為障礙所掌控。

任何方法，只要有助於我們不為障礙所侵襲，都可以接受。例如：祈禱、和老師討論，或者轉移注意力皆可。帕坦伽利在第一品給我們建議了許多方法（1.23，1.30-39），下面會談的更多。

2.12 क्लेशमूलः कर्माशयो दृष्टादृष्टजन्मवेदनीयः।

kleśamūlaḥ karmāśyo dṛṣṭādṛṣṭajanmavedanīyaḥ

10此處的冥思，指的是dhyāna，傳統漢譯佛經音譯為「禪那」，意譯為「思惟修」，玄奘法師譯為「靜慮」。陳義孝的佛學詞典釋為「住心一境而冥想妙理」。在印度不同的修行傳統中，對此字詞的界說也不同。粗略說，禪那和禪定（三摩地）的區別在於禪那的範圍較窄，而禪定的範圍較寬。

我們為什麼需要如此關注這些障礙呢？

我們的行為和行為的結果會受這些障礙影響。在行動的當下，引生的結果可能是明顯可見的，也可能並不彰顯。[11]

障礙是以心識和身體做為基地，我們所有的行為皆發源於身心。如果為障礙所掌控，行為一旦啟動，肯定會造成令人不快的後果，因為這些障礙是根本於錯誤認知。當我們誤認了所見之物，從它獲致的結論，必定也不正確。下一節經文將會進一步闡述。

2.13 सति मूले तद्विपाको जात्यायुर्भोगाः ।

sati mūle tadvipāko jātyāyurbhogāḥ

只要障礙占了上風，就會在每一個面向上影響行動：在行動執行時、在行動持續進行時，以及在行動的結果上。

障礙可能會導致行動執行的錯誤。採取行動的過程中，障礙可能影響我們的心態，因而縮短或延長行動的時間長度[12]。最後，行動的結果反而可能加劇現有的問題，或者製造了新的問題。

2.14 ते ह्लादपरितापफलाः पुण्यापुण्यहेतुत्वात् ।

te hlādaparitāpaphalāḥ puṇyāpuṇyāhetutvāt

我們所有的行動都會導致某種問題嗎？

行動的結果會帶來痛苦或有所增益，在於構思或履行行動的時候，這些障礙是否現前。[13]

如果在某個行動起步和執行時，這些障礙處於不活躍的潛伏狀態，就會有相當充分的澄明性，而意識到正確的心態和行動的方法，因此避開錯誤。如果障礙處於活躍的狀態，無論如何，都不可能有足夠的澄明性，結果或許就不如人意或導致痛苦。

11 梵文karma，傳統漢譯佛典譯為「業」，有「行動」，也有「行動的結果」之意，採取行動的當下，我們常常看不到行動所造成的結果。Karma-aśaya，業的受報，也就是行動的結果，根源在於這些障礙（kleśamūla）。

12 此處的時間長度（time span），是梵文的āyur，壽命。時間長度，狹義的詮釋指的是長壽或短命；廣義來看，指的是從事任何事情的順遂或中途腰斬。

13 從梵文來看，愉快和痛苦，是源自於善行（puṇya）和惡行（apuṇya）的果報。

2.15 परिणामतापसंस्कारदुःखैर्गुणवृत्तिविरोधाच्च दुःखमेव सर्वं विवेकिनः।

pariṇāmatāpasaṁskāraduḥkhairguṇavṛttivirodhācca duḥkhameva sarvaṁ vivekinaḥ

令人不愉快或痛苦的結果，其原因為何？

痛苦的結果，可能來自以下一個或多個對象或情境所造成的後果，如感知對象本身的改變、渴望再次經歷享樂的體驗，以及過去制約條件[14]的強烈影響。除此，個人自身的改變也是促成苦果的因素。

我們自身和感官對象或多或少持續不斷改變。這些改變也許未被辨識出來。因此，即使達不到，我們仍有一種追求更多相同對象或情境的驅力。如果習以為常的對象並未出現或情境並未發生，過去制約條件的結果就可能產生強烈的反動。此外，還得加上我們自身和周遭世界複雜的模式。因此，任何事物或處境都有導致痛苦或令人不愉悅結果的潛能。那麼，我們能夠怎麼做呢？

2.16 हेयं दुःखमनागतम्।

heyaṁ duḥkhamanāgatam

應該預見且避免掉可能產生的痛苦結果。

凡是有助預防或減少痛苦結果的行動，就應該去實踐。帕坦伽利繼續說明這種痛苦結果的原因，以及可以做些什麼，自身才能發展預見、避免和減少痛苦的能力，或是接受痛苦的能力。簡要地說，瑜伽修習的目的，就是藉由增加我們的澄明度，來減弱對我們而言是痛苦的結果。我們必須學習這些方法，以遏止和克制經文2.3所列舉的障礙。

2.17 द्रष्टृदृश्ययोः संयोगो हेयहेतुः।

draṣṭṛdṛśyayoḥ saṁyogo heyahetuḥ

14 制約條件（conditioning）指的是「行」的作用，也就是下段解說中所談到的潛能。

下文要說明導致痛苦結果的主要原因。

引發痛苦結果的原因，是沒有能力分辨所感知者與能感知者。15

人自身中存在著一個能感知的「實存」（entity），這和所感知者，如心識、身體、感官和對象不同。但是，我們常常無法分辨出來。所感知者是傾向變化的，只不過我們無法辨認出這些變化。不過，即使沒有辨識出這些差異，缺乏澄澈明淨的理解，也會造成痛苦的結果。

2.18 प्रकाशक्रियास्थितिशीलं भूतेन्द्रियात्मकं भोगापवर्गार्थं दृश्यम् ।

prakāśakriyāsthitiśīlaṁ bhūtendriyātmakaṁ bhogāpavargārthaṁ dṛśyam

所感知的對象和能感知者有何不同之處？下面的經文就此作說明：

一切的所感知者，不僅包含外在事物，也涵括心識和感官。所感知者具有三種特質：沉重遲鈍、活躍敏捷和澄澈明淨。16：使能感知者受到所感知者的影響，或者提供方法以發現所感知者和能感知者的差異。

一切的所感知者，都具備展現上述三種特質的能力，不過在強度上和程度上有所不同。作用在我們身上的這些特質的本性，會在下幾節經文作更深入的探究。

2.19 विशेषाविशेषलिङ्गमात्रालिङ्गानि गुणपर्वाणि ।

viśeṣāviśeṣaliṅgamātrāliṅgāni guṇaparvāṇi

一切的所感知者，因共享這三種特質而彼此相關。

除此，它們還彼此影響。例如，我們所吃的食物，會影響心識的狀態；心識的狀態，則會影響我們對待身體和周遭環境的態度。

15 能感知者，指的是draṣṭṛ，在瑜伽哲學中，指的是目證者，也就是見者、純粹意識，或稱為真我。但一般人常將感官所見所思，也就是所感知者、所見者，誤認為能感知者。

16 梵文分別為prakāśa（光明、明亮）、kriyā（行動、活動）、sthiti（靜止不動、慣性），相當於悅性、激性、惰性。

2.20 द्रष्टा दृशिमात्रः शुद्धोऽपि प्रत्ययानुपश्यः ।

draṣṭā dṛśimātraḥ śuddho ’pi pratyayānupaśyaḥ

能感知者究竟為何物？

能感知者，不具變化的傾向；不過，它總是透過心識來感知。

因此，感知的品質就受到感知的器具，也就是心識狀態的影響。感知到與否，感知是否正確，全仰賴心識狀態。就如同一個物體的顏色，也因透過什麼顏色的眼鏡來觀看而受影響。

2.21 तदर्थ एव दृश्यस्यात्मा ।

tadartha eva dṛśyasyātmā

一切的所感知者，僅有一個目的：就是被感知。

所感知者以此方式服務於能感知者，而自身不具個體性。所感知者的目的，來自於為能感知者所感知。同樣地，就如餐桌上的食物，是為了客人而存在的，而非因食物本身的緣故而存在。

2.22 कृतार्थं प्रति नष्टमप्यनष्टं तदन्यसाधारणत्वात् ।

kṛtārthaṁ prati naṣṭamapyanaṣṭam
tadanyasādhāraṇatvāt

這意味著若沒有能感知者，所感知的對象就不存在嗎？

一切所感知的對象的存在與其顯像，獨立於個別能感知者的需要之外。所感知者的存在無關乎個體，而是為了提供不同個體的不同需求。

個體的需求，僅可能在特定的時刻被勾畫出來，某些需求可能是週期性的循環或間歇性的斷斷續續。而且，就需求的程度和辯護的理由而言，某一位個體的需要，不可能比另一位個體的需求來得重要。一部車，可能車主用不上，但是車主的老婆卻需要用到。此時此刻食物或許並非必要之物，然而幾個小時之後，也許就不可或缺。如果沒有客人大駕光臨，桌上的食物就會因此消失嗎？

2.23 स्वस्वामिशक्त्योः स्वरूपोपलब्धिहेतुः संयोगः।

svasvāmiśaktyoḥ svarūpopalabdhihetuḥ saṁyogaḥ

除此之外，

一切的所感知者，無論為何物，無論在某位特定個體身上可能產生怎樣的作用，就僅有一個究竟的目的，那就是在所見的外在和能見的內在之間，釐清彼此的區別。

無論事物多麼令人痛苦或騷亂，都是由我們對它的反應來決定它的影響力。因此，藉由分辨出能感知者和所感知者，能見者和所見者，就能夠將對象置於正確的觀點，以及確定是由我們決定所感知者的作用力及其加諸於我們的影響。

2.24 तस्य हेतुरविद्या।

tasya heturavidyā

為什麼澄明性偶爾不存在呢？

在辨別能感知者和所感知者時，澄明性之所以缺席，是由於錯誤認知的積聚。

2.25 तदभावात्संयोगाभावो हानं तद्दृशेः कैवल्यम्।

tadabhāvātsaṁyogābhāvo hānaṁ taddṛśeḥ kaivalyam

錯誤認知減少時，澄明性就會相應增加。這就是解脫之道。

是的，這就是瑜伽修習的究竟目標。解脫，是障礙所引發的結果不會現前，而且避免掉那種會導致分心、散亂或混亂、攪動的行動。

2.26 विवेकख्यातिरविप्लवा हानोपायः ।

vivekakhyātiraviplavā hānopāyaḥ

如何能達到解脫呢？這真的可能嗎？

根本上來說，方法必須導向發展澄明性，以便凸顯所感知者變動的特性和能感知者不變的特性之間的區別。

這需要持續努力，最終一定可以減弱經文2.3所列舉的障礙不斷侵擾，而後完全消除它們的影響。一旦起步，瑜伽的地基就鋪設了。

2.27 तस्य सप्तधा प्रान्तभूमिः प्रज्ञा ।

tasya saptadhā prāntabhūmiḥ prajñā

達到澄明性，是一個次第前進的過程。

第一步是辨認出我們心識的某些傾向，必須對製造痛苦的結果負責。這些心識傾向若不被截斷，我們就可能落入永劫不復的境況。

2.28 योगाङ्गानुष्ठानादशुद्धिक्षये ज्ञानदीप्तिराविवेकख्यातेः ।

yogāṅgānuṣṭhānādaśuddhikṣaye
jñānadīptirāvivekakhyāteḥ

能做些什麼來辨認和改正這些傾向？帕坦伽利提供了明確的方法，可減少錯誤認知之類的障礙積聚。只要減弱這些障礙，就可以逆轉我們製造不快結果的傾向。

修習和探究瑜伽不同的構成部分，能逐漸降低障礙，例如錯誤認知（經文2.3）。感知的明燈將因此光輝閃耀，而能感知者和所感知者之間的區別，也會越來越明顯。此時，可以毫無謬誤地理解每一件事。

如果心識清除了遮蔽真實感知的障礙，在感知上就不會有任何錯誤或瑕疵，行動也不會導致令人悔不當初的結果。

帕坦伽利說明了瑜伽的構成部分：

2.29 यमनियमासनप्राणायामप्रत्याहारधारणाध्यानसमाध-
योऽष्टावङ्गानि ।

yamaniyamāsanaprāṇāyāmapratyāhāra-
dhāraṇadhyānasamādhayo ’ṣṭavaṅgāni

瑜伽有八個構成部分[17]，分別是：

制戒，我們對環境的態度。

內制，我們對自身的態度。

體位法，身體運動的練習。

呼吸控制法，呼吸運動的練習。

制感，感官的收攝。

攝心，專注我們心識的能力。

禪那，與我們尋求理解的對象發展相互作用的能力。

三摩地，與所理解的對象完全合一。

八個構成部分所呈現的次序，是從外部關係到非常深刻且精微純淨的冥思狀態。然而這個順序未必就是修習的次第，實際上並沒有一定的準則或確定的途徑。無論如何，只要路徑對某個人來說，是最適合到達經文1.2所描述的狀態，就應該被遵循。那個人一旦有所進展，其他構成部分也會同時開展。

2.30 अहिंसासत्यास्तेयब्रह्मचर्यापरिग्रहा यमाः ।

ahiṁsāsatyāsteyabrahmacaryāparigrahā yamāḥ

下面經文將討論瑜伽的八個分支。

制戒包含：

1.顧及一切生物，尤其是那些比我們更無辜、更拮据或更淒慘的眾

17 梵文為aṣṭa-vaṅga：八支瑜伽，又稱「八部行法」或「八部功法」。

生。[18]

2.透由言說、書寫、姿態和行動，正確無誤地溝通。[19]

3.不垂涎，或是抗拒不屬於我們之事物的欲求。[20]

4.一切行為有所節制，合乎中庸之道。[21]

5.不貪婪，或是只收受恰如其分的事物。[22]

如何表現這些品德，以及如何為之奮鬥、努力，不可避免地取決於我們的社會和文化背景、宗教信仰，以及個性與潛能。不過，這些品德在個人身上所呈現的樣貌，反映了障礙在我們心識上起了多大程度的作用。我們如何反應他人和我們的環境，透露了心識狀態和人格特質。光是敲門的聲響，就能洩漏出訪客的性格。

2.31 जातिदेशकालसमयानवच्छिन्नाः सार्वभौमा महाव्रतम् ।

jātideśakālasamayānavacchinnāḥ sārvabhaumā mahāvratam

如果在社會環境中毅然決然採用這些態度，而不管社會、文化、知識水平和個人的身分地位，毫不留下妥協折衷的餘地，那麼，將每況愈下，走到無力可回天的地步。

我們不可以抱持這樣的態度著手改變。如果猛然採用這樣的態度，並無法支撐下去。我們總是可以找到不繼續堅持下去的藉口。相反地，如果嘗試找出自己持有相反觀點的理由，並隔離容許此種見解的障礙，我們的態度將會逐漸轉變。到時，障礙讓步，而我們面對他人和周遭環境的行為舉止，也將變得更好。

2.32 शौचसंतोषतपःस्वाध्यायेश्वरप्रणिधानानि नियमाः ।

śaucasaṅtoṣatapaḥsvādhyāyeśvara-praṇidhānāni niyamāḥ

18指ahiṁsā（不害），有「不殺生」、「非暴力」之意。

19指satya（諦／實語／真實不虛），有「真理」、「真實」、「誠實」、「美德」之意。

20指asteya（不偷盜）。

21指brahmacrya（梵行）。在印度修行傳統中，此字的內涵隨著時代和宗教傳統而有所不同。較早的時期，是指嚴格遵循吠陀經典的規範來行事，而人生四大階段的第一階段「梵行期」，則是弟子跟上師住在一起學習吠陀經典，並且保持獨身禁欲。佛教和奧義書皆對此字的內涵重新詮釋。

22指aparigrah（不取），有「一介不取」、「不占有」之意。

內制包含：

1. 純淨，或是保持我們的身體和周遭事物乾淨和整潔。[23]

2. 滿足，或是對於所擁有的和沒有擁有的事物，感到安適、充足。[24]

3. 經由保持正確的習慣，如睡眠、運動、營養、工作和消遣，去除我們生理和心識系統中的染污。[25]

4. 學習和研讀，以及回顧和評估我們的進展之必要。[26]

5. 崇敬高等智慧[27]，或是與全知者的至尊主相比，接受我們自身的有限性。[28]

與對待他人和環境的態度一樣，隨著調整我們造成問題的錯誤和行動，可穩固這些首要事項，也能同時開展正確的態度。

2.33 वितर्कबाधने प्रतिपक्षभावनम् ।

vitarkabādhane pratipakṣabhāvanam

如何仔細審察和再次檢驗我們對待他人的態度呢？

這些態度一旦被質問，就自我反省另一種態度的可能結果，或許有所助益。[29]

這意味著我們必須找到一種方式，可能是在特定時間或特定情境下，理智檢測不同態度的結果：謀定而後動，三思而後行！

2.34 वितर्का हिंसादयः कृतकारितानुमोदिता लोभक्रोधमोहपूर्वका मृदुमध्याधिमात्रा दुःखाज्ञानानन्तफला इति प्रतिपक्षभावनम् ।

vitarkā himsādayaḥ kṛtakāritānumoditā lobhakrodhamohapūrvakā mṛdumadhyādhimātrā duḥkhājñānantaphalā iti pratipakṣabhāvanam

帕坦伽利更進一步解釋：

23指śauca（清淨），有「潔淨」、「淨化」、「純潔無染」之意。

24指saṁtoṣa（知足）。

25指tapas（修練）。

26指svādhyāya（洞察自身）。

27崇敬高等智慧英文是higher intelligence，在此應是指神學上所言的「無形的智慧存有」（intelligent, incorporeal being），其中最高等的就是神，神就是至高無上的智慧（the Supreme Intelligence）。

28指īśvara-praṇidhānā（交付予神）。Īśvara有「主宰者」、「至高神」之意，而pra-ṇi-dhānā則有「尊敬」、「強烈的渴望」、「祈禱」、「深定、冥想」等意。由此可以看出「交付予神」的心態和行動表現。

29這段經文重點在pratipakṣa（對治），這個梵文有「反向」、「對立面」等意，在下一段經文，解釋得更清楚，也就是思考另一種態度的可能結果，就可以達到「對治」的效果。

例如，若突然渴望做出惡劣的行為，或者慫恿或贊成殘酷的舉止，可以透過反思那個具有傷害性的結果，而遏止這股欲望。通常這樣的行為，是較為低劣的衝動如憤怒、占有欲、站不住腳的判斷等所造成的結果。[30]不論這些舉動輕微或嚴重，在合適的氛圍下反思，可克制我們以這種方式行動的想望。

通常我們對待人們、關鍵時刻和理念想法的某些態度，並不是那麼明朗可見。隨後，急躁的一步，就可能讓我們陷在並不想要的困境中。在這樣的境遇下，任何可以轉念一想的機會，都是值得留心的。畢竟，預防勝於治療。

2.35 अहिंसाप्रतिष्ठायां तत्संनिधौ वैरत्यागः।

ahiṁsāpratiṣṭhāyāṁ tatsaṅnidhau vairatyāgaḥ

我們必須記得，這是因人而異的。我們之中的一些人，可能對於審察我們的動機和態度感到相當地自在。另一些人，可能覺得要對自己作反省這件事難度頗高。帕坦伽利在此指出：經文2.30和2.32所列的十種態度中的每一種態度的改善、進步的跡象。

當一個人越是體諒他人、越是深思熟慮，就越能因為他的在場，而在眾人之中激發出友好的感覺。[31]

甚至那些平時和其他人相處並不友善的人，也會因為我們在場，展現出不同的面向而對人親切。

2.36 सत्यप्रतिष्ठायां क्रियाफलाश्रयत्वम्।

satyapratiṣṭhāyāṁ kriyāphalāśrayatvam

一個人展現出高度誠信的溝通，他的行動就不會落空。[32]

能夠心懷體貼、不傷害他人、不說謊，和以必要的反思而真誠正直地和人溝通，這需要處於非常純淨的狀態才辦得到。這樣的人在他們的行動中，是不可能犯錯的。

30分別指krodha（瞋）、lobha（貪）、moha（癡）。

31這一段經文在談做到ahiṃsā（不害）時，周遭的人就不會懷有敵意。

32這一段經文在談satya（實語），梵文除了談行動（kriyā），也談結果（phala），兩者都不會落空。

2.37 अस्तेयप्रतिष्ठायां सर्वरत्नोपस्थानम्।

asteyapratiṣṭhāyāṁ sarvaratnopasthānam

一個人值得信任，是因為他不覬覦屬於他人之物；自然地，他就會得到每一個人的信賴，而且每一件事都會與他分享，不管那件事多麼地被珍惜。[33]

2.38 ब्रह्मचर्यप्रतिष्ठायां वीर्यलाभः।

brahmacaryapratiṣṭhāyām vīryalābhaḥ

有所節制的中庸之道，在最顛峰的狀態，就會產生個體最高的生命能量。[34]

如果我們在所有的事物發展中庸之道，就沒有任何事物會被我們浪費。過量會帶來問題，不足可能也不適當。

2.39 अपरिग्रहस्थैर्ये जन्मकथंतासंबोधः।

aparigrahasthairye janmakathaṁtāsaṁbodhaḥ

一個人不貪婪是安全無虞的。他會有時間做深入的思考，他對自己就會有全面的了解。[35]

我們擁有越多，就需要越多來照料這些東西。時間和能量，耗費在取得更多的東西、保護這些東西以及擔心這些東西，而不是奉獻給生命的基本問題。對我們應該擁有的東西來說，極限在哪裏？為了什麼目的？為了誰？為了擁有多久？在我們有時間開始把這些問題好好深思之前，死亡就會降臨。

2.40 शौचात्स्वाङ्गजुगुप्सा परैरसंसर्गः।

śaucātsvāṅgajugupsā parairasaṁsargaḥ

33指asteya（不偷盜）的作用。

34指brahmacarya（梵行）的作用，不知節制，會消耗大量的生命能量，而知所節制則導致相反的結果。

35指aparigrah（不取）的作用。

當淨化修練被開展後，就會顯露什麼是需要持續維持的，什麼是始終不變的清淨。會衰敗腐爛的，是外在的事物，而不會衰敗腐爛的，則位於我們內在深處。[36]

因此，我們對於這些短暫且淺薄的外在事物過度在乎和貪戀的程度，就會降低。

2.41 सत्त्वशुद्धिसौमनस्यैकाग्र्येन्द्रियजयात्मदर्शनयोग्यत्वानि च ।

sattvaśuddhisaumanasyaikāgryendriya-
jayātmadarśanayogyatvāni ca

除此，一個人不因感官作用而分心散亂，以及免於過去所積累的錯誤認知，而變得能夠反思我們個人的自我意識在最深處那個同一的自性[37]，感知的源頭就在其中。[38]

將外在事物視為最有價值和花費一切代價來捍衛，並非生命最重要的部分。還有許多值得往內去深究的。髒衣服可能讓一人看起來醜頭怪臉，不過這可以改觀。然而如果這個染污是在內心深處，轉變可能就沒那麼容易了。

2.42 संतोषादनुत्तमः सुखलाभः ।

saṁtoṣādanuttamaḥ sukhalābhaḥ

不再有所求的結果，是完完全全的快樂。[39]

從占有渴望對象得到的快樂，只是暫時的。我們需要發現新的事物，而且得到這些東西，以維持這種快樂。但是真正的知足，會帶來徹底的快樂和無比的幸福，這是獨一無二的。

2.43 कायेन्द्रियसिद्धिरशुद्धिक्षयात्तपसः ।

kāyendriyasiddhiraśuddhikṣayāttapasaḥ

36指śauca（清淨）。

37在最深處那個同一的自性指atman（阿特曼），不是我們個體獨立不同的自我意識（selves），而是感知的源頭──真我（the self）。

38還是在談śauca（清淨），但談得更內在，更深入核心。

39指saṁtoṣa（知足）。

去除染污，可以讓身體更有效率地行使功能。40

身體和心識的疾病和障礙皆可以被抑制。

2.44 स्वाध्यायादिष्टदेवतासंप्रयोगः।

svādhyāyādiṣṭadevatāsaṁprayogaḥ

研讀、學習，當發展至最高的階段，會使一個人和更高的力量緊密地連繫在一起，41這讓他能夠理解最難懂費解的事物。42

我們的研讀、學習效果越顯著，就越能夠了解自身的弱點和強處。我們學會讓缺點不起作用，而讓力量發揮到極限，那麼，我們的理解力就沒有任何局限。

2.45 समाधिसिद्धिरीश्वरप्रणिधानात्।

samādhisiddhiriśvarapraṇidhānāt

虔敬神，有助於徹底理解任何所選擇之對象的能力。43

藉由這樣崇敬至高神，我們可以得到一種信心。因此，要將心專注於任何複雜難解的對象，都不是問題。

2.46 स्थिरसुखमासनम्।

sthirasukhamāsanam

體位法和呼吸控制法，是瑜伽接下來的兩個分支（見2.29），將在下面說明。這兩個方法可以幫助我們正確且適當地理解和運用我們的身體和呼吸。與改變我們的態度不同，這些技巧相較之下容易上手。我們之中大部分的人，都可以藉由這些方法來減弱通往瑜伽境地的障礙。在這裏所給的指導是概要式的，因為要練習這兩種方法，必須親自跟隨一個勝任的老師

40指tapas（修練），消除了不純淨（śuddhi），就會使身體（kaya）和感官（indriya）獲得siddhi（悉地，成就，神通）。

41梵文iṣṭadevatā-saṁprayoga，意味可與所渴望的神祇交流、結合。

42這一段經文指svādhyāya（洞察自身）。

43指交付予神，可以使人達到三摩地的境界。

學習才行。

體位法必須具備警覺和放鬆的雙重特質。

練習體位法，與身體運動有關。要做到恰到好處的練習，就一定是保持不繃緊的警覺，且不魯鈍、不沉重的放鬆。

2.47 प्रयत्नशैथिल्यानन्तसमापत्तिभ्याम् ।

prayatnaśaithilyānantasamāpattibhyām

這些特質可以透由認出和觀察體位法練習的構成部分，也就是身體的反應和不同體位法的呼吸情形而獲得。一旦明瞭了，就可以逐步控制這些反應。

2.48 ततो द्वंद्वानभिघातः ।

tato dvaṅdvānabhighātaḥ

當這些原則被正確地遵循，體位法的鍛鍊將會幫助一個人忍受外在的影響，甚至將這個影響減至最低程度，這些作用於身體的外在影響，包括年齡、氣候、飲食和工作等。

這是減低障礙，如錯誤認知等影響的第一步；因為身體就是心識的狀態表露。像體位法這樣的鍛鍊，會在身體的層次，開始矯正那些障礙所產生的傷害性結果。當身體健康開始發揮作用，就會幫助我們開啟更深入理解自己的可能性。如果我們有背痛的問題，想要緩解這個疼痛的念頭就會盤踞在我們的腦海。如果經由努力練習體位法，減弱了這個背痛，之後，我們就能夠開始探索痛苦的原因。

2.49 तस्मिन्सतिश्वासप्रश्वासयोर्गतिविच्छेदः प्राणायामः ।

tasminsatiśvāspraśvāsayorgativicchedaḥ prāṇāyāmaḥ

經由體位法的鍛鍊，我們也能夠理解呼吸如何運作。呼吸的模式是非常個人化的，會隨著我們的心識狀態或身體的變化而有所不同，而心識的狀態或身體的變化又是內在和外在力量共同作用的結果。

呼吸控制法是以有意識地、刻意地調整呼吸，來取代無意識的呼吸模式。這只有在對體位法的鍛鍊有一定程度的熟練後才可能做到。

呼吸控制法通常以舒適的，但卻筆直的坐姿進行練習。

2.50 बाह्याभ्यन्तरस्तम्भवृत्तिर्देशकालसंख्याभिः परिदृष्टो दीर्घसूक्ष्मः ।

bāḥyābhyantarastambhavṛttirrdeśakālasaṁkhyabhiḥ paridṛṣṭo dīrghasūkṣmaḥ

呼吸控制法的組成為何？

呼吸控制法涉及到呼氣、吸氣和屏氣的調節控管。透過調整呼氣、吸氣和屏氣的長度，以及維持這樣的調節一段時間，還要全心專注在這個過程，將可以控管這三種呼吸流程。這些呼吸的組成部分必須有一定的長度且保持一致。

呼吸控制法的鍛鍊有許多可能的組合，有許多技巧可以運用，不過關於相關技巧的細節說明，就超過這部經典要討論的範圍了。

2.51 बाह्याभ्यन्तरविषयाक्षेपी चतुर्थः ।

bāhyābhyantaraviṣayākṣepī caturthaḥ

在瑜伽境地中，一個完全不同的呼吸狀態會出現。

那時，呼吸就超越了意識的層次。

要說得更明確是辦不到的。

2.52 ततः क्षीयते प्रकाशावरणम्।

tataḥ kṣīyate prakāśāvaraṇam

呼吸控制法的鍛鍊結果被指出來：

規律地練習呼吸控制法，可以減少那些阻止澄明感知的遮障。

2.53 धारणासु च योग्यता मनसः।

dhāraṇāsu ca yogyatā manasaḥ

於是，[44]心識現在已經準備妥當，可以朝向所選擇的目標，專注地修練。[45]

2.54 स्वविषयासंप्रयोगे चित्तस्य स्वरूपानुकार इवेन्द्रियाणां प्रत्याहारः।

svaviṣayāsaṁprayoge cittasya svarūpānukāra ivendriyāṇāṁ pratyāhātaḥ

感官的收攝，即是「制感」[46]，這是瑜伽修習的第五個面向（見經文2.29），下面將做界說：

當心識能夠保持在所選擇的專注焦點，且感官也不管周遭其他不同的對象，而堅定不移地追隨心識專注的對象，感官收攝就出現了。

2.55 ततः परमा वश्यतेन्द्रियाणाम्।

tataḥ paramā vaśyatendriyāṇām

因此，感官便被馴服了。

感官並非分心散亂的原因，在專注於所選取的探究對象中，感官和心識彼此合作無間。因此，感官收攝的鍛鍊不能死守嚴苛的規範。當我們內在感知的遮障清淨之後，感官收攝就會修練出來。

44這個心識（mind）是梵文manas（意／意識）。

45指可以進行攝心（dhāraṇā）的修練。

46梵文pratyāhāra。

•第三品•

〈神通品〉 विभूतिपादः

在〈神通品〉（Vibhūtipādaḥ）[1]中，帕坦伽利藉由前兩品所描述的不同修習方式，說明心識能力可以達到不分心散亂的境地。這樣的心識，可以深入探索事物和概念，擁有無數的可能性。然後，個人的心中便會生起關於對象先前未曾知悉的某個向度的知識。然而，這樣的知識本身，有可能是分心散亂的來源，使人無法達到最高的存有境界。最高的境地是免於任何種類、任何時刻的干擾。下面三段經文描述在經文2.29首次提到的瑜伽的第六、第七和第八支，而瑜伽的前五支已於第二品談論過。

3.1

देशबन्धश्चित्तस्य धारणा ।

deśabandhaścittasya dhāraṇā

儘管個體周遭有許多其他能引起注意的對象，然而一旦心識對於所選取的對象能保持專注，就是達到能夠攝心一處的狀態。[2]

個人所選擇的對象無關深具吸引力與否。對象可能是感官式的或概念式的、簡單的或複雜的、觸摸得到的或無法碰觸的，處在如魚得水的環境中，或者是在得排除萬難的境況中。如果心識已被分心散亂所淹沒，或是受到如錯誤認知之類的障礙強烈影響（見經文2.3），想要以攝心的修練來保持專注，是不可能的。

3.2

तत्र प्रत्ययैकतानता ध्यानम् ।

tatra pratyayaikatānatā dhyānam

一旦專注力穩固了，就可以開展心識活動和所選對象之間的連結。

1 梵文vibhūti，有「神通」、「自在力」、「神威」、「大能」之意。

2 這一節經文談dhāraṇā（攝心）。

那麼，心識活動就只會關涉到這個對象，而形成相續無間之流。[3]

一開始，我們的理解力受到錯誤認知、虛妄分別和記憶所影響。不過，當理解對象的過程增強之後，將耳目一新我們對於對象的理解，而且深化理解。

3.3 तदेवार्थमात्रनिर्भासं स्वरूपशून्यमिव समाधिः।

tadevārthamātranirbhāsaṁ svarūpaśūnyamiva samādhiḥ

未幾，個體如此全神貫注在對象上，以至於除了對於對象的理解外，對他來說，沒有任何事物是明顯意識到的，彷彿個體已失去了對自身的認同。這就是完完全全地和理解的對象合一。[4]

當我們達到這樣的狀態，只有對象本身是明顯意識到的，我們甚至沒有察覺到我們和對象是截然不同、獨立的存在，我們的心識活動和對象結合為一體，再沒有其他事物了。

3.4 त्रयमेकत्र संयमः।

trayamekatra saṁyamaḥ

經文3.1，3.2，3.3所描述的三個修習過程，可以在不同時間分別運用在不同的對象上，也可以專注在同一個對象而持續一段時間。

當這些過程持續進行且僅僅集中於同一對象，就叫做等制。

3.5 तज्जयात्प्रज्ञालोकः।

tajjayātprajñālokaḥ

這個持續且唯一對象的等制修習，會引發什麼結果？

針對所選取的對象修習等制，會對於對象產生全面理解的知識。[5]

3 這一節經文談dhyāna（禪那，靜慮）。

4 這一節經文談samādhi（三摩地）。

5 指般若智慧（prajñā）。

3.6 तस्य भूमिषु विनियोगः।

tasya bhūmiṣu viniyogaḥ

修習等制的過程中，可以選取任何事物做為專心一意的對象嗎？我們挑選的基本原則為何呢？

等制的修習必須次第開發。

選擇修習等制的對象，必須根據我們做這類探索的潛能應有的領會，來決定其合適與否。我們應該從較不複雜的對象著手練習，並透過它運用不同的方式來探究。然後，就會有較大的機會順利發展。這表示在選取對象上，了解我們甚多的老師，是大有助益的。

3.7 त्रयमन्तरङ्गं पूर्वेभ्यः।

trayamantaraṅgaṁ pūrvebhyaḥ

要在等制修習或其他的鍛鍊上，明確指出對某個人來說什麼是容易的，是不可能做到的。帕坦伽利談到相對的概念，萬事萬物在在相對。

相較於瑜伽的前五支（經文2.29），後三支（經文3.1，3.2，3.3）比較難以理解。

瑜伽前五支是我們對待周遭環境的態度（制戒）、面對我們自己的態度（內制）、身體運動的練習（體位法）、呼吸運動的修習（呼吸控制法）和感官的收攝（制感）。這些鍛鍊和後三支相比起來，是容易領略而且入手門檻較低。後三支是關於專心一志的能力（攝心）；完美發展與尋求理解的對象互動往來的能力（禪那）；徹徹底底和理解的對象合而為一（三摩地）。

3.8 तदपि बहिरङ्गं निर्बीजस्य।

tadapi bahiraṅgaṁ nirbījasya

一旦開發了心智能力，就能夠經由持續不斷的鍛鍊，純化心識，調適心識，使其足以勝任專心一意的修習，使專注修練的過程變得更容易上手，毫無困難。

相較於專注於一個對象的狀態（三摩地），心識沒有任何的印記，也沒有任何事物超越其認知範圍的狀態（無種子三摩地），是更難以理解的。

經文1.5對於這個瑜伽的最高境地已經說過。在這個境地，心識是純然清澈的，完全沒有任何阻力來妨礙探索，而且免於任何過去的印記。

經文3.7和3.8的要旨是：在我們個人的層次上，等制僅是一種可能。在選擇探究的目標上，並沒有人人皆同的普遍性次第進展。對所有人來說，並非任何時刻都處於相同的層次。這是等制的相對面向，因為等制是立基於每個人和單一個體各自的心智能力和需求。換句話說，有些人已經具備高度發展的能力，這個能力使其能夠從一個較他人更高的層次，起手等制的修練。人類解剖學的專家不需要花太多心力研讀，就可以明白一匹馬的脊柱；但是，一個金融專家可能就得從基礎解剖學開始學習起。

3.9 व्युत्थाननिरोधसंस्कारयोरभिभवप्रादुर्भावौ
निरोधक्षणचित्तान्वयो निरोधपरिणामः ।

vyutthānanirdhasaṁsakārayorabhibhavaprādurbhāvau
nirodhakṣaṇacittānvayo nirodhapariṇāmaḥ

如何讓習慣於一種運作方式的心識轉變呢？帕坦伽利以我們所感知的每一件事物皆易於更改做為說明，解答了這個問題。不僅如此，每件事物都能以所選擇的方式來調整。

心識基於兩種截然不同的傾向，能夠有兩種狀態，就是分心散亂和專心一志。然而，在任何時刻，只有一種狀態占上風，而這個狀態會影響個人的行為舉止、態度看法和表達方式。

當專心一志取得優勢，我們的姿勢是安詳的，呼吸是輕柔的，我們是如此專注，以至於完全聚焦在對象上，對於周遭毫未察覺。相反地，處於分心散亂的狀態時，我們的儀態毫不平靜，呼吸紊亂不堪，我們的態度幾乎沒有任何跡象顯示自己有能力專注。

3.10 तस्य प्रशान्तवाहिता संस्कारात्।

tasya praśāntavāhitā saṁskārāt

我們能開發專注的狀態嗎？

藉由持續不斷的修練，心識就能夠長時間保持在專注的狀態。

如果不嘗試維持住這個狀態，分心散亂的狀態就會取而代之。

3.11 सर्वार्थतैकाग्रतयोः क्षयोदयौ चित्तस्य समाधिपरिणामः।

sarvārthataikāgratayoḥ kṣayodayau cittasya samādhipariṇāmaḥ

甚至分心散亂的特質也能夠變更和修正。心識可以是混亂，可以是昏沉，也可以不受干擾，或者相當容易騷動不安。這些變化端視我們過去的傾向，以及如何對此作出反應。另外，還有一個中間的狀態。

在全神貫注的可能和另一個可吸引注意力的對象的狀態間，心識輪替不已地變動。

先前的局面和這個局勢並不相同。前者的狀況是，心識在兩個極端的相反狀態之間輪替，在這個狀況中，兩個輪替的狀態之間差異少得多。因此，就有更大的機會回到固定探究的專注上，而不會浪費太多時間，也沒有心識在分心散亂的狀態所產生的持久影響。[6]

3.12 ततः पुनः शान्तोदितौ तुल्यप्रत्ययौ चित्तस्यैकाग्रता-परिणामः।

tataḥ punaḥ śāntoditau tulyapratyayau cittasyaikāgratāpariṇāmaḥ

6 這一節經文說明經過修練的心識，專注和散亂之間的差別會逐漸減少，也就是越來越不會被散亂心帶著胡亂跑，而能馬上察覺分心，在下一刻回到專注的狀態。

更進一步的鍛鍊：

心識達到與對象的連繫一致且持續的境地，[7]分心散亂就停止出現。

那時，我們和對象的關係將不再受到其他心識傾向的擾亂，肯定對於對象有完完整整的理解。

3.13 एतेन भूतेन्द्रियेषु धर्मलक्षणावस्थापरिणामा व्याख्याताः ।

etena bhūtendriyeṣu dharmalakṣaṇāvasthāpariṇāmā vyākhyātāḥ

因此，我們的心識可以有不同的特性，這些特性也易於改變。心識、感官和感官的對象，共享三種基本的特性：沉重遲鈍、活躍敏捷和澄澈明淨。[8]某種程度上，在我們的心識中，絕大多數的改變都是可能的，這是由於三種特性處於持續流動變化的狀態。三種特性如何轉換、何時轉換，以及如何組合在一起，而產生心識不同的特性，則是一道複雜難解的課題。無論如何，

當心識有不同的狀態（與在個人身上生起不同的態度、可能性和行為模式相符合）這一個觀點被接受後，也可以說，這樣的改變可以發生在所有的感知對象[9]，以及感官身上。這些轉變可以在不同的層次上發生，也受到外在力量，如時間或我們的理解力所影響。

時間可以將鮮嫩的花朵轉變成幾片乾涸的花瓣；鐵匠能將一小塊金子改造成精緻的垂飾；煉金師則可以再次將這個垂飾轉化，成為保存腐蝕性液體的貯存瓶。在物體身上，這些特性可能在某個時刻明顯可辨，但也不會徹頭徹尾皆如此。不過，如果所有的潛能，例如像黃金一樣，都被知悉的話，那麼許多產品就可被製造，即使產品有相當不同的性能。身體和感官同樣也是如此。藝術家的手工技能和汽車技工是相當不同的，哲學家的論證也不同於生意人的推理。[10]

7 指ekāgratā（心一境性）。

8 可參考經文2.18。

9 感知對象是指bhūtas（五大元素）所組成的萬事萬物。

10 這一節經文用譬喻來解釋：潛能，指的是梵文的dharma（本性）；不同的產品則是lakṣaṇa（相，特徵），產品的性能和功用則相當於avasthā（狀態）。

3.14

शान्तोदिताव्यपदेश्यधर्मानुपाती धर्मी ।

śāntoditāvyapadeśydharmānupātī dharmī

所有這些不同的特性一定以某種形式儲存在某處。

物質[11]包含所有的特性，而視其所採取的特定形式，與那個形式相吻合的特性就會彰顯出來。然而，不論形式為何，展示的特性為何，都存在一個根基，其中包含了所有的特性。有一些已經在過去出現，一些則在當前顯明，另有一些將會在未來露出頭來。

經文3.9到3.14的含意是，我們所感知到的一切是事實而非虛構，只不過這些事實容易變化。這兩條法則，就是所謂的「實在論」和「轉變論」，是帕坦伽利的教法基礎。

3.15 क्रमान्यत्वं परिणामान्यत्वे हेतुः ।

kramānyatvaṁ pariṇāmanyatve hetuḥ

我們可以影響物質特性的轉變嗎？

藉由轉換改變的次序或系列，可以被調整成不同模式的特性。

轉變有一定順序，不過可以變更。一條沿著山谷流動的河川，可以經由地溝涵洞而轉向。一旦具有領會這個可能性的洞見，就可以產生不同模式的變化。

3.16 परिणामत्रयसंयमादतीतानागतज्ञानम् ।

pariṇāmatrayasaṁyamādatītānāgatajñānam

等制，在某種程度上，是改變我們的心識潛能，從對於對象不完整、錯誤的理解，或是一無所知，轉變成完全透徹的了知。潛能開發之後，個人就能夠選取任何對象，針對它發展深刻的知識。對象可以是感官知覺範圍內的外在事物，或是概念，如改變、時間、交流等。下面的經文，將會說明這樣的知識，是從不同的等制中產生的。無論是有志於運用高度發展的心識，來獲致特定宇宙萬物的深奧知識，或者關注焦點在於真正的解脫，都是我們個人的選擇。真正的解脫不只是專門知識或技術，而是一種境地，在其中，我們一切行動不會再引發懊悔和遺憾。帕坦伽利將在別處對等制

11 譯自英文substance，梵文在此為dharmin（具有「法」者或具「特性」者），意為「具有所有的dharma（特性）」。

的誤用提出告誡。

透由等制修習專心一志的第一個例子是：

在改變過程中的等制修習，如何能夠藉由時間和其他因素的影響，開發出關於過去和未來的知識。

發生在對象和感官上，還有心識上的改變，已在經文3.9到3.14說明過。如果深入探究此一概念，就能夠預見在特定的處境可能發生什麼事，以及過去發生過什麼事。天文學就是一個典型的例子。

3.17 शब्दार्थप्रत्ययानामितरेतराध्यासात्संकरस्तत्प्रवि-
भागसंयमात्सर्वभूतरुतज्ञानम् ।

śabdārthapratyayānāmitaretarādhyāsāts-
aṅkarastatpravibhāgasaṁyam atsarvabhūtarutajñānam

帕坦伽利接下來以溝通過程來討論等制修習。不同的象徵和語言之所以存在，是為了和其他人連繫。而象徵和語言會因使用、妄用和錯誤詮釋而受到影響。語言可用來解釋體驗過、正經歷的和可能經驗的事物。對象本身就是一個獨立的存在物。我們觀看對象的能力，依附於我們的關注重心和潛能。記憶和虛妄分別也會影響我們的認知。因此，對我們來說，不論多麼努力，做出不正確溝通的機會仍然很大。

在語言、信念和對象彼此之間的互動中修練等制，意味著去審察對象與眾不同的特徵、描述對象的方法，以及描述者的心識所受到的信念和其文化的影響。透過這樣的修練，我們能夠不顧語言、文化和其他的屏障，發現正確且有效的溝通方式。

3.18 संस्कारसाक्षात्करणात्पूर्वजातिज्ञानम् ।

saṁskārasākṣātkaraṇātpūrvajātijñānam

在人類所有的活動範疇中，有發展個人習慣和傾向的潛能，其中有一些習氣較其他的明顯。

在個人的傾向和習慣中修練等制，將引導人通向習氣的源頭，之後他即能獲得關於自身過去的深刻知識。

我們將獲悉自己的行為舉止和個人脾性如何發展而成，以及過去有什麼樣的事件影響我們的態度、喜好和厭惡。我們會知曉習氣有多大程度和遺傳、文化傳統以及社會要求等有關。當根源被了知後，就能夠再次審察自己的生活方式，活得更好。

3.19 प्रत्ययस्य परचित्तज्ञानम्।

pratyayasya paracittajñānam

每一個心識活動，都會產生明顯的身體作用。例如，睡覺與飢腸轆轆時，我們的身體特徵、體態和呼吸各不相同。

在個人心識改變生起時修練等制，必然在個人身上發展出正確觀察他人心識狀態的能力。

我們因而能看到他人心識狀態的發展。身體的表達、呼吸比和其他跡象，會透露出他人的騷亂、困惑、懷疑、恐懼等。

3.20 न च तत्सालम्बनं तस्याविषयीभूतत्वात्।

na ca tatsālambanaṁ tasyāviṣayībhūtatvāt

然而，我們能夠因此看到心識狀態的起源嗎？

不能。一個人心識狀態的原因，超過另一人可觀察的範圍。

這是因為不同的對象在不同的個體身上，製造出不同的反應。我們的觀察領域只限制在表徵，無法延展至原因。

3.21 कायरूपसंयमात्तद्ग्राह्यशक्तिस्तम्भे चक्षुःप्रकाशा-
संप्रयोगेऽन्तर्धानम् ।

kāyarūpasaṁyamāttadgrāhyaśaktistambhe
cakṣuḥprakāśāsaṁprayoge ’ntardhānam

人體的特徵由於有別於周遭環境，因此明顯可辨。同樣地，位於黑色牆面的一片白色補丁，亦是顯而易見，但是一塊黑色的補丁就不具如此的區別度。

在身體的特徵，以及影響身體特徵的種種因素之間修練等制，提供一個人和周遭環境相融一體的方法，以這樣的方式，人的形式樣貌就隱約難辨了。

這與變色蜥蜴和其他野生動物的偽裝保護色原則相似。因此，一個盯梢的老手會把他的身形融入周遭的環境中，然而無論其身形多麼不可辨識，藉由發展出一種敏銳的覺察力，察覺出將他和周遭環境區別開來的特徵，以及透過仔細辨認、移動和形塑出他的身形，而將環境的影響減少至最低。

3.22 सोपक्रमं निरुपक्रमं च कर्म तत्संयमादपरान्तज्ञान-
मरिष्टेभ्यो वा ।

sapokramaṁ nirupakramaṁ ca karma
tatsaṁyamadaparāntajñānamariṣṭebbyo vā

我們的行動受到行動意圖、行動者的心識狀態、所掌握的澄明性和環境的影響。

行動的結果或許立即可見，也可能延遲發生。在行動中修練等制，能夠給予一個人有能力去預知未來行動進程，甚至是自身生命的終結。

3.23 मैत्र्यादिषु बलानि ।

maitryādiṣu balāni

等制修習有助於探索不同的特質，如友愛、慈悲、知足等。因此，一個人可以學會如何強化所選取的特質。

同樣地，特定的身體或心識的技巧也可學到手。

3.24 बलेषु हस्तिबलादीनि ।

baleṣu hastibalādīni

例如，

以一頭大象的體力為對象修練等制，能夠給予一個人大象的體能。

當然，這並非意味能夠得到大象般的力量，而是獲得相當於人類體型極限的力量。

3.25 प्रवृत्त्यालोकन्यासात्सूक्ष्मव्यवहितविप्रकृष्टज्ञानम् ।

pravṛttyālokanyāsātsūkṣmavyavahitaviprakṛṣṭajñānam

專心一意在生命能量上，並透由等制的修持保住這個專注，可以產生觀察精妙細微之處的能力，[12]以及了解什麼障礙阻擋了深刻的觀察。

若少了這種神妙的能力，我們的觀察力無疑是相當有限。

3.26 भुवनज्ञानं सूर्ये संयमात् ।

bhuvanajñānaṁ sūrye saṁyamāt

等制的修習，也能夠聚焦在宇宙上面。幾個例子如下：

以太陽為對象修練等制，可以給予我們行星系統和宇宙特定區域的浩瀚知識。

12 梵文為sūkṣma（精微）、vyavahita（隱藏的）、viprakṛṣṭa（遠距的）的jñāna（智）。

3.27

चन्द्रे ताराव्यूहज्ञानम् ।

candre tārāvyūhajñānam

以月亮為對象修練等制，可以給予我們不同時段天體所在位置的透徹知識。

觀察月亮圓缺變化的不同階段、月蝕和其運行的軌道，將引領我們遍遊整個天際，如此，一切可見的恆星和其星群皆涵蓋在內。

3.28

ध्रुवे तद्गतिज्ञानम् ।

dhruve tadgatijñānam

對我們地球人來說，每個星球似乎都環繞著北極星運行，因此

以北極星為對象修練等制，給予我們關於天體相對運行的知識。

3.29

नाभिचक्रे कायव्यूहज्ञानम् ।

nābhicakre kāyavyūhajñānam

甚至身體的不同部位也可以做為等制的對象。

以肚臍為對象修練等制，可以給予我們關於身體不同器官和其配置結構的知識。[13]

因為肚臍位於腹部中間，周圍有許多重要的器官，而且也位於子宮上，是身體接受維持生命的必需能量的渠道，因而被視為某種身體能量的所在。

13從梵文nābhi-cakra（臍輪）來看，這一段經文是指臍輪的修練。臍輪位於肚臍相對位置的脊椎上，但一般修習時觀想的位置是肚臍眼。

3.30

कण्ठकूपे क्षुत्पिपासानिवृत्तिः ।

kaṇṭhakūpe kṣutpipāsānivṛttiḥ

運用喉嚨[14]做為修練等制的探究所在，可以讓我們對飢渴有所領悟，這使得一個人可以控制極端的徵候。

就如肚臍一樣，喉嚨是一個重要的部位，我們對特定食物的胃口，以及飢餓和口渴，都在這裏被感覺到。

3.31 कूर्मनाड्यां स्थैर्यम्।

kūrmanāḍyāṁ sthairyam

在胸腔部位[15]修練等制，探究此處在不同的身體和心識狀態下感受到的感覺，可以讓我們在處於異常高壓下，仍然能繼續保持平穩和安詳。

許多壓力和焦慮的症狀都在胸部被感覺到。身體的姿勢會受心識狀態的影響，例如駝背可能是缺乏自信的結果。

3.32 मूर्धज्योतिषि सिद्धदर्शनम्।

mūrdhajyotiṣi siddhadarśanam

在高度智慧的源頭[16]修練等制，可發展出非凡的超能力。[17]

透由這個修練，我們可以從神聖的力量接受支持和收到更崇高的異象，隨之而來的便是，

3.33 प्रातिभाद्वा सर्वम्।

prātibhādvā sarvam

一切事物皆悉了知。[18]每一次的嘗試，都會生起令人耳目一新且自然不造作的理解。

14 梵文是kaṇṭha-kūpa（喉嚨的凹洞），相當於咽喉的位置，也就是喉輪的所在。

15 梵文為kūrma-nāḍi（龜脈），作者對於龜脈的詮釋和一般中文的瑜伽書籍不同（認為龜脈位於喉部），認為龜脈在胸部。識比丘（Vijñānabikṣu）也持此種見解，主張此處之所以稱為龜脈，就是因為心輪和匯集的神經形成的心蓮，就如烏龜的形狀一樣。

16 梵文是mūrdha-jyoti，有「頭頂上的光」之意，指「頂輪」。

17 梵文為siddha-darśana，意為「修行已有所成就或完美的洞見」。

18 梵文為prātibha，意為「直觀」、「預見」。此節經文在談「可獲得由直觀或預見而來的一切知識」。

3.34 हृदये चित्तसंवित्।

hṛdaye cittasaṁvit

心臟被看做是心識的所在。

在心臟部位修練等制，無疑將會揭露心識的特性。

唯有處於安靜和寧謐時，才有可能達成。如果湖面波濤洶湧，是不可能看清楚湖水的顏色。

3.35 सत्त्वपुरुषयोरत्यन्तासंकीर्णयोः प्रत्ययाविशेषो भोगः परार्थत्वात्स्वार्थसंयमात्पुरुषज्ञानम्।

sattvapuruṣayoratyantāsaṅkīṇayoḥ
pratyayāviśeṣobhogaḥ
parārthatvātsvārthasaṁyamātpuruṣajñānam

心識是易於改變的，而能感知者則非如此。心識和能感知者是相近的，但是又具有截然不同的特性。當心識將注意力指向外在，機械式地朝向對象行動，不是感到愉悅滿足，就是引來痛苦。然而，人若在合宜的時間開始探究連繫能感知者和感知活動之間的同一本性，心識就會切斷與外在對象的連繫，而形成對能感知者的理解。

暴露於外在刺激的影響下，心識只是一個機械式的器械。結果可能令人不盡愉快。儘管有起支配力量的能感知者存在，這樣的事仍會發生。眼睛狀況再佳，只要眼鏡起霧，眼前的對象就會朦朧不清。根據經文2.1，透由等制的探究和瑜伽的修練，我們就能夠深入觀察心識活動的機制。心識會逐漸升到不和外在客體發生關聯的層次。在這個寂靜無聲的時刻，對於感知源頭的理解是了了分明的。

3.36 ततः प्रातिभश्रावणवेदनादर्शास्वादवार्ता जायन्ते।

tataḥ prātibhaśrāvaṇavedanādarśāsvādavārtā jāyante

像這樣的時刻，重要性何在呢？

在那時，人就開始獲得感知的超能力。[19]

3.37 ते समाधावुपसर्गा व्युत्थाने सिद्धयः।

te samādhāvupasargā vyutthāne siddhayaḥ

不過，心識就像雙面刃一樣。透由等制的修習而獲得的特殊能力，可能會產生解脫的錯覺，而不是到達免於錯誤的最高境地。

對於可能回復到分心散亂的人來說，藉由等制的修習而擁有這樣的超感能力是值得的。然而，對於專一尋求持續的瑜伽境地[20]的人來說，修習等制的結果可能會在他們身上引發障礙。

不應該把修練之道沿途的附帶利益和最終的目標相混淆。不論我們在旅途中的經驗是多麼愉悅滿足，都不能替代所決定的目的地。那就像在攀登白雪皚皚的頂峰途中，竟為了觀賞美麗的天鵝在湖邊紮營下來，而把原來的目的地永遠遺忘了。

帕坦伽利對等制的修習提出警告後，繼續談論這個修習的其他可能性。

3.38 बन्धकारणशैथिल्यात्प्रचारसंवेदनाच्च चित्तस्य परशरीरावेशः।

bandhakāranaśaithilyātpracārasaṁvedanācca cittasya paraśarīrāveśaḥ

心識儘管對個體來說截然不同，但都是經驗的貯藏室。除此之外，心識的功能還受限於所屬的個體。因此，心識變成了一座孤堡，頑強地抗拒所有的進入者。

深入探索把心識細綁在個體身上的僵固處境的成因，以及審察各種鬆解這種執拗的方法，對個體來說，就極有可能超越自身的局限。

心識必須能夠辨識出是往昔行動的結果妨礙了澄明的感知。有系統地修練

19指聽覺（śrāvaṇa）、觸覺（vedana）、視覺（ādarśa）、味覺（āsvāda）、嗅覺（vārta）等超能力。

20三摩地。

等制和其他的訓練，心識活動的範圍將可擴展至影響他人的程度。一位上師若想要轉化魯鈍或困惑的弟子，一定得具備這樣的能力。

3.39 उदानजयाज्जलपङ्ककण्टकादिष्वसङ्ग उत्क्रान्तिश्च ।

udānajayājjalapaṅkakaṇṭakādiṣvasaṅga utkrāntiśca

身體上的痛楚和心識緊密相連結。在遊戲中玩得渾然忘我的小孩，根本不知飢餓為何物。不過，稍後卻可能為了吃食而吵翻天。疼痛之類的感受在身體上的顯現，透過流遍全身的生命能量和心識連繫一起。生命能量藉由某些種類的修練如等制來導引，而運用不同的轉化方法則能產生不同的功效。

生命能量將感受傳遞至心識，掌控住這樣的生命能量，就可能掌控外在的刺激，例如可以忍受任何溫度的水或惱人的棘刺，或是在不穩固的表面上行走，甚至還有如氣球一般的輕盈感覺。[21]

冷、熱、尖刺，所有感覺都是相對的效應。北極地區的夏天，對習慣於熱帶氣溫的人來說，可能還是像冬天一樣嚴寒；過慣北極天氣的人，可能會認為熱帶地區的冬天，熱到令人受不了。印度的農夫走在稻田中，或許就像紐約客走在混凝土人行道上一樣自在。

3.40 समानजयाज्ज्वलनम् ।

samānajayājjvalanam

氣，這樣的生命能量有不同的角色，不同的活動區域。例如，平行氣負責消化作用，其基地位於肚臍的部位。

藉由掌控平行氣，一個人能夠經驗到「熱盛」（excessive heat）的感覺。

消化作用發生在食物進入胃部，胃液開始處理食物的時候。如果促進平行氣的功能，熱的感覺會增加。建議使用強調吸氣之後屏氣的呼吸控制法，也可以考慮運用其他技巧。

21這一節指的是精通上行氣導引的結果。

3.41 श्रोत्राकाशयोः संबन्धसंयमाद्दिव्यं श्रोत्रम् ।

śrotrākāśayoḥ saṁbandhasaṁyamāddivyaṁ śrotram

我們知道聲音是經由空間傳導。

以聽覺和虛空[22]之間的關係為對象修練等制，可以發展超越尋常的聽力。[23]

3.42 कायाकाशयोः संबन्धसंयमाल्लघुतूलसमापत्तेश्चाकाशगमनम् ।

kāyākāśayoḥ saṁbandhasaṁyamāllaghu-tūlasamāpatteścākāśagamanam

人類長久以來對於有形的對象和虛空之間的關係感到興趣。為什麼鳥會飛，而石頭卻往下掉呢？

透過以身體和虛空之間的關係為對象修練等制，審察對象之所以帶有像棉絮一般飄浮的性質，就可以獲致在虛空中四處遊走的知識。

再一次提醒，這並不意味我們可以學會讓身體飄浮在空中的方法，而是獲得飄浮意指何物這樣的領會。相同地，棉花種子的性質無法使其飄浮，然而同樣的種子轉變成棉絮時，就很容易隨風飄颺。

3.43 बहिरकल्पिता वृत्तिर्महाविदेहा ततः प्रकाशावरणक्षयः ।

bahirakalpitā vṛttirmahāvidehā tataḥ prakāśāvaraṇakṣayaḥ

心識透由記憶、虛妄分別和其他的特性如沉重遲鈍等，影響我們的感知。然而，同樣的心識，也能轉變成不再對感知的對象染上任何色彩的心識狀態。這樣的狀態發生時，我們對於對象的感知便正確無誤。更甚者，甚至還能全然調伏心識，不再感知任何對象，不管那個對象多麼吸引人或是多麼蠱惑人。

22空間和虛空，都是指五大元素的「空」(ākāśa)。

23梵文divya是「與神相關的」、「如神一般的」、「超自然的」，因此這個超越尋常的聽力是如神一般的聽力。

藉由審察這些現象，並發展出心識不再混淆感知的境況，就會生起超尋常的感官能力，探測他人的心識。除此之外，遮蔽正確感知的雲霧，將減到最少。

如此的發展，僅有次第進展才有可能。所謂遮蔽的雲霧，就是經文2.3所描述的障礙。

3.44 स्थूलस्वरूपसूक्ष्मान्वयार्थवत्त्वसंयमाद्भूतजयः ।

sthūlasvarūpasūkṣmānvayārthavattvasaṁyamādbhūta-jayaḥ

對物質的源頭[24]所有的形式、表象和用途作等制的修持，可以開發對這些元素的掌控力。

物質是由不同卻相互關聯的元素所組成。每一個元素都是不同的存在。這些元素組成了身體和身體外部的事物，其本身特性也起了變化。這些元素形成我們所認知的對象的基礎，如果忽略元素的本性，我們就有麻煩了。

3.45 ततोऽणिमादिप्रादुर्भावः कायसंपत्तद्धर्मानभिघातश्च ।

tato 'ṇimādiprādurbhāvaḥ
kāyasaṁpattaddharmānabhighātaśca

因此，

一個人能掌控這些元素時，就不會再受其干擾。身體將臻至完美的狀態，也可能引發超能力。

這些能力包括將我們的身體變成超厚重、超輕盈等等。

3.46 रूपलावण्यबलवज्रसंहननत्वानि कायसंपत् ।

rūpalāvaṇyabalavajrasaṁhananatvāni kāyasaṁpat

24指五大元素。

身體的完美，意味著美好的容貌、對他人具有吸引力、身體結實和非比尋常的體能。

3.47 ग्रहणस्वरूपास्मितान्वयार्थवत्त्वसंयमादिन्द्रियजयः ।

grahaṇasvarūpāsmitānvayārthavattvasaṁyamādindriy-ajayaḥ

要掌控感官，可以透由對下面的對象作等制的修練：能觀察各自對象的各種感官能力；對象如何被理解；個體如何認同對象；對象、感官、心識和能感知者之間如何相互關聯；這樣的感知活動產生了什麼結果。

感官、對象和心識必須相互連結，觀察活動才能具體成形。這個觀察之所以可能，是因為能感知者和心識的力量，以及感官注意到對象。除此之外，心識、感官和對象所具有的三種特性，以不同的組成（如沉重遲鈍、活躍敏捷和澄澈明淨）協助感知活動，也影響著感知活動。

3.48 ततो मनोजवित्वं विकरणभावः प्रधानजयश्च ।

tato manojavitvaṁ vikaraṇabhāvaḥ pradhānajayaśca

到時，感知的反應將會迅如心識一般。感官將能敏銳地感知，而個體將有能力影響這些元素的特性。

藉由修練這樣的等制，元素所經歷的變化即可隨心所欲掌控在手。我們獲取必備的知識去支配這樣的改變，就如同化學家能將海水轉換為組成的化學物質一樣。

3.49 सत्त्वपुरुषान्यताख्यातिमात्रस्य सर्वभावाधिष्ठातृत्वं सर्वज्ञातृत्वं च ।

sattvapuruṣānyatākhyātimātrasya sarvabhāvādhiṣṭhātṛtvam sarvajñātṛtvaṁ ca

一旦能夠明晰能感知者和心識之間的差異，心識所有的不同狀態和影響其狀態的因素，就可以被明瞭。那時，心識會變成完美的器具，可以對任何必要認識的對象作出無瑕的感知。

3.50 तद्वैराग्यादपि दोषबीजक्षये कैवल्यम्।

tadvairāgyādapi doṣabījakṣaye kaivalyam

藉由等制的修練而獲致的超能力，切不可作為最終目標。事實上，

唯有摒棄希求獲得超尋常知識的渴望，以及完全克制住障礙的根源[25]，瑜伽的最終目標——解脫，才可能達到。

3.51 स्थान्युपनिमन्त्रणे सङ्गस्मयाकरणं पुनरनिष्टप्रसङ्गात्।

sthānyupanimantraṇe saṅgasmayākaraṇaṁ
punaraniṣṭaprasaṅgāt

務必抑制下面的誘惑：透由等制的修練而獲得知識，導致一個人領受令人敬重的身分地位。否則，一個人將被引至不愉悅的後果，而這些後果和瑜伽之道上的所有障礙無有差別。

這些障礙包括混淆的價值觀。當看重高超的學習，甚於使我們免於痛苦結果的永恆解脫時，失足墮落是必然的。

3.52 क्षणतत्क्रमयोः संयमाद्विवेकजं ज्ञानम्।

kṣaṇatatkramayoḥ saṁyamādvivekajaṁ jñānam

對時間與時間的先後順序作等制的修練，[26]將引生絕對的澄明性。

澄明性，是能夠清楚明辨一個對象和另一個對象之間的差異，以及毫無遮

25 指種子（bīja）。

26 時間，梵文為kṣaṇa（剎那），是印度描述最短時間的語詞。這一節經文是指對相續的每一個剎那作等制的修持。

障看清每一個對象的能力。時間是相對的，在某個時刻和另一時刻的比較中才存在。實際上，時間的單位代表著變化。變化，則是一個特性被另一個特性給取代。時間和變化之間的連結，是修持這個等制所需要審查的。

3.53 जातिलक्षणदेशैरन्यतानवच्छेदात्तुल्ययोस्ततः प्रतिपत्तिः ।

jātilakṣaṇadeśairanyatānavacchedāttulyayostataḥ pratipattiḥ

這樣的澄明性，使得明辨對象這件事成為可能，甚至在差異並非那麼清楚可辨時，依然可以做出區別。不應該因為表面上的相似，就阻礙了一個人對所選取的對象作出清晰明確的感知。

3.54 तारकं सर्वविषयं सर्वथाविषयमक्रमं चेति विवेकजं ज्ञानम् ।

tārakaṁ sarvaviṣayaṁ sarvathāviṣayamakramaṁ ceti vivekajaṁ jñānam

此外，

如此的澄明性，不會將任何對象、任何特定的境況，或者任何的時刻排除在外。這不是依序邏輯推理的結果。這是當下直接的、任運自然的，而且是完完全全、徹徹底底的。

3.55 सत्त्वपुरुषयोः शुद्धिसाम्ये कैवल्यम् ।

sattvapuruṣayoḥ śuddisāmye kaivalyam

何謂解脫呢?

當心識和能感知者全然相同，就是解脫。

一絲一毫也不少。那時，心識再也沒有其自身的顏色和面貌特徵。

•第四品•

〈解脫品〉कैवल्यपादः

在《瑜伽經》的最後一品〈解脫品〉（Kailayapādaḥ），帕坦伽利為心識高度純淨的人，闡述了各種可行的方法。心識基本上是一個服事者，而非主宰者。如果心識被允許扮演主宰者的角色，無論個人的成就多了不得，終究會帶來問題，平靜安詳對那個人來說，將遙不可及。

4.1 जन्मौषधिमन्त्रतपःसमाधिजाः सिद्धयः।

janmauṣadhimantratapaḥsamādhijāḥ siddhayaḥ

卓越非凡的心識能力，可以藉由以下的方法獲致：基因遺傳、服用吠陀經典所規定的藥草、持咒、嚴峻的苦行，以及經由心識維持在其對象上而絲毫不分心散亂（三摩地）。

有些人生來就具有超感官能力。吠陀經典描述透由各式各樣的儀式，服用按照指定方式而準備的藥草，可以改變一個人的性格；由具格上師適當地傳授不同種類的梵咒，可以帶來正向的改變；古代經典記錄了那些經受嚴厲苦行的修行者所獲得的大成就。最後，對心識從分心散亂的狀態，逐步轉變到維持專注的狀態的人來說，還有一些可行的方法。這些方法已在第三品和其他章節充分提過，在可供選擇的諸多方法中，是否有哪一個特別被偏好運用，將在經文4.4、4.6、4.7和4.8審察一番。

4.2 जात्यन्तरपरिणामः प्रकृत्यापूरात्।

jātyantarapariṇāmaḥ prakṛtyāpūrāt

心識轉變是如何能夠導致卓越和超能力的展現？

從一組特徵轉變到另一組特徵，基本上是調整物質的基本特性。[1]

1 這兒的物質是指prakṛti。

我們所感知的一切，包括心識，都有三種特性：沉重遲鈍、活躍敏捷和澄澈明淨。在不同時刻生起不同特徵，是由於這三種特性形成不同的組合所造成。每一種可能的特徵，都是這三種特性的組合。在心識特徵上的諸多轉變之一，就是引發帕坦伽利在經文4.1所談的超能力。

4.3 निमित्तमप्रयोजकं प्रकृतीनां वरणभेदस्तु ततः क्षेत्रिकवत् ।

nimittamaprayojakaṁ prakṛtīnām varaṇbhedastu tataḥ kṣetrikavat

我們如何能夠在物質或心識的特徵上做轉變？透由深刻的理解力？

然而，這樣的理解力僅能除去阻擋某種艱鉅任務的障礙，其角色不過是像農夫鑿開堤壩，讓水流入需要灌溉的耕地一樣。

這個深刻的理解力，能夠感知基本特質產生不同特徵時的角色。例如，農夫若知道他的耕地和農作物的需求，就能夠調整水流而達到最好的收成。另一方面，一個無知的新手著手農事，儘管土壤、水源、氣候和設備俱佳，還是可能收成慘澹。

4.4 निर्माणचित्तान्यस्मितामात्रात् ।

nirmāṇacittānyasmitāmātrāt

對具有超能力的人來說，有著怎樣的可能性？

藉由非凡的心識能力，個體就能夠影響其他眾生的心識狀態。

4.5 प्रवृत्तिभेदे प्रयोजकं चित्तमेकमनेकेषाम् ।

pravṛttibhede prayojakāṁ cittamekamanekeṣām

這些影響是始終一致或變化無常呢？

這些影響隨著接收者的狀態而有所不同。

這個人的接受程度如何？他具有什麼樣的能力？缺乏什麼樣的能力？這些決定了影響另一個人的結果。同樣的雨，可以紓解飽受乾旱煎熬的農夫之苦；可以讓一位母親擔憂小孩沒有合適的地方躲雨；對汪洋大海來說，則絲毫不受影響。

4.6　तत्र ध्यानजमनाशयम् ।

tatra dhyānajamanaśāyam

影響另一個人的最終結果，完全取決於接收者的狀態嗎？

作用於另一個人身上的影響，若是來自一個心識處於禪那狀態的人，就不會增加焦慮或其他的障礙。事實上，障礙還會被減弱。

已經次第除去障礙而達到禪那狀態的人（見2.3），對人類苦難的因緣不會盲目不見，他們很清楚鞋子哪裏夾腳。

4.7　कर्माशुक्लाकृष्णं योगिनस्त्रिविधमितरेषाम् ।

karmāsuklākṛṣṇaṁ yoginastrividhamitareṣām

除此之外，他們的行動，不具任何動機；然而，其他也具有超能力的人行動，則是多少帶著某種動機。

在經文4.1，帕坦伽利列出達至卓越、非凡的心識狀態的不同方法。僅有已經以正確的方式達到瑜伽境地，以及藉由這些方法達到澄澈明淨和不執著的最高境地的人，才能超越動機。他們自然而然且明確地影響他人，因此能夠幫助他人去仿效他們活生生的典範。其他人或許也呈現為瑜伽狀態，不過澄明性和不執著的程度較不完全，也較不持續。除此之外，他們可能沒有察覺到遵循他們建議的人之局限所在。

4.8 ततस्तद्विपाकानुगुणानामेवाभिव्यक्तिर्वासनानाम् ।

tatastadvipākānuguṇānāmevābhivyaktirvāsanānām

怎麼會存在這些差異呢？

由於心識傾向以五種障礙，如錯誤認知等來行動，這樣的傾向未被清除，就會在未來浮現，而產生令人不悅的結果。

唯有前幾品中描述的修練方法可以減低障礙，或使五種障礙失去作用，保證終結傾向。基因遺傳、服用藥草和其他的方法，都無法像那些修練一樣有效。

4.9 जातिदेशकालव्यवहितानामप्यानन्तर्यं स्मृतिसंस्कार-
योरेकरूपत्वात् ।

ātdeśakālavyavahitānāmapyānantaryaṁ
smṛtisaṁkārayorekarūpatvāt

除此，

記憶和潛藏的印記是緊密相連的。即使是在相似的行動之間，有時間、空間或前後脈絡的間隔，這個連繫仍然維持著。

印記和記憶之間的連繫，對我們大部分的行動和其後果，起了甚鉅的促成作用。

4.10 तासामनादित्वं चाशिषो नित्यत्वात् ।

tāsāmanāditvaṁ cāśiṣo nityatvāt

造成我們行動產生令人不悅的後果的印記，其起源為何？

所有的時代，所有的人，都對永生有強烈的渴望。因此，印記不能歸因於任何時刻。

在一切眾生中，永生的欲望是眾多奇怪卻經常存在的事況之一。甚至在那些每天面臨死亡威脅的人身上，還是存有這樣不合邏輯的念頭。就是這個欲望，在我們所有眾生身上激發自我保護的本能。

4.11 हेतुफलाश्रयालम्बनैः संगृहीतत्वादेषामभावे तदभावः।

hetuphalāśrayālāmbanaiḥ saṅgrhītatvādeṣāmabhāve tadabhāvaḥ

難道沒有絲毫希望能夠終結這些令人不快的印記所造成的效應嗎？

這些傾向之所以能繼續支撐和維持下來，是由於錯誤認知、外在的刺激、執著於行動的成果，以及心識有助長過度活動的特性。一旦減少這些促成因素，就能自動使這些己所不欲的印記無法作用。

藉由有紀律的、次第進展的修練，有各式各樣的方法可以減少和消除這些提供自我防護的障礙，前面的章節已經說明過。有許多可以運用的方法，當然也包括神的助力。對那些無法讚賞神的人來說，前面三品也提到許多其他可行性。也可以反過來這麼說，免於五種障礙的印記，是依次藉由明辨的心識所支撐和維持的。

4.12 अतीतानागतं स्वरूपतोऽस्त्यध्वभेदाद्धर्माणाम्।

atītānāgataṁ svarūpato'styadhvabhedāddharmāṇām

不論是未來將浮現的，或過去已顯現過的，基本上都處於蟄伏的狀態。然而過去已顯現過的，不會就此永遠消失不見。

已顯現過的和可能浮現的，兩者根據的基礎[2]始終存在，它們是否會明顯表現出來，端賴變化的方向而定。

帕坦伽利再次強調沒有任何事物會徹底斷滅。在變化的流程中，被取而代之的，還繼續存在，只是維持休眠的狀態。

2 中譯「根據的基礎」，梵文為dharma，英譯為「substance」，若將此字譯成「本質」，恐有曲解之虞，因此中譯者譯成「根據的基礎」。

4.13 ते व्यक्तसूक्ष्मा गुणात्मानः ।

te vyaktasūkṣmā guṇātmānaḥ

某一個特徵是否會顯現出來，端視三種特性組成的轉變。

這些特性是沉重遲鈍、活躍敏捷和澄澈明淨。這三種的基本特性構成萬事萬物，而萬事萬物所有顯著的特徵，全是三種基本特性不同的組合（見2.18）。

4.14 परिणामैकत्वाद्वस्तुतत्त्वम् ।

pariṇāmaikatvādvastutattvam

經過一段時間後的某一時刻的事物特徵，事實上，是這三種特性的一個單一變化。

變化本身是一個持續不斷的過程，奠基於許多因素（見3.9-12）。藉由了知這三種的可能組成，以及何種因素影響這些組成，可以在對象和心識上作出所需要的改變。經文4.3已經舉出許多可能的例子，食物和環境則是另外的例證。

4.15 वस्तुसाम्ये चित्तभेदात्तयोर्विभक्तः पन्थाः ।

vastusāmye cittabhedāttayorvibhaktaḥ panthāḥ

然而，顯現在某位觀察者面前的特徵，就是真正的特徵嗎？

一個對象，會受到觀察者不同的心識狀態，而顯現出不同的特徵。

這個原則，適用於同一觀察者在不同時刻所具有的不同心識狀態，以及不同的觀察者在同一時刻所具有的不同心識狀態。因此，印度神廟，對虔誠的信眾來說，是禮拜神的地方；對觀光客來說，是富於藝術表現的歷史遺跡；對乞丐來說，則是絕佳的募捐之處；對無神論者來說，甚至是一個可以揶揄奚落的所在。

4.16 न चैकचित्ततन्त्रं चेद्वस्तु तदप्रमाणकं तदा किं स्यात्।

na caikacittatantraṁ cedvastu tadapramāṇakaṁ tadā kiṁ syāt

難道不會引生對任何對象有共同的實相這回事的懷疑嗎？難道一個對象僅僅是一個人的虛妄分別，而沒有不受個人虛妄分別影響的實際情況嗎？

如果一個對象的的確確是某一特定個體的心識的設想，那麼，這個對象存在嗎？

帕坦伽利提出反詰的問題。答案再明顯不過。[3]一個對象的存在，不可能完全端賴任何一個人的觀察。河川不會因為沒有人觀看，就因此停止流動。

4.17 तदुपरागापेक्षित्वाच्चित्तस्य वस्तु ज्ञाताज्ञातम्।

taduparāgāpekṣitvāccittasya vastu jñātājñātam

感知一個對象，究竟端賴什麼？

一個對象是否被感知，在於對象是否接觸得到，[4]以及個人的動機。[5]

對象一定存在，一定是可觀察的，且可以給予觀察者動機，以及激發其欲望去一窺究竟的。

4.18 सदा ज्ञाताश्चित्तवृत्तयस्तत्प्रभोः पुरुषस्यापरिणामित्वात्।

sadā jñātāścittavṛttayastatprabhoḥ puruṣasyāpariṇāmitvāt

是什麼東西在看、在理解？心識嗎？

3 這個答案對哲學家來說，並非那麼理所當然，有不少哲學家就如此追問下去，得出一套對世界作出詮釋的主張，那就是「觀念主義」(Idealism，或唯心論)或是「獨我論」(Solipsism)。

4 梵文為uparāga，有「染色」、「影響」之意，作者將其詮釋為「可接觸到」，也就是指可以見到、聽到、聞到、品嘗到、碰觸到和思惟得到的。

5 梵文apekṣitva，有「期待」、「渴望」之意。

能感知者[6]是永不變易的，是心識的主宰，對於心識活動總是一清二楚。

少了能感知者的能力，心識就無法運作。心識會變化，能感知者則如如不動。心識具有沉重遲鈍的特性，能感知者卻非如此。因此，所有的心識活動都在能感知者的觀察之中。

4.19 न तत्स्वाभासं दृश्यत्वात्।

na tatsvābhāsaṁ dṛśyatvāt

除此之外，心識只是所感知者之一，自身並沒有本具的能力感知。[7]

心識透由其活動被觀看，就像外在的對象、身體和感官透由其活動被觀看。心識真正的存在是仰賴於能感知者。

4.20 एकसमये चोभयानवधारणम्।

ekasamaye cobhayānavadhāraṇam

讓我們假設心識能夠身兼兩種角色來運作，一為所觀察的對象的編造者，另一個則是觀察者。

預設心識能夠扮演雙重角色這樣的期望，是難以堅守的，因為心識不可能同時編造對象，而又能夠看清楚它所編造的對象。[8]

一個獨立於觀察者而存在的對象，可以被感知。然而，心識創造出一個對象，同時又能觀察那個對象，這樣的構想站不住腳。另一個獨立於心識且能夠感知的作用力量，是絕對必要的。

4.21 एकसमये चोभयानवधारणम्।

cittāntaradṛśye buddhibuddheratiprasaṅgaḥ
smṛtisaṅkaraśca

6 指純粹意識。

7 梵文原意是心識是所見者（dṛśya），而本身不發光（na svābhāsa）。

8 這一節經文有個前提，也就是對象是獨立存在，然而心識會虛妄分別，編造對象，因此是無法同時真正觀察、感知對象的。

如果我們斷言下面的概念為真實：前後相續的心識，剎那剎那、轉瞬即滅
地存在，這樣的心識創造出意象，然後依次辨識和觀察這些意象；

那麼，具有一系列剎那存在的心識的個體，可能會失序不已，難以
保持記憶的前後一致性。9

經文4.20和4.21所暗示的，就是一定有一個獨立的感知來源。心識當然能
夠影響對於對象的感知。對象是獨立的存在，無關於感知的來源。如果我
們堅持剎那存在、瞬間即滅的心識是感知的源頭、媒介和感知的對象，就
得面對下面的難題：如何能理解一個人記得過去所看過的、可以分享他所
見過的；以及如何調合這樣的事實：某一個人所觀看到的對象，未必以相
同的方式為另一個人所觀看到。

4.22

चितेरप्रतिसंक्रमायास्तदाकारापत्तौ स्वबुद्धिसंवेदनम् ।

citerapratisaṅkramāyāstadākārāpattau
svabuddhisaṁvedanam

心識的角色僅限於輔助觀看外在對象嗎？

當心識不和外在對象連結在一起時，就不會將外在的顯現關聯至能
感知者，而是關注能感知者本身的存在。

當外在的刺激和推斷事理的好奇心不存在，心識上的印記就不會和這些對
象產生關聯。那時，心識完全接觸能感知者，與其同一。那麼，認識能感
知者就成為可能。這樣的認識不是來自心識，而是和經文3.55所提到的解
脫概念有關，亦即認為造成沉睡的沉重遲鈍不起任何作用。

4.23

द्रष्टृदृश्योपरक्तं चित्तं सर्वार्थम् ।

draṣṭṛdṛśyoparaktaṁ cittaṁ sarvārtham

因此，心識服務於雙重目的：一是將外在事物呈顯給能感知者，而
服務於能感知者；二是心識為其自身的覺悟，也關注能感知者，或

9　這一節經文涉及個人同
一性（personal identity）
的論斷，主張前後相續的
心識之流，其實是剎那剎
那生滅不已，因此要維
持完整且一致的個人認
同，就需有另一個不變、
永存的能感知者為感知
的真正源頭。

將能感知者呈顯給自身。

4.24 तदसंख्येयवासनाभिश्चित्रमपि परार्थं संहत्यकारित्वात्।

tadasaṇkhyeyavāsanābhiścitramapi parārthaṁ saṁhatyakāritvāt

更進一步重申心識在各方面服務於能感知者的角色：

即使心識已經積聚了各式各樣的印記，毫無例外地，始終任憑能感知者運用。這是因為沒有能感知者的力量，心識就無法作用。

心識沒有自身的目的，無法靠自己的力量獨立行動。（見經文2.21）

4.25 विशेषदर्शिन आत्मभावभावनानिवृत्तिः।

viśeadarśina ātmabhāvabhāvanānivṛttiḥ

帕坦伽利在此間接表示，能夠達到澄澈明淨的最高境界的人，其特性為：

具有超凡澄明性的人，已經解除了想知悉能感知者本性的渴望。

一個人不好奇能感知者、心識的特性，以及「我置身何處？我將成為什麼？」等問題，是因為他已經感受到本身的自性。如此之人，已經達到不為障礙所擾的境界，因為障礙的產物之一，就是「我是誰」這類的問題。

4.26 तदा विवेकनिम्नं कैवल्यप्राग्भारं चित्तम्।

tadā vivekanimnaṁ kaivalyaprāgbhāraṁ cittam

而且，他們的澄明性引領他們到其唯一關注之處：到達和保持解脫之境。

4.27 तच्छिद्रेषु प्रत्ययान्तराणि संस्कारेभ्यः ।

tacchidreṣu pratyayāntarāṇi saṁskārebhyaḥ

此時此刻，如此之人不會退轉嗎？

從這個目標分心散亂的可能性未必沒有，騷動不安的過去印記可能會浮顯出來。

因為我們的行動受到如此印記的影響，退轉，即使非常不可能，還是有機會出現。

4.28 हानमेषां क्लेशवदुक्तम् ।

hānameṇām kleśavaduktam

甚至是微不足道的錯誤，也絕不姑息，因為這些微乎其微的錯誤，和五大障礙一樣有害。

即使處於如此純淨的存在狀態，仍必須從一位可以看透我們的上師身上獲得協助。在第一品（見1.30）中，退轉被認為是進展的妨礙之一，嚴重程度和疾病與懷疑一樣。

4.29 प्रसंख्यानेऽप्यकुसीदस्य सर्वथा विवेकख्यातेर्धर्ममेघः समाधिः ।

prasaṅkhyāne ’pyakusīdasya sarvathā vivekakhyāterdharmameghaḥ samādhiḥ

我們跨越最後的障礙

就會生起充滿澄澈明淨的心識狀態，隨時關注著一切事物，就好像一場純粹澄明性之雨。[10]

10梵文為dharma-meghaḥ samādhiḥ，意為「法雲定」，特徵為akusīda（不取利、無所得）、sarvathā viveka-khyāti（長住的明辨智）。

生活圓滿如意；淨相絕不會模糊黯淡；超能力也絕不會誤用。

4.30 ततः क्लेशकर्मनिवृत्तिः।

tataḥ kleśakarmanivṛttiḥ

這個境界，的的確確是解除了基於五種障礙的行動。

然而，這不是沒有行動的生命，而是完全不具過失或自私自利的生活。

4.31
तदा सर्वावरणमलापेतस्य ज्ञानस्यानन्त्याज्ज्ञेयमल्पम्।

tadā sarvāraṇamalāpetasya
jñānasyānantyājjñeyamalpam

當心識不再受到妨礙感知的雲霧所遮蔽，所有一切皆了知，也就沒有任何需要明瞭的事物。

太陽照耀，一切都是那麼明朗，不再需要人工照明。

4.32 ततः कृतार्थानां परिणामक्रमसमाप्तिर्गुणानाम्।

tataḥ kṛtārthānāṁ pariṇāmakramasamāptirguṇānām

藉由我們所掌握的這個最高潛能，

這三種特性會終止遵循苦惱和欣慰交替的順序。

透由我們所掌握的最高理解力，感知的對象就在我們的控制中。由這三種特性所組成的對象，將不再變化，我們就能夠影響這些對象來服事我們目前的需要，而不會產生或招惹出令人後悔的行動。在心識、感官和身體上的變化，都不會再滋生風波。

4.33 क्षणप्रतियोगी परिणामापरान्तनिर्ग्राह्यः क्रमः।

kṣaṇapratiyogī pariṇāmāparāntanirgrāhyaḥ kramaḥ

何謂順序呢？

順序，是一個特徵為接續在後的特徵所取代。這是和剎那相連繫的。特徵的取代也是剎那的基礎。

剎那，是時間的基本單位，順序則和其相關聯。對象特徵上的改變，是它們的共同基礎。順序受到改變的影響，因此，時間基本上是相對的，原因就在於時間是改變不可或缺的要素。改變的次序，是在一個接著一個的特徵上的變動狀態。（見3.15和3.52）。

在經文4.32中提到的改變，此刻在感知對象上生起，而且遵循著與過去不一樣的順序。過去，是難以預料和可能會懊悔不已的；現在，個人可以統率變化。

4.34 पुरुषार्थशून्यानां गुणानां प्रतिप्रसवः कैवल्यं स्वरूपप्रतिष्ठा वा चितिशक्तिरिति।

puruṣārthaśunyānāṁ guṇānāṁ pratiprasavaḥ kaivalyaṁ svarūpapratiṣṭhā vā citiśaktiriti

瑜伽的最後的境界為何？

達到生命的最高的目的時，三種基本特性就不會在心識上激起反應。這就是解脫。換句話說，能感知者不再受到心識所染。

無論在有所行動或無行動中，都是平靜的；不管負起責任或拒絕履行，都沒有任何法律或道德的束縛感。這三種特性不再結合在一起干擾個體。個體全然意識到自身純粹的澄明狀態，而且終其一生保持最高境界的澄明性。那時，心識就是能感知者這位主宰者忠誠的服事者。

ओं

第四卷〈瑜伽祈請精要〉

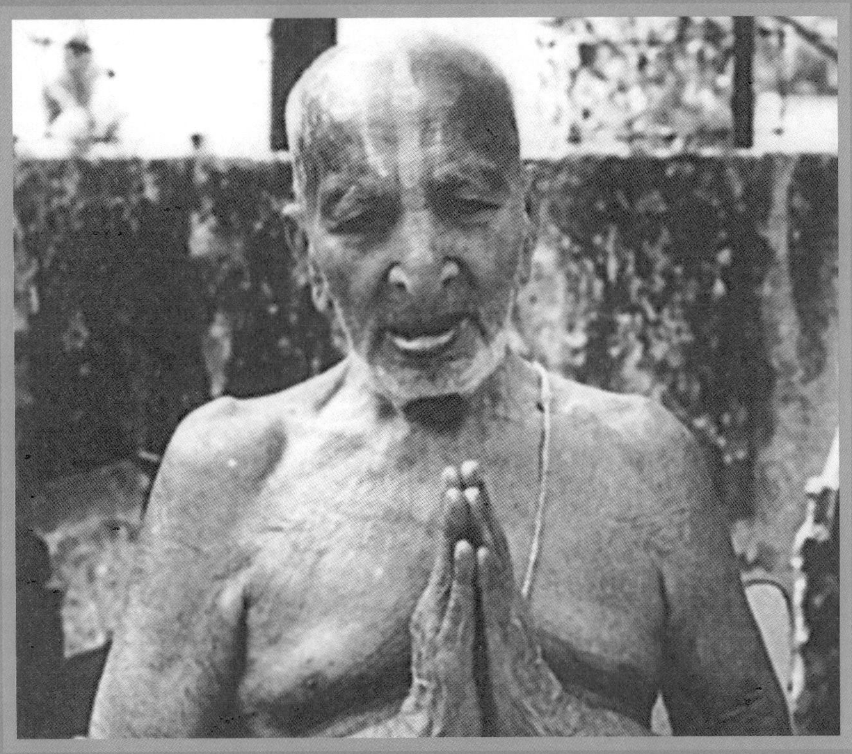

百歲的奎師那阿闍梨。

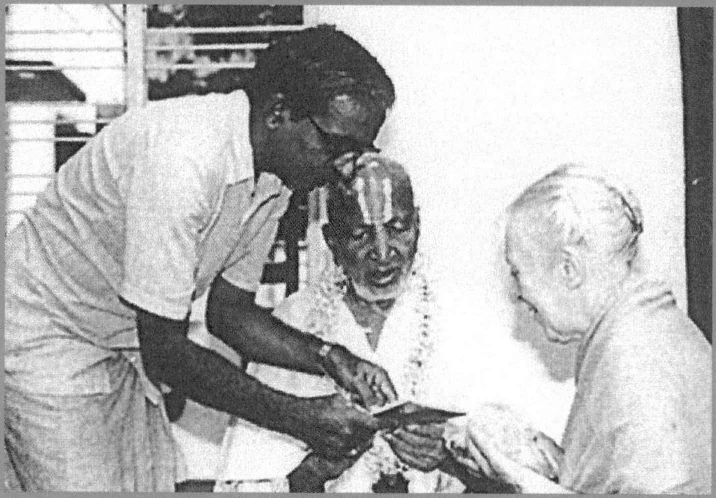

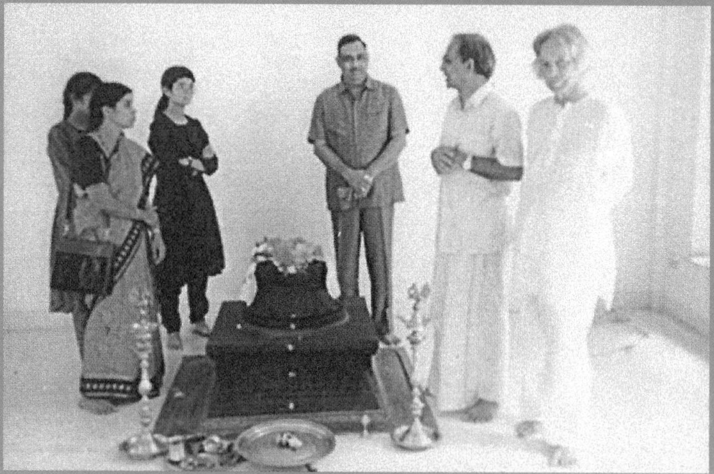

（上） 1988年，奎師那阿闍梨和茵佐．戴衛，攝於奎師那的百歲大壽慶典。

（下）克里須納穆提、德悉卡恰和其朋友們，攝於德悉卡恰的住所，有座紀念奎師那阿闍梨的小聖殿 （ṣannadhi）*，名為「在場」（the Present）** 。

* 英文書可能有誤，應該是梵文的samādhi，此字有「聖人的聖殿或墳塚」之意。

** 此聖殿名為「the Present」，可做多重詮釋，如「當下」、「存在」、「在場」，「當下」和「在場」都是瑜伽的精神，「在場」則多了一個可能，意味著奎師那阿闍梨永遠與他們同「在」。

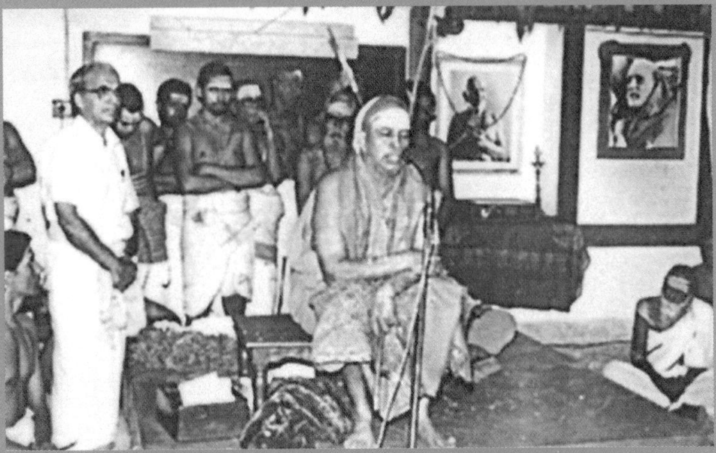

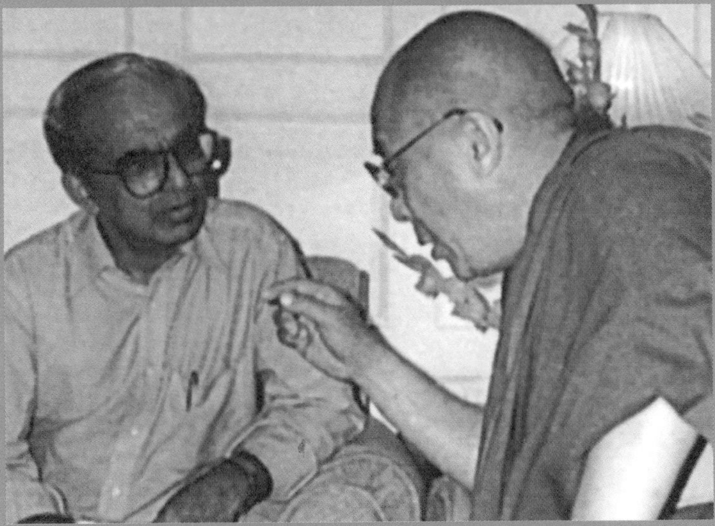

（上） 德悉卡恰和瑜伽師——香卡拉阿闍梨尊者 （His Holiness Shankaracharya Jayendra Sarawathi Swami）與其隨眾，攝於一九九三年他們拜訪奎師那阿闍梨瑜伽中心。

（下）德悉卡恰和達賴喇嘛尊者。

〈瑜伽祈請精要〉

在奎師那阿闍梨百年的歲月中，透過瑜伽為人類盡一份心力，而且以涵蓋大範圍印度傳統的多種語言，寫下為數眾多的作品。其中有些手稿幸運保存至今。

〈瑜伽祈請精要〉（*Yogāñjalisāram*）[1]正是這些珍貴的手稿之一。瑜伽教法的精要以偈頌（śloka）或者稱為「韻體」，優美地呈現出來。透由這些偈頌，我們對奎師那阿闍梨整體的教導就能夠有一個概要的看法。對他來說，瑜伽不僅是體位法的姿勢，更是涵蓋人類生活的每一個面向。瑜伽是解決身體、心理和靈性上的問題之方法，最終可以引導我們走向體證上主。奎師那阿闍梨相信，在身體和靈性變得虛弱時，除了更高的力量之外，沒有任何事物可以插手幫忙。由於這樣的態度，他藉由向更高的力量表達尊敬和感謝，著手書寫這些偈頌。[2]

1 此複合詞可解析為yoga-añjali-sāram有「合十」、「頂禮」表恭敬之義，或「祝禱」、「奠酒」之義；añjali sāra有「概要」、「真義」、「精粹」之義。因此，yoga-añjali-sāram意為「頂禮瑜伽之真義」或「瑜伽祝禱之精要」。

2 中譯以英譯為依據，因此採取散文詩的方式翻譯。

第一頌

gnu gopālam smara turagāsyam
bhaja guruvaryam mandamate
śuṣke rakte kṣīne dehe
nahi nahi rakṣati Kaliyuga śikṣā

昏昏欲睡之心啊！
讚頌尊主奎師那和知識之神，3
祈請尊貴的上師，
因為，當身體逐漸地衰弱、枯竭，
當今的教育也無法將你救贖。

第二頌

piba yogāñjalisāram nityam
viśa yogāsanamamṛtam geham
sthāpaya vāyum prāṣāyāmāt
hṛdaye sudṛḍham sadayam satatam

經常反思〈瑜伽祈請精要〉的啟示，
當你練習體位法時，凝思於永恆——
透由呼吸控制法調整你的呼吸，
冥想那永住於心間的慈悲。

第三頌

rakṣa prathamam cakṣuḥ śrotram
nāsām jihvām tadanu tvān ca
hṛdayam tundam nābhim yonim
tatastu rakṣet sakaklam gātram

照管你的眼、耳，
接著是鼻、舌，
心、胃、肚臍、子宮——
如此，直到身體的每一方寸。

第四頌

māsvapa māsvapa kalye samaye
mā kuru lāpam piśunaih puruṣaiḥ
samsmara nityam harimabjākṣam
stuhi savitāram suvarṇavarṇam

不於白晝沉睡，
不與邪惡交涉，
憶念神的蓮花之眼，4
唱頌金色太陽的讚歌啊。

第五頌

dṛṣṭvā smṛtvā spṛṣṭvā viṣayam
moham mā kuru manasi manuṣya
jñātvā sarvam bāhyamanityam
niścinu nityam pṛthagātmānam

知悉萬事萬物皆流轉，
莫讓他們的接觸遮蔽了你，
堅決、再堅決地覺知
真我是永恆不變的。

第六頌

jñāte tatve kaste mohaḥ
citte śuddhe kvabhavedrogaḥ
baddhe prāṇe kvavāsti maraṇam
tasmādyogaḥ śaraṇam bharaṇam

將自身交付予瑜伽，因為
當實相已被了知，
哪裏還有對立衝突呢？
當心識已澄澈清明，哪裏還有痼疾呢？
當呼吸已掌握在手，哪裏還有死滅呢？

3 可能是指象頭神甘尼許（Ganesh），他也是印度教徒眼中的幸運之神、成功之神。他的象頭象徵真我，身體象徵「幻」（maya），也就是人類塵世的存在。象頭代表智慧，而軀體則代表宇宙的神聖聲音om。若是表智慧女神，則是辯才天女（Sarasvatī或Saraswati），她不僅擁有一切圓滿的知識，也有究竟實相的體驗。她的持物中有一本書，即《吠陀聖典》，代表普遍、永恆、神聖和真實的知識，也代表著她對知識和聖典的圓滿掌握。她主要和白色相關，表示真實知識的純粹。

4 蓮花在印度文化中被視為神、神性和恩典的象徵。此處的神是哈利神（Hari），也就是毗濕奴或奎師那（又名「黑天」，在《薄伽梵往世書》〔*Bhagavata Purana*〕中，黑天是毗濕奴在人世的第八個化身）的另一個稱呼，梵文hari若是指顏色，就是太陽那樣的金黃色。因此「金色太陽的讚歌」，就是稱頌哈利神的讚歌。

第七頌

nādigranthiṣu jananam labhdvā
māmse kośe vṛddhim gatvā
sandhiṣu līlānaṭanam kṛtvā
rogo yogānnaśyati hā hā

在氣脈匯合處生起，
在根輪[5]增長，而力量
在不同的交會處舞動[6]——
惡疾就因瑜伽而消除。

第八頌

nṛtyati yogī hṛdaye dhṛtvā
sundaravapuṣam lakṣmīkantam
jagadādhāram paramātmānam
nandati nandati nandatyeva

於心間觀想上主的相好身嚴，
祂的妃侶是吉祥天女，
上主支撐著宇宙，
瑜伽士狂喜地起舞，
沉浸於這個淨相[7]中。

第九頌

yenā, dhītā śrautī vāṇī
naivakadācit sukṛtāsandhyā
sa tu vasudhā jīvanabhāgyam
dharmam nindati nindatyeva

凡是既不吟誦吠陀經典
也不崇祭太陽的人，
會為這個神聖的世界帶來禍害，
由於不尊敬聖法。

第十頌

rāgo bhogo yogastyāgaḥ
cātvārste puruṣārthā hi
bālastaruṇo vṛddho jīrṇaḥ
catvārastān bahamanyante

人在少不更事時，渴望著欲求的對象，
當青春正年少，就快活行樂去，
一旦邁入中年，則尋求瑜伽修練，
等遲暮來臨，便逐漸超脫這一切。

第十一頌

ātmika daihika mānasa bhedāt
trividham vihitam yogābhyasanam
sakalam yacchati vāñchita suphalam
nahi nahi yogābhyasanam viphalam

修習瑜伽有
身體的、心靈的，和真我的修練——
總是碩果纍纍，
瑜伽如此地給了每一個人，
透由他所追求的修練。

第十二頌

aṣṭāṅgākhyam yogābhyasanam
muktim bhuktim pradadātyanaghām
yadi guru padavīmanugatamathavā
cittam bhagavatpadayorlagnam

遵循上師的教導，
冥想上主的雙足。
始終如一地修練八支瑜伽，
證悟大樂或解脫，就如你所決定。

5 梵文為kośa，多義，有「男性或女性的外陰」之意，前一句又是談氣脈的匯合處，因此應是指脊根輪（mūlādhāra-chakra，又名「座輪、海底輪、力源輪」）。

6 由文脈來推敲，譯者選擇將muscles譯成「力量」，將joint譯成「交會處」，意指脈輪和鎖的各個所在。

7 淨相，vision，佛教通常譯成「淨相」，基督教則譯成「異象」，因瑜伽傳統和佛教禪修傳統的密切關係，因此本書一律採「淨相」。

第十三頌

tava vā mama vā sadānusaraṇāt
namanāmananāt prasanna cittaḥ
bhagavān vāñchitamakhilam datvā
kinte bhūyaḥ priyamiti hasati

你的上主或是我的上主，
一點也無所謂，
打緊的是：謙卑地冥想。
上主一高興，就賜予你所追求的，
幸運的話，還會賜與你更多。

第十四頌

kaste bhrātā kā vā bhāryā
kaste mitraḥ ko'yam putraḥ
vitte naṣṭe jīrṇe gatre
dravani sarve vidiśo dhikdhik

領悟這世界是變化無常的，
當身體虛弱無力，
而財富也一去不復返時——
沒有兄弟、朋友、妻子，或子息——
形同陌路的世界，不是嗎？

第十五頌

yāvadvittām tāvad bandhuḥ
yāvaddānam tāvatkīrtiḥ
vitte lupte bandhurdūre
kīrtiḥ kva syātpaśya vicitram

財富帶來朋友、慷慨、名號和聲望，
然而，當財富散去，朋友也隨之遠去，
這個名號和聲望到哪裏了呢？
這是世界的不可思議啊。

第十六頌

rāgo rogotpattau bījam
bhogo rogaprasaraṇa bījam
yogo rogacchedakabījam
yāhi sudūram rāgāthbogāt

渴欲是病痛的源頭，
當欲望滿足了，疾病就開始蔓延，
透由瑜伽拒卻欲求的饜足

第十七頌

tyaja dhikkāram mātāpitroh
kuru nyakkāram piśune manuje
bhaja satkāram bhāvuka boddhari
vasa sadgoṣṭhivasatau satatam

尊敬雙親，遠離惡行，
尋求的總是善友良朋，
且虔信地禮拜上主啊。

第十八頌

mā kuru ṛṇamapyalpam heyam
mā vasa ripuparivāre satatam
mākṣipa rogajvalane gātram
mā vismara māramaṇam hṛdaye

絕不負債，
絕不駐留鄰近敵人之處，
絕不因疾病而讓身體深陷網羅，
絕不忘記上主和其伴侶
常住於心間。

第十九頌

jnānaratovā karmaratovā
bhaktiratovā sarve lokaḥ
sthitvā yoge nahi nahi labhate
kāmapi siddham paśya vicitram

你可以追隨行動、知識，或虔信，
但如果瑜伽不被遵循，
這些道路將一無所成。
這是瑜伽的不可思議。

第二十頌

ādau pādau tadanu ca janghe
paścāduru nābhim hṛdayam
dhyātvā bāhū sundaravapuṣam
sumukham lokaya gokulanātham

冥想奎師那上主，
開始於祂的雙足，接著往上移
向身軀和心臟部位，
此刻冥想祂優美的雙臂，
然後與祂的完美身相安住在一起。

第二十一頌

nityābhyasanāt niścalabuddhiḥ
satatādhyayanāt medhāsphūrtiḥ
śuddhāt dhyānāt abhīṣṭasiddhiḥ
santata japataḥ svarūpasiddhiḥ

瑜伽修練使心識不起波動，
唱誦上主祈禱文生起能量與智慧。
冥想引發奇蹟，
憑藉著梵咒的持誦成就自身。

第二十二頌

dyumaṇerudayāt prāgevāsana
sandhyāpūjana vidhayaḥ kāryāḥ
yāme yāme prāṇāyāmān
daśa daśa kuryāt āyuvṛddhyai

在拂曉之前醒來，然後
面朝東方頂禮膜拜太陽[8]。
一而再，
再而三地熟練呼吸控制法，
那麼，你將可享用康健。

第二十三頌

paramita bhojī sucarita yājī
dhvastaśarīrakleśo yogī
susthiracitto bhagavati viṣṇau
ihaiva labhate śāntim paramām

行體位法修練，飲食節制有度，
以一顆安穩的心，禮敬上主啊——
此時此刻，平靜滿溢。

第二十四頌

ādāvāsanapunarāvṛtteḥ
ādyāvṛttherbhagavaccaraṇau
guruvaracarṇau praṇamya paścāt
samadṛkprāṇaḥ samārabheta

一日之始，就以禮拜
至上神和上師的雙足作為序曲。
接著操練體位法和呼吸控制法，
憶念上師的言教。

8 此兩句偈頌，是指破曉前做拜日式。拜日式最理想的練習時間是在日出之時，最好的地點是室外，對初升的太陽做拜日式一系列的動作。

第二十五頌

yāvān dīrghaḥraukṣyo vāyuḥ
prayāti bāhyam sūkṣmastadanu
tāvānantaḥ praviśati novā
matvā manasā samīkuruṣva

專心一志地磨練呼吸控制法。
屆時，呼吸既深長又平穩，
心識就適合冥想了。

第二十六頌

vada vada satyam vacanam madhuram
lokaya lokam snehasupūrṇam
mārjaya doṣān dehaprabhavān
ārjaya vidyāvinayadhanāni

清除掉你身體的染污，
讓你的言語真實且悅耳，
對世界感到友好，以及
虛懷若谷地追尋財富與知識。

第二十七頌

āsanakaraṇāttarasam sarasam
prāṇāyāmat prabalam prāṇam
dharaṇasuddham kuru mastiṣkam
dhyānāt śuddham ćittam nityam

體位法會使身體輕盈。
呼吸控制法強化生命力。
攝心精煉出領悟力。
冥想則淨化心識。

第二十八頌

kṛte jñānā mārgaḥ trite karma mārgraḥ
dvayam dvāpare supraśastam phalāya
kalau yoga mārgaḥ sadā
supraśastassubhuktauvimuktau

在黃金時代[9]，道路是知識，
在白銀時代，道路是行動，
在銅器時代，道路是知識與行動，
在鐵器時代，引生大樂和解脫的道路
是瑜伽。

第二十九頌

munirbhunkṣva bhojyam sadā deva śeṣam
mitam sātvikamcārdhakālesupakvam
smaran devanātham kuruṣvārdha pūrṇam
svakukṣim tataḥ svacchatoyam pibecca

食物首先必須奉獻給上主，
然後靜靜地享用。
在正確的時間食用悅性食物——
新鮮且完全煮熟，
憶念神。食要半飽。
以飲用純淨的水畫下句點。

第三十頌

pranama prāṇam prathamam yoge
bhajare prāṇam bhaktyā parayā
prāṇāyāmam kuru tatpaścāt
dhyātvā praṇavam pareśa sadanam

9 根據印度的宇宙觀，世界周期循環不已，可分為四個時期：黃金時代（Krita Yuga，梵文為kṛta yuga或satya yuga），白銀時代（Treta Yuga，梵文為trita yuga，又稱「人類年代」），銅器時代（梵文dvāparaYuga）、鐵器時代（Kali Yuga，亦稱「紛亂世代」、「黑暗世代」、「罪惡末世」，相當於佛教所說的墮落、腐敗的「五濁惡世」、「末法時期」）。

第一步，禮拜呼吸
於修習呼吸控制法時，吟誦
神聖梵音，於上主之居所，
那麼，呼吸無疑地已調伏。

第三十一頌

mākuru mākuru yogatyāgam
mā mā bhakṣaya tāmasamannam
prāṇam bandhaya nitamānnityam
bhaja bhaja bhagavatpādadvandvam

絕不捨棄瑜伽修練，絕不吃難以消化、
無益健康的食物，
總是修習正確的呼吸控制法，
一遍又一遍地祈求上主的雙足。

第三十二頌

bandhaya vāyum nandaya jīvam
dhāraya cittam dahare parame
iti tirumala kṛṣṇo yogī
pradiśati vācam sandeśākhyam

調伏呼吸，愉悅地，
於心間將心和上主連繫
這是瑜伽士奎師那阿闍梨
教導的要義。

【附錄一】

本書提到的原典

《瑜伽經》（*The Yoga Sūtra*）

這是瑜伽最根本的經典，收錄於本書的第三卷，可以溯至第二世紀到第三世紀末之間。全經一百九十五頌，都是短句的箴言，共分為四品。第一品名為〈三摩地品〉，給了我們瑜伽著名的定義[1]，以及描述我們在瑜伽境界和非瑜伽境界中的心識狀態。第二品是〈修持品〉，說明瑜伽的修練方式。第三品〈神通品〉，討論修練瑜伽可以達至的結果，以及這些神變可能引發的危險。第四品〈解脫品〉，則關注在瑜伽可以帶來的解脫。

從古早開始，形形色色的學者就已為《瑜伽經》寫下論注，其中有五部論典在當今來說非常重要。第一部可溯至第五世紀，由毗耶娑[2]所著的《瑜伽釋論》，如今已有數不清的英文版本可供閱讀。（對於這部論典，也有不少的注疏。）第二部是《注解》（*Vivrana*），這是由商羯羅大師（Shankaracharya）對於毗耶娑的《瑜伽釋論》所寫的注疏。第三部則是於第九世紀由筏遮須帕提．彌室羅[3]寫成的，書名為《真理明辯》（*Tattvaiśāradi*），這部書也是討論毗耶娑之論典的著作。第四部是《王者之光》[4]，大約於十世紀由菩闍提婆[5]所寫成。菩闍提婆是一位大王，也寫過音樂和舞蹈方面的重要著作。第五部知名的論典，內容也包含了對毗耶娑的《瑜伽釋論》的評論，於十六世紀由識比丘（Vijñānabikṣu）寫成，書名為《瑜伽評注》（*Yogavārttika*）。

《瑜伽祭言》（*Yoga Yājñavalkya*）[6]

這部經典可回溯至第二到第四世紀之間，是談論呼吸控制法和體位法的概念最古老的經典，特別的是還談到軍荼利。和其他許多經典不同，這部經典所提到的修練方法，並不局限於特定的種姓階級或社

1 原書注：Yoga citta ṛtti nirodahaḥ。瑜伽為指引心念朝向某一對象，以及維持心的專注方向而不散亂的能力。

2 Vyasa，若將此字重音標出，則為Vyāsa，音譯為「毗耶娑」，有「編纂者」之義，因此本書確實的作者可能不詳。另一譯名為「廣博仙人」，則為知名的神話人物，四部吠陀和《往世書》的編撰完成都歸在其名下，印度最偉大的史詩《摩訶婆羅多》據說也是由廣博仙人口述出來。

3 Vacaspati Mishra：若將此字重音標出，則轉寫為Vācaspati Miśra。若採意譯，則名為「聲主會」。

4 *Rājamārtaṇḍa*：rāja為「王」，mārtaṇḍa為「太陽神」，因此書名為《王者之光》。此著作又名《菩闍提婆評注》（*Bhojavṛtti*）。

5 Bhojadeva：可意譯為「樂受天」。

6 Yājña：意為「和祭獻相關的事物」。

會團體。相反地，在本書中，祭言（Yājñavalkya）向他的妻子噶琪（Gargi），以及圍聚在身旁為數不多的聖者，解釋瑜伽的修習。在第十二品和最後一品，作者談到軍荼利在瑜伽的淨化過程中的角色時，就僅向他的妻子一人宣說。祭言引領她進入瑜伽的「祕密」，也因此這一品名為〈密義品〉（*Rahasya*）。瑜伽被定義為個人種子（jivātma，命我）和最高的力量（parātma，勝我）的連結。

就如《瑜伽經》，《瑜伽祭言》也談論八支瑜伽，將瑜伽修習的道路描述成這八支瑜伽的進展。然而，其中有一些分支，這部經典所理解的方式，稍微異於帕坦伽利的《瑜伽經》所描述的方式。關於哈達瑜伽，本部經典和後來那斯瑜伽師（Nath yogis）所傳承的作品不同，並未提到六種淨化瑜伽（shatkarma）這類特殊的瑜伽淨化修練。《瑜伽祭言》有一個重要的版本，是由師利普拉巴德（Śrī Prabhad C. Divanji）所著。[7]

《瑜伽密義》（*Yoga Rahasya*）

有一本經典，我們尚未見到寫本，卻屢次被提到，故而在在指出實有此書，這本書就是那塔牟尼的《瑜伽密義》。那塔牟尼是九世紀南印度的聖者，就如其他許多的老師一樣，他也不屬於出家的僧院傳統，而是完全過著在家生活。他的作品藉由口述傳承下來，原本應該是由十二品所構成。奎師那阿闍梨將這些篇章口傳給他的兒子、也是弟子的德悉卡恰，我們因此得聞其中的四品。

對那塔牟尼來說，瑜伽的意義和目標是虔信神或更高的力量。在這部經典中，那塔牟尼對於八支瑜伽給了簡要的教導，其中有些部分符合帕坦伽利的教法，以及強調瑜伽的修練要針對修行者的個別需要量身訂作。這部經典指出老師的絕對必要性，而且一再強調。那塔牟尼將眾多的體位法和呼吸控制的技巧解釋得很精要，還特別關注以瑜伽來治療病痛。

那塔牟尼在《瑜伽密義》中，以不少的偈頌著墨瑜伽對孕婦的意義和孕婦如何修練。就如《瑜伽祭言》，他堅持瑜伽對女人來說不僅有意

7 原書注：*Journal of the Bombay Branch of Royal Asiatic Society*, reprint, monograph no.3, 1954.

義而且值得修習。婆羅門教的教義是將女人排除在所有靈修之外，因此他將自己置於和婆羅門教義對立的處境。

《薄伽梵歌》（*Bhagavad Gītā*）

《薄伽梵歌》（又名《尊主頌》）是印度最神聖的經典，是大史詩《摩訶婆羅多》（*Mahābhārata*）的第六卷《毗濕摩卷》（*the Bhīṣma Parva*）[8]，這卷長詩也是一部瑜伽的論著。在兩家皇族的大戰中，黑天神在阿周那的戰車上現身，這部經典就是英雄阿周那和黑天神之間進行的對話，談論瑜伽的最高原則：行動（karma）的哲學、明辨的體現、知識和虔信神。

《哈達瑜伽之光》（*Haṭha Yoga Pradīpikā*）

這部經典是由瑜伽士斯瓦特瑪拉瑪（Yogi Svatmarama）所著，可推溯至十五世紀。本書儘管偶爾有相互矛盾之處，但對於哈達瑜伽來說，是最重要也是易於理解的一部原典。本書以四個篇章依序呈現哈達瑜伽的技巧：體位法、呼吸控制法、身印法和聲音法（外在和內在之聲）。

除了這五部經典外，本書還提到另兩本書：《伽蘭闥本集》（*Gheraṇḍa Saṃhitā*）和《濕婆本集》（*Śiva Saṃhitā*）。就如《哈達瑜伽之光》一樣，這兩部經典都著墨在瑜伽的技巧。

8 Bhīṣma：發可怖之誓且堅持到底的人。恒河女神之子，本名天誓。於俱盧戰場第十天受傷而放下職責等死。

【附錄二】

人人適用的四套練習

練習體位法，應該要依據個人的需求來規畫。以下的系列練習，是經過精心且體貼的安排，且遵循次第進程的原則；循序進展的鍛鍊，將帶給我們身體、呼吸和心靈的平衡。這幾套的練習，對於先前毫無任何瑜伽經驗的生手來說，也許並不合適。不論你的背景為何，在設計最適合個人的瑜伽修習時，有位勝任的老師能在一旁協助你是很重要的。這四套系列可以做為規畫瑜伽修習的範例，然而依照個人需求所做的變化組合則是無限的。

在練習不同的體位法之間，為了確保心跳和呼吸可以回復到一般常態，一定要穿插適當的休息體式。在開始練習呼吸控制法之前，和在完成呼吸控制法的練習時，也應該有適當的休息。

在下面幾套的練習中，標明「X次呼吸」，就是表示「靜態」的體位法練習；反之，若標明「Y遍」，則是指「動態」的練習。切記：呼吸是檢測體位法的量尺。在練習每一個體式時，都應該努力去保持身體動作和呼吸之間的連繫。在吸氣和呼氣之間，可以安排適當的中止，但是不要影響到吸氣或呼氣的長度。當你的練習有所進展，就可以增加屏氣的時間。儘管要盡力維持呼吸和身體的連結，然而每一個體式要持續多少次的呼吸，得依照個人的能力來練習，不要過於勉強、費力。一個練習的安排設計，應該要讓你感到更舒適，且能帶給你更多平靜和能量。

練習呼吸控制法時，逐步在每一次的呼吸循環中增長屏氣，毫無勉強地達到最長的屏氣後，再逐漸減少屏氣的時間，以完成呼吸控制法的練習。同樣地，吸氣或呼氣的長度也可以逐漸地增加和減少，有無配合屏氣皆可。再提醒一次，這些安排的變化，端賴個人的需求和能力。而很重要的一點是，得在勝任的老師指導下，才能練習呼吸控制法。

練習一

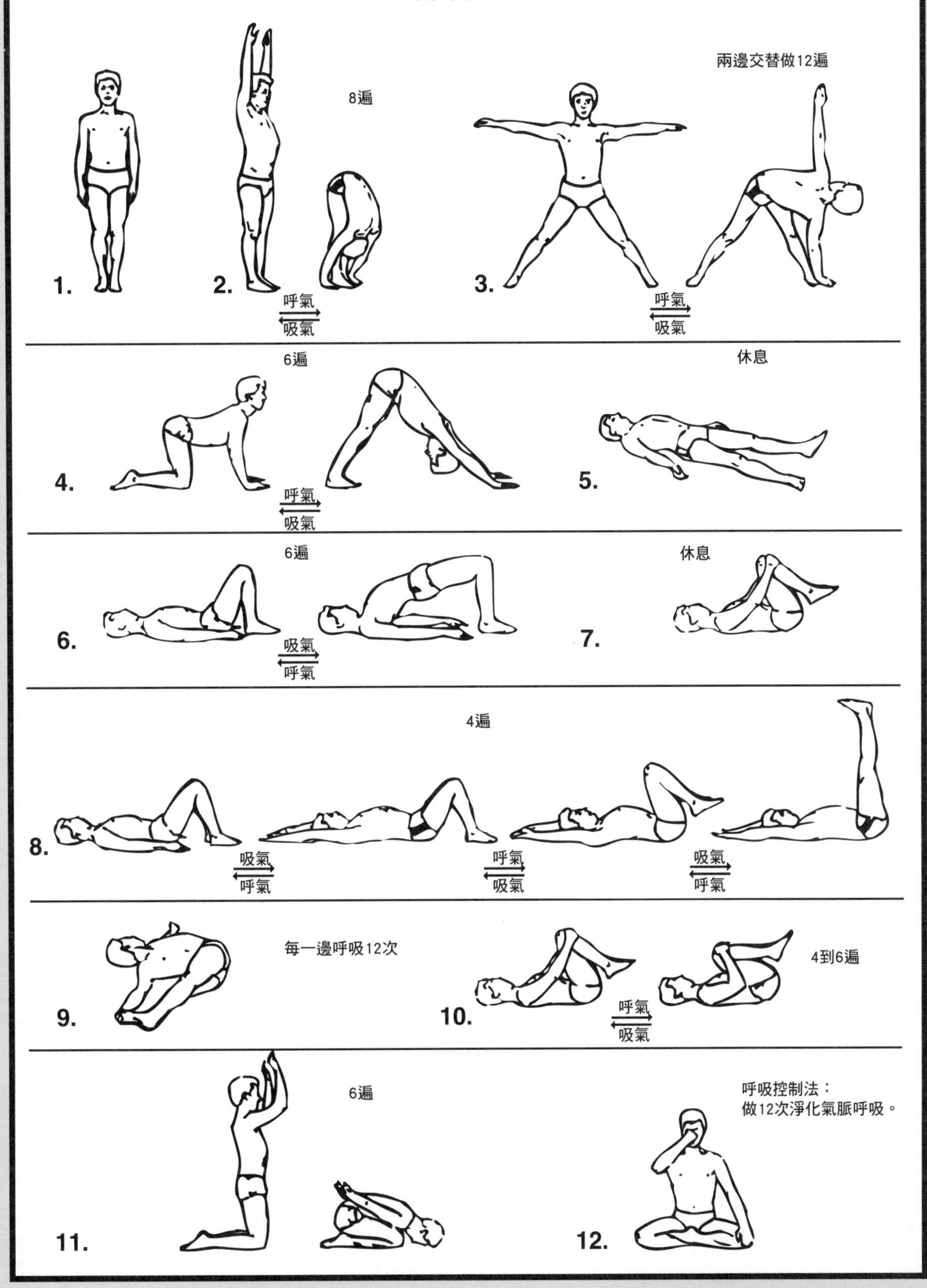
1.
2.
8遍
呼氣
吸氣
3.
兩邊交替做12遍
呼氣
吸氣
4.
6遍
呼氣
吸氣
5.
休息
6.
6遍
吸氣
呼氣
7.
休息
8.
4遍
吸氣
呼氣
呼氣
吸氣
吸氣
呼氣
9.
每一邊呼吸12次
10.
呼氣
吸氣
4到6遍
11.
6遍
12.
呼吸控制法：
做12次淨化氣脈呼吸。

練習二

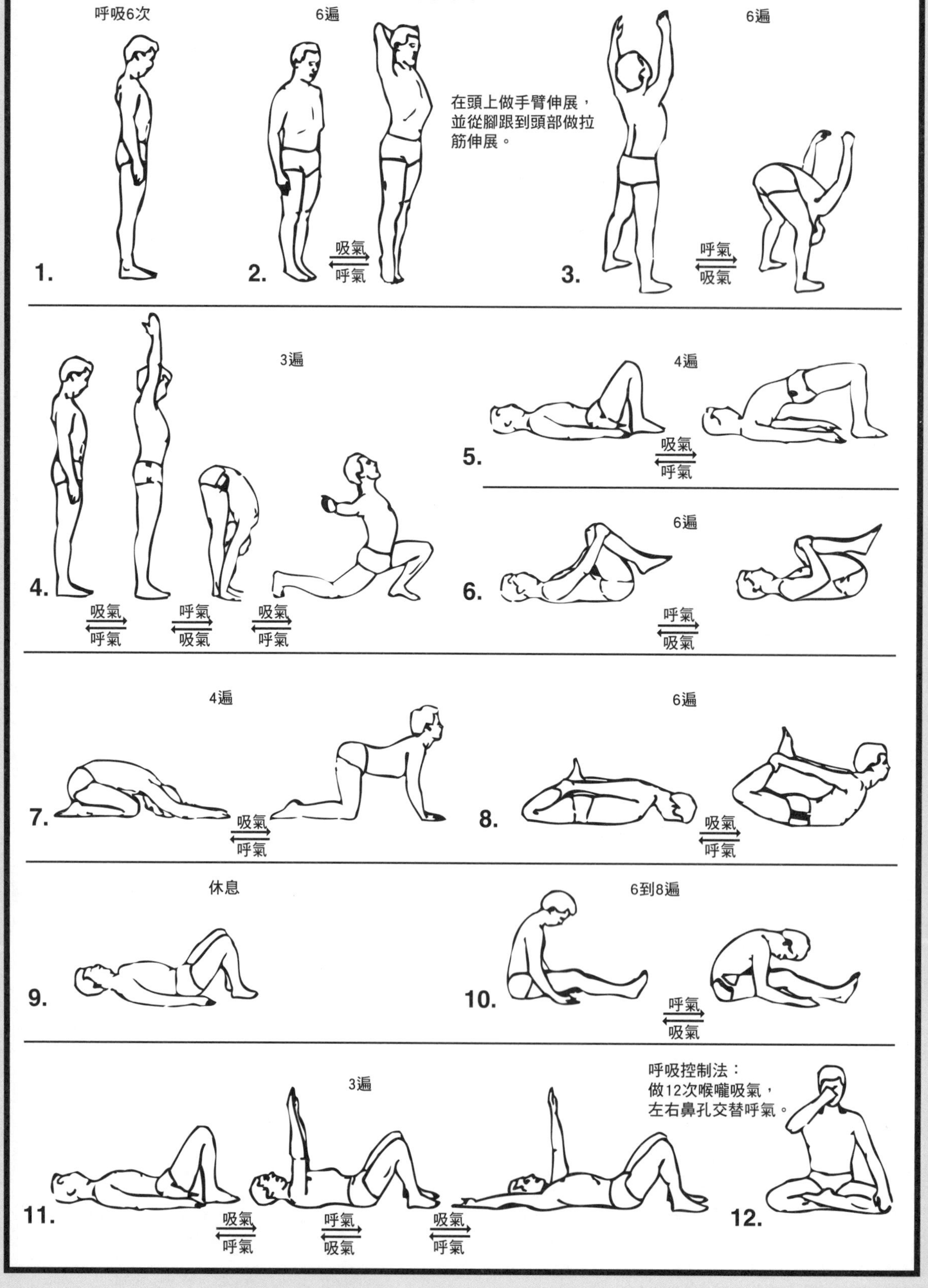
呼吸6次
1.
6遍
2.
吸氣
呼氣
在頭上做手臂伸展，
並從腳跟到頭部做拉
筋伸展。
6遍
3.
呼氣
吸氣
3遍
4.
吸氣
呼氣
呼氣
吸氣
吸氣
呼氣
4遍
5.
吸氣
呼氣
6遍
6.
呼氣
吸氣
4遍
7.
吸氣
呼氣
6遍
8.
吸氣
呼氣
休息
9.
6到8遍
10.
呼氣
吸氣
3遍
11.
吸氣
呼氣
呼氣
吸氣
吸氣
呼氣
呼吸控制法：
做12次喉嚨吸氣，
左右鼻孔交替呼氣。
12.

練習三

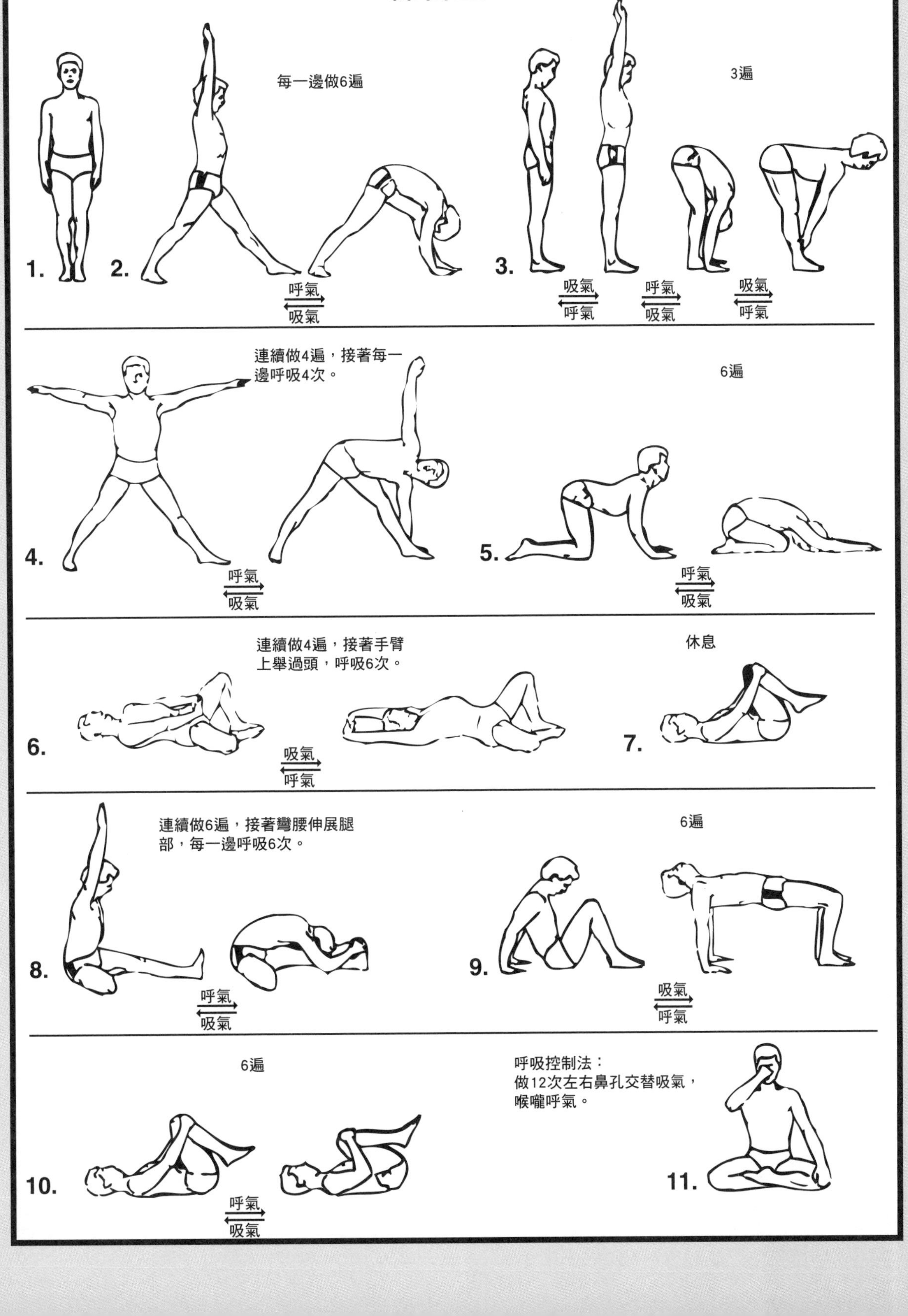
1.
2.
每一邊做6遍
呼氣
吸氣
3.
3遍
吸氣
呼氣
呼氣
吸氣
吸氣
呼氣
4.
連續做4遍，接著每一邊呼吸4次。
呼氣
吸氣
5.
6遍
呼氣
吸氣
6.
連續做4遍，接著手臂上舉過頭，呼吸6次。
吸氣
呼氣
7.
休息
8.
連續做6遍，接著彎腰伸展腿部，每一邊呼吸6次。
呼氣
吸氣
9.
6遍
吸氣
呼氣
10.
6遍
呼氣
吸氣
11.
呼吸控制法：
做12次左右鼻孔交替吸氣，
喉嚨呼氣。

練習四

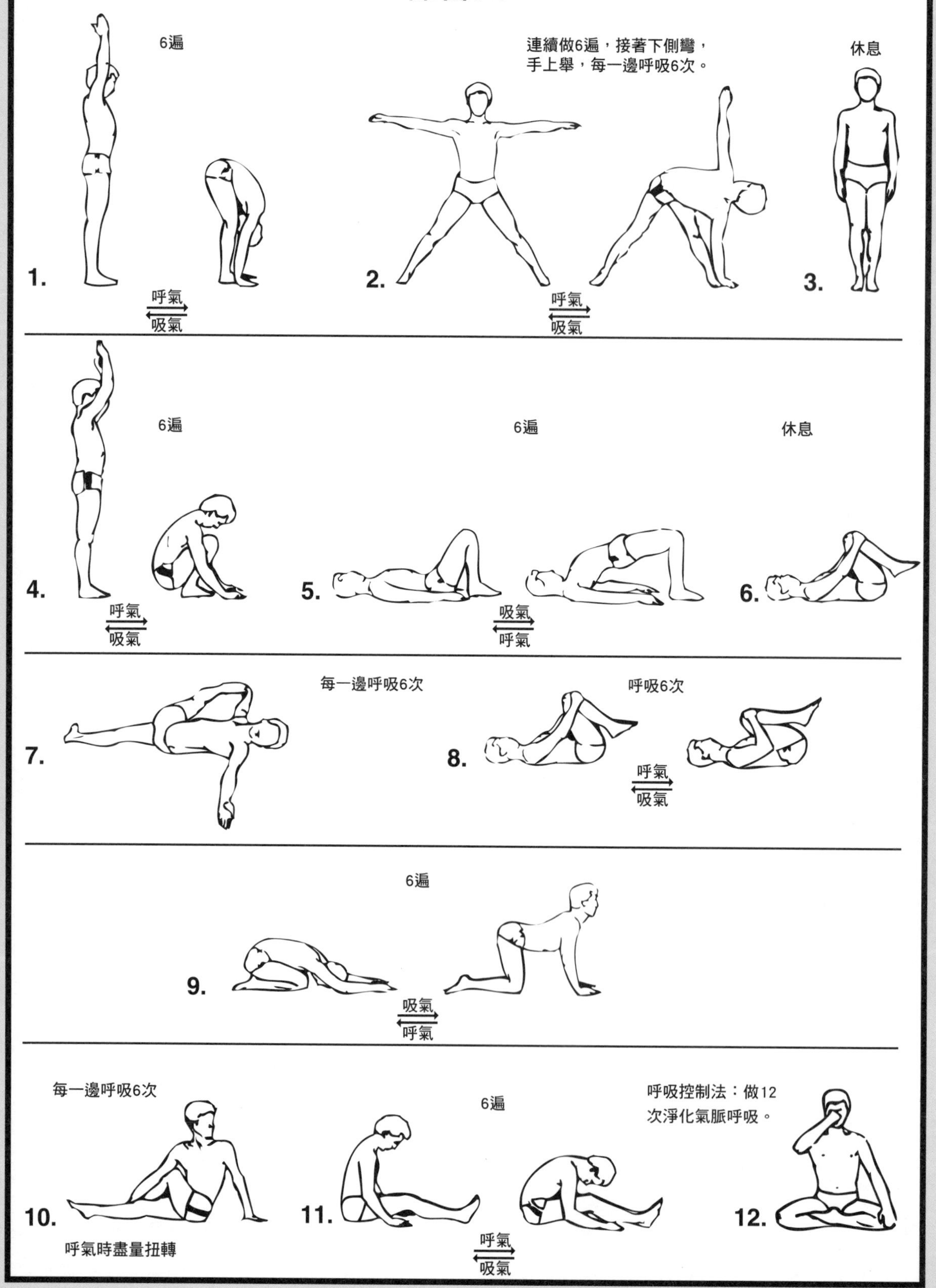
6遍
連續做6遍，接著下側彎，
手上舉，每一邊呼吸6次。
休息
1.
呼氣
吸氣
2.
呼氣
吸氣
3.
6遍
6遍
休息
4.
呼氣
吸氣
5.
吸氣
呼氣
6.
每一邊呼吸6次
呼吸6次
7.
8.
呼氣
吸氣
6遍
9.
吸氣
呼氣
每一邊呼吸6次
6遍
呼吸控制法：做12
次淨化氣脈呼吸。
10.
11.
12.
呼氣時盡量扭轉
呼氣
吸氣

梵中名相對照表

A

abhiniveśa	憂慮感：恐懼的來源、執著於生。障礙（或「煩惱」，kleśas）之一。
abhyantara kumbhaka	內屏息[1]：吸氣後屏住呼吸。
abhyantara vṛtti	吸氣。
abhyāsa	修習[2]。
adhomukha śvānāsana	下犬式。
advaita	不二：非二元論。
agni	火：四大之一。
agni sāra[3]	火淨：運用人體的「火」來除去不淨的淨化過程。
ahamkāra[4]	我執：「自我」意識。
ahiṁsā	不害：不傷害、體貼、愛；制戒之一。
ākarṇa dhanurāsana	拉弓式。
ākāśa	空：四大之一。
a-labdha-bhūmikatva	未到地，即「未到達穩固的瑜伽境地」。
ālasya	倦怠。
ānanda	樂：極樂的狀態。
Ananta	阿難陀。
anavasthitatva	退轉：無法安住境界。
aṅga	支[5]：瑜伽的分支和面向。
aṅgamejayatva	身體顫動：因身體無法舒適地放鬆，就會搖擺不定或顫抖。
antara	內：在內、內部的。
antaraṅga sādhana	內修：關於帕坦伽利的攝心、禪定和三摩地之道的內在修習。
antarāya	障；障礙：澄澈明淨和穩定的心識的障礙。
anuloma ujjāyī[6] prāṅāyāma	順向喉式呼吸控制法；順向勝利式呼吸控制法：此呼吸控制法，吸氣時要在喉嚨發出聲音，而規律地交替鼻孔呼氣。
ap	水：五大元素之一。
apāna[7]	廢物；排泄物；出息；身體的排泄物的集中處。
apānāsana	排氣式：弛緩風息的體式。
apāna-vāyu	下行氣：專責排泄的風息。
aparigraha	不取：僅接受所需，而不多拿；戒律之一。
ardha dhanurāsana	半弓式。
ardha padma paścimatānāsana[8]	半蓮花背部伸展式：身體向前屈的半蓮花姿。
ardha mastyendrāsana	半後顧式；半魚王式。
ardha utkaṭāsana	半跪式。
Arjuna	阿周那。
artha	意義、目的。

1 梵文abhyantara有許多意思，如「內在的、中間的」或「間隔的」；kumbhaka意為「止住呼吸」。

2 梵文abhyāsa有重複和永久鍛鍊的意思，在瑜伽哲學中特指心致力於維持在純淨無染的狀態。

3 此詞是複合語，應訂正為agni-sāra。

4 梵文aham，意思是「我」，kāra有「所作、作者和主人」的意思，因此ahamkāra可解成「我在作」、「我是作者或主人」。若將kāra當成動詞，ahamkāra則有「作成我」，即「作出自我意識來」的意思。此詞就是佛教所談的「我法二執」中「人我執」的面向。

5 原意是肢、翼。

6 梵文ujjāyī，前加字為ut，有「向上」、「在…之上」之意，jāya則有「使戰勝」、「使征服」之意。Ujjāyī也是指呼吸過程中氣體進入胸腔，充盈飽滿，就像戰勝者般，自得地昂首挺胸，因此可譯成勝利式呼吸法。

7 梵文apāna：有「肛門」之意。

8 梵文paścimottānāsana，解析成paścima-uttāna-āsana。梵文paścima有「西方」、「後面」或「背部」的意思，uttāna 則有「伸展」之意。

āsana	體位：姿勢。
asmitā	自我感：自我意識；障礙之一。
aṣṭāṅga	八支：八支瑜伽是瑜伽的八個分支，帕坦伽利於《瑜伽經》的第二品有說明。
asteya	不偷盜：不垂涎他人之物，戒律之一。
ātman	阿特曼：我或真我（the self）。
āvidyā	無明：錯誤認識；不正確的知識、虛假的理解；最主要的煩惱。
avirati	分心散亂。
Ayur Veda	《阿育吠陀》。

B

bahiraṅga	外支：外在的分支。
bahiraṅga sādhana	外修：包括八支瑜伽的前四支的外部修習。
bāhya kumbhaka	外屏息：吐氣後屏住呼吸。
bandha	鎖；收束；班達：繫緊或鎖緊。
bāhya vṛtti	呼氣。
Bhagavad Gītā	《薄伽梵歌》：史詩《摩訶婆羅多》的一部分，在本書中大黑天教導阿周那瑜伽。
bhakti	虔信：虔誠、獻身於信仰。
bhakti yoga	虔信瑜伽；信瑜伽：此瑜伽主要重視對神的虔誠獻身。
bharadvājāsana	巴拉瓦伽式。
bhastrika	風箱；風箱式。
bhastrika prāṇāyāma	風箱式呼吸控制法：左右鼻孔交替做風箱式呼吸。
bhrāntidarśana	錯誤的見解。
bhujaṅgāsana	眼鏡蛇式。
bhujapīḍāsana	臂膀施壓式。
bhūtas	五大元素；大種[9]：空、風、火（或光）、水、地等元素。
brahmopadeśam	婆羅門入會儀式或聖線禮。
brahmacarya	梵行；梵行期：制戒之一。朝向節制感官最高層面的修習，在這個生命階段，年輕的學子會研習諸聖典。[10]
bṛmhaṇa	鼓脹；擴展。

C

cakra	輪；脈輪；氣輪；輪穴；神經叢：沿著脊椎分布的能量中心。
cakravākāsana	貓式。
candra	月亮。
cin mudrā	思惟印（指「思惟修」的思惟）。

9 瑜伽採五大說法，佛教傳統採地、水、火、風四大（梵語：Mahābhūta）的說法，部派佛教所說的四大，是指造成物質現象的基本元素。大乘佛教所說的四大，指的是物態的現象，而非實有的基本元素，因此有「四大皆空」之說。佛教密宗傳統則主張萬事萬物皆由六大所造，除了色法的五大外，多了心法的「識」。

10 一般是指吠陀經典。

citta	心，心識。
citta vṛtti nirodha	心寂滅：沒有任何攪動的心靈狀態。

D

dana	布施：轉讓。
daśana	見：六種印度古典思想的觀點之一。
daurmanasya	憂愁。
dhanurāsana	弓式。
dhāraṇā	攝心：心專注於一處（或「一境」）的心識狀態。
dhyāna	禪那；靜慮：冥想。
dhyāna mudrā	禪定印：顯示修習冥想的手印。
draṣṭṛ	見者；能見者：在做觀看的那一個。
dṛśya	所見者： 被觀看的那一個。
duḥkha	苦：不舒適、不安的感覺，痛苦。
Durga	難近母。
dveṣa	拒斥：厭惡，憎恨；障礙之一。
dvipāda pītham	桌式。

E

eka pāda sarvāngāsana	單腳肩倒立式。
eka pāda ūrdhva prasṛta pādāsana variation	單腳向上伸展式。
eka pāda uttānāsana	單腳伸展式：採站立姿，軀幹前屈，單腳往後抬起。
ekāgratā	心一境性：注意力集中在一點，全心貫注於一個對象。

G

guṇa	德：心的特性；世界的特質。
Gheraṇḍa Saṃhitā	《伽蘭闥本集》。
guru	上師。

H

halāsana	犁式。
Hanuman	哈努曼。
hasta mūdra	手印。
hatha yoga	哈達瑜伽：此瑜伽目標在於將ha（左脈）和ṭha（右脈）的能量合而為一，融合於脊椎中心的中脈；將上行氣和下行氣融合於身體的中心的心臟。
Haṭha Yoga Pradīpikā	《哈達瑜伽之光》或《哈達瑜伽燈炬》：關於哈達瑜伽的經典。

I

iḍā	左脈；陰脈；月亮脈：終端在左鼻孔的能量通道

	（氣脈）。
indriyas	根：感官。
Īśvara	大自在天；至尊主：至高神或尊主。
īśvarapraṇidhānā	交付予神：臣服於神，以及將所有的行為供獻給神，而且不執著於我們的行動的結果；內制之一和淨化瑜伽的一支。

J

jālandhara bandha	收頷收束法；喉鎖。
jānu śīrṣāsana	頭觸膝式。
japa	念咒：重複念誦咒語。
jñāna yoga	知識瑜伽；智瑜伽：此瑜伽強調徹底地探究真相。
jñāni	智者。

K

kaivalya	解脫：瑜伽的終極境界，自由。
kaliyuga	鐵器時代；罪惡末世；黑暗時代；混亂時代。
kapālabhātī	頭顱清明；頭顱清明式。
kapālabhātī prāṅāyāma	頭顱清明呼吸控制法：風箱式呼吸。[11]
karma yoga	行動瑜伽；業瑜伽；行業瑜伽：此種瑜伽，行動的所作所為被視為責任或道德義務，結果成敗毫不掛心。
krama	次第；步驟。
kriyā	行動。
kriyā yoga	淨化瑜伽；所作瑜伽：如帕坦伽利所教導的淨化行動（業）的瑜伽。
kumbhaka	屏息。
kumbhaka prāṇāyāma	屏息呼吸控制法：此呼吸運動強調屏住呼吸。
kuṇḍalinī	軍荼利；昆達里尼；拙火；靈蛇：位於脊柱中心[12]，阻止風息的運行進入中脈。
kuṇḍalinī yoga	軍荼利瑜伽；昆達里尼瑜伽；拙火瑜伽

L

laṅghana	凹陷：縮小。
laya[13]	融合。
līlā	聖戲：神聖的遊戲或戲劇。

M

Mahābhārata	《摩訶婆羅多》。
mahāmudrā	大身印式。
mahat[14]	大：大原理。
manas	意[15]；意識：感官背後的能力（或勢力）。

11 就像鐵匠的風箱一般，快速地吸氣和呼氣。有人稱之為「小風箱式呼吸法」。

12 精準的說法，應是位於脊柱底部的能量中心──根輪。

13 梵文laya有「熔化」、「溶解」，「逐漸消失」或「融合成一體」之意，也有「全神貫注」的意思，這樣的融合是指深定的冥想狀態。

14 此處指的是mahat-tattva（大諦），乃數論派的主張，就是物質的自然世界尚未分化成個體的自我意識的宇宙智性原理。

15 意，相當於感官的統帥，能接收感官傳來的訊息作分辨、思惟、判斷等，也可對感官下達指令，這個意，也就是我們一般所講的個體的意識層次，而非純粹意識。

mantra	梵咒；真言：神聖的聲音，通常用在冥想的修練，做為專注的對象。
mastyendrāsana	後顧式；半脊椎扭轉式；魚王式。
Mīmāṃsā	彌曼沙派。
mṛgi mudrā	鹿印：在呼吸控制法中，用來控制鼻孔的手勢（手印）。
mūdha	愚痴：心識遲鈍、不清楚的狀態。
mudrā	印：象徵。
mūla bandha	會陰收束法；根鎖；脊根收束法：軀幹根部的收束法。

N

nābhicakra	臍輪。
nāda	內在祕音：聲音。
nāḍī	氣脈：身體中的微細通道，風息於其中運行。
nāḍī śodhana prāṇyāma	淨化氣脈呼吸控制法：左右鼻孔輪流呼吸，而使氣脈獲得淨化。
nidrā	沉睡；深眠：無夢的睡眠。
nimitta kāraṇa[16]	智慧因；效果因：智慧的原因，催化劑。
niralamba sarvāngāsana	無支撐肩倒立式。
nirodha	寂滅：限制，在此狀態，心識完完全全地聚焦於一處。
niyama	內制：個人的規範與訓練。

O

OM	唵；嗡：代表大自在天（至尊主）。

P

padma bhujaṅgāsana	蓮花眼鏡蛇式。
padma mayūrāsana	蓮花孔雀式。
padmāsana	蓮花坐。
padmāsana paravṛtti	蓮花坐扭轉式。
padmāsana ūrdhvamukha	蓮花坐向上式。
pariṇāma-duḥkha	變易苦：因變動不居所產生的苦。
pariṇāmavāda	轉變論：接受「我們所感知的一切都易於變化」這樣的看法。
parivṛtti[17]	轉向：更改方向，重定方向。
pārśva uttānāsana	側伸展式：採站立姿，一腳在前，上身往前下彎。
paścimottānāsana	背部前屈伸展坐式。
Patañjali	帕坦伽利:《瑜伽經》的作者。
piṅgalā	右脈；陽脈；太陽脈：終端在左鼻孔的能量通道（氣脈）。

16 此字要視文章脈絡才能判斷其究竟為第一因、直接因或工具因（或效果因，相當於催化劑）。例如，陶匠之於陶器，乃是「效果因」，梵之於宇宙與一切生命，也是「效果因」。「智慧因」的概念，則源自於神學理論，用來解釋宇宙與一切生命的創造與存在，都有其意義和目的，而梵就是宇宙萬物的「智慧因」。

17 佛教的唯識學有「轉依」、「轉識成智」的說法，其「轉」的梵文parāvṛtti，與parivṛtti是同義詞。

pradhāna[18]	原初：最初的來源。
prajñā[19]	般若智慧：在精神（或靈性）領域裏，澄澈明淨的理解（或知識）。
prakṛti	物質。
pramāda	放逸。
pramāṇa	正知；正確認知。
prāṇa	氣；風；風息；呼吸：生命能量。
praṇava	聖音；神聖梵音：神祕的音節，代表大自在天（至尊主）。
prāṇa-vāyu	命氣：生命之氣。
prāṇāyāma	呼吸控制法；生命能量控制法；調息：調節呼吸的技巧。
prasarita pāda uttānāsana	伸展腳式。
pratikriyāsana	反體位法。
pratipakṣa	對治。
pratipakṣabhāvana	對治修。
pratyāhāra	制感：感官收攝。
pūraka prāṇāyāma	入息呼吸控制法。
puruṣa	純粹意識：意識的源頭，能感知者（能認知者或能見者）。

R

rāga	執著：貪戀或渴欲；障礙之一。
rāja yoga	王者瑜伽：在此瑜伽中，目標是與最高的大能合而為一；帕坦伽利的瑜伽修練。
rajas	激性；變性：物質的特性，活動因此特性而產生。
Rama	羅摩。
Ramāyana	《羅摩衍那》。
recaka prāṇāyāma	出息呼吸控制法：強調重點在吐氣的呼吸運動。
ṛta prajñā[20]	真實智；實相般若：對精神層面的實相有正確認知。

S

sabīja samādhi	有種三摩地。
sādhana	修持：修練，成就，神通，法術。
Śakti	薩克蒂。
śakti[21]	大能：能力。
śalabhāsana	蝗蟲式。
samādhi	三摩地；三昧；等持：在此禪定狀態中，唯有冥想的對象是明顯的。
samāna-vāyu	平行氣：身體中心部位的風息，專責消化作用。
samasthiti	山立式。

18指物質世界最初的本源。

19梵文prajñā，有「智慧」、「知識」之意，不管是瑜伽修習或佛教的「般若」，都是指真實不虛、超越凡常的智慧，也就是澄澈明淨的理解，但瑜伽修習的最終目標「般若」和佛教的「般若」並不相同，因兩者對「我」的看法不同。

20瑜伽修練和佛教的「真實智」或「實相般若」並不相同，原因同注21。

21梵文śakti，有人譯成「性力」，這個詞涉及某些坦特羅運動（tantric movement）的宗教修練和儀式，但常有誤導之虞，因此不採用。在印度教中，śakti這種能量、力量或能力，被人格化為Śiva的配偶，在不同的宗派傳統中則被人格化為不同的女神。

samavṛtti prāṇāyāma	等長呼吸控制法：在此呼吸技巧中，呼吸的不同組成（吸氣、屏氣、吐氣）均等。
Sāṃkhya	數論派。
saṃśaya	懷疑。
saṃskāra	行：心識的習慣性趨勢；習氣，制約條件。
saṃskāra-duḥkha	行苦：由習氣所造成的苦。
samtoṣa	知足：不再有所求；內制之一。
saṃyama[22]	等制；總制：完全地、繼續地專注在一個對象。
saṃyoga[23]	混同：糾纏、混淆不清的認同。
sannyāsin	托缽僧；遊方僧：除了神之外，放棄一切的人。
śaṇmukhi mudrā	六頭戰神式。
sarvajña[24]	一切智：全知者，無所不知者。
sarvāngāsana	肩倒立式。
sattva	悅性：物質的三種特性之一，因此特性而澄澈明淨和輕盈。
satvāda	實在論：這種觀念認為「我們所見到的、經驗的和感覺到的並非幻覺，而是真實且實際存在的」。
satya	諦；實語；真實不虛：真理，說實話（不妄語）；制戒之一。
śauca	清淨：潔淨，純潔無染；內制之一。
śavāsana	攤屍式。
seated forward bend	背部前屈伸展坐式。
siddhi	神通；悉地；成就：才能；被賦與的能力。
śīrṣāsana	倒立式。
śīrṣāsana parivṛtti	倒立轉向式。
Sita	希妲。
śītalī prāṇyāma[25]	清涼呼吸控制法：由嘴巴吸氣，並以特定的方式調整舌頭位置的呼吸運動。
śītkarī prāṇyāma	發聲呼吸法。
Śiva	濕婆神。
Śiva Saṃhitā	《濕婆本集》。
smṛti	念：記憶。
śraddhā	信:信仰。
stambha vṛtti	屏氣。
sthira	住：平穩且保持警覺。
styāna	昏沉。
sukha	樂：輕盈且舒適；喜樂。
sukhāsana	盤腿坐。
supta koṇāsana	雙角犁式。
sūrya	太陽。
sūrya namaskar	拜日式：將一系列連續的體位動作，合稱為「拜日式」。
suṣumṇā	中脈：中心的能量通道（氣脈），從脊柱中央的根

22指八支瑜伽的最後三支：攝心、禪那、三摩地。

23梵文saṃyoga有「結合為一」之意，《瑜伽經》1.23的saṃyoga指的就是瑜伽境地，但此處的解釋是指將純粹意識（「見者」）和物質（「所見者」）連結混同在一起，瑜伽的修習就是解開這個混淆的連結。

24梵文sarvajña，一切智，指的是「全知」，作者在這兒將其解為「全知者」。

25梵文śītalī 是śītala在複合詞的用法，而śītala就是「冷靜」、「冷卻」的意思。

	部貫穿至頭顱頂部。
svadharma	自法。
svādhyāya	洞察自身：自我探究；任何可以幫助你了解自己的研究；研讀聖典；內制之一，淨化瑜伽的一支 。
śvānāsana	犬式。
śvāsapraśvāsa	呼吸不順、呼吸不均勻。
svastikāsana	跏趺坐。

T

tadāsana	山式。
tamas	惰性；物質的三種特性之一，由此產生沉重、遲鈍和穩定性。
tanmātras[26]	五唯：聲、觸、色、味、香的特性。
tantra	坦特羅；密續：技巧。
tantra yoga	坦特羅瑜伽；密宗瑜伽；譚崔瑜伽：此種瑜伽的修練焦點，在於排除阻礙風息自由運行於中脈的障礙。
tāpa-duḥkha	貪苦：因渴欲所受的痛苦。
tapas[27]	修練；苦行：除去不淨的過程，消除，淨化；內制之一，淨化瑜伽的一支。
taḍāka mudrā	水平身印式。
tolāsana	天平式。
trāṭaka	凝視：專注地注視一個固定不動的對象，以進入冥想。
trikonāsana	三角式。

U

udāna-vāyu	上行氣：負責言說和向上運動的風息。
uddīyāna bandha	收腹收束法；腹鎖：腹部的收束法。
ujjāyī	喉式呼吸；烏佳依：吸氣時，喉部發出聲音的呼吸技巧。
Upaniṣad	奧義書。
Urdhvamukha śvānāsana	面朝上犬式。
uṣṭrāsana	駱駝式。
utkaṭāsana	蹲坐式；幻椅式。
uttānāsana	站立前屈式。
utthita pārśva koṇāsana	三角側伸展式。

V

vairāgya	不執著：不貪戀、放下。
vajrāsana	金剛坐。
vāyu	風：空氣、呼吸、風；五大元素之一。

26數論派認為由原始物質生出五種精細的元素（五唯），再由五唯生出五種粗糙的元素（五大）。

27梵文tapas，來自動詞字根tap，有「加熱」、「苦行」、「藉由苦行淨化」、「贖罪」之意。

Vedānta	《吠檀多》。
Vedas	《吠陀》：印度教聖典，是所有瑜伽修練的基礎。
vicāra	伺；審思；熟慮：對微細的對象上作思惟。
vidyā	明：澄澈明淨的理解，知識的高階層次。
vikalpa	假想：想像或虛構。
vikṣipta	散亂：心飄移不定，無法維持在一貫的目標物或穩定的專注。
viloma krama prāṇāyāma	逆向次第呼吸控制法：此呼吸運動，以規律的方式左右鼻孔交替吸氣，呼氣時則同時從兩個鼻孔呼出，並且在喉嚨發出聲音。
viloma ujjāyī prāṇāyāma	逆向喉式呼吸控制法；逆向勝利式呼吸控制法：此呼吸運動，在吸氣和呼氣時會採取開闔鼻孔來調節呼吸。
vimānāsana	飛船式。
viṅyāsa krama	次第進程：一個安排正確的體位法進程，適合朝希望的目標進展。
viparīta koṇāsana parivṛtti	倒角扭轉式。
viparyaya	顛倒；錯誤認知。
vīrabhadrāsana	勇士式。
vīrāsana	勇士坐。
vīrya	精進。
viṣamavṛtti prāṇāyāma	不等長呼吸控制法：在此呼吸技巧中，呼吸的不同組成（吸氣、屏氣、吐氣不均等。
viśeṣa puruṣa	殊勝意識；至上存有：本書意指大自在天。
Viṣṇu	毗濕奴：神名，印度教三大主神[28]之一。
visualize	觀想。
vitarka[29]	尋；尋思；思維；思量：對粗略的對象作思惟。
viveka	明辨：辨別。
vyādhi	疾病。
vyāna-vāyu	遍行氣：負責將能量周遍全身流布的風息。
Vyasa	毗耶娑：《瑜伽釋論》作者。

Y

yama	制戒：關於我們處理社會和世界的規範和訓練。
Yoga Bhāsya	《瑜伽釋論》。
Yoga Makarandam	《瑜伽之密》。
Yogāñjalisāram	〈瑜伽祈請精要〉。
Yoga Rahasya	《瑜伽密義》。
yoga sādhana	瑜伽修習。
Yoga Sūtra	《瑜伽經》：帕坦伽利所著關於瑜伽的經典著述。
Yogavārttika	《瑜伽評注》。
Yoga Yājñavalkya	《瑜伽祭言》。

28 此三大主神為梵天、濕婆和毗濕奴大神。印度教認為：此三大主神皆為絕對本體的「梵」之具體化與人格化。梵天是宇宙的創造神；毗濕奴是宇宙的保護神；濕婆是宇宙的破壞神。三大神是一元之世界本體的「梵」所作的三種不同的顯現。

29 這是冥想的初階，藉此將散亂的心收攝到對象上，相對於深定，此專注力較不細密，也較微弱，因此專注的對象較為粗略。

BH0005

瑜伽之心

(**The Heart of Yoga**—Developing A Personal Practice)

作　　者　德悉卡恰（T.K.V. Desikachar）著
譯　　者　陳麗舟、朱怡康
執行編輯　管中琪

封面設計　雅堂設計工作室
版面構成　舞陽美術 張淑珍

發 行 人　蘇拾平
總 編 輯　于芝峰
副總編輯　田哲榮
業　　務　郭其彬、王綬晨、邱紹溢
行　　銷　陳雅雯、余一霞
出　　版　橡實文化ACORN Publishing
臺北市松山區復興北路333號11樓之4
電話：(02)2718-2001　傳真：(02)2718-1258
網址：www.acornbooks.com.tw
E-mail：acorn@andbooks.com.tw
發　　行　大雁出版基地
臺北市松山區復興北路333號11樓之4
電話：(02)2718-2001　傳真：(02)2718-1258
讀者傳真服務　(02)2718-1258
讀者服務信箱　andbooks@andbooks.com.tw
劃撥帳號：19983379　戶名：大雁文化事業股份有限公司

印　　刷　成陽印刷股份有限公司
初版一刷　2010年9月
二版四刷　2019年7月
定　　價　450元

I S B N　978-986-6362-17-0（平裝）

國家圖書館出版品預行編目資料

瑜伽之心 / 德悉卡恰 （T.K. V. Desikachar） 著,
陳麗舟，朱怡康譯. –初版.– 臺北市 ： 橡實文化,
大雁文化發行, 2010. 09; 320面；19x24.5公分.
譯自： The Heart of Yoga—Developing A
Personal Practice
ISBN 978-986-6362-17-0 (平裝)

1. 瑜伽

411.15 99014546